La biblia del CBD

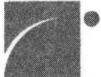

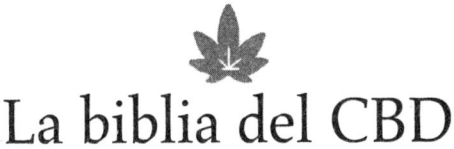

La biblia del CBD

El cannabis y la revolución del bienestar
que nos cambiará la vida

Dra. Dani Gordon

Traducción de Joan Soler

Rocaeditorial

Título original: *The CBD Bible: Cannabis and the Wellness Revolution that will Change Your Life*

© 2020, Ultra Resilience Ltd

Publicado en acuerdo con Rachel Mills Literary Ltd.
Primera edición: mayo de 2021

© de la traducción: 2021, Joan Soler
© de esta edición: 2021, Roca Editorial de Libros, S. L.
Av. Marquès de l'Argentera 17, pral.
08003 Barcelona
actualidad@rocaeditorial.com
www.rocalibros.com

Impreso por LIBERDÚPLEX, S.L.U.

ISBN: 978-84-18249-16-7
Depósito legal: B. 6093-2021
Código IBIC: VXH

Todos los derechos reservados. Esta publicación no puede ser reproducida, ni en todo ni en parte, ni registrada en o transmitida por, un sistema de recuperación de información, en ninguna forma ni por ningún medio, sea mecánico, fotoquímico, electrónico, magnético, electroóptico, por fotocopia, o cualquier otro, sin el permiso previo por escrito de la editorial.

RE49167

*E*ste libro no promueve ni recomienda el consumo ilegal de cannabis. Solo tiene una finalidad informativa y educativa; contiene opiniones de la autora basadas en sus propias investigaciones. No sustituye los consejos específicos de los profesionales sanitarios para cualquier enfermedad o dolencia. Cualquier tratamiento ligado a la salud, el estilo de vida o el bienestar se ha de llevar a cabo bajo la guía directa de un médico colegiado o un profesional de la salud legalmente acreditado.

Los niveles seguros y efectivos de dosificación varían muchísimo de un individuo a otro y deben ser atentamente controlados por cada persona junto con su médico o su proveedor de asistencia sanitaria. Este libro no es un sustituto del asesoramiento médico ni pretende diagnosticar ni tratar ninguna afección o enfermedad, ni en ningún caso ser utilizado en lugar de las indicaciones de los profesionales de la medicina.

En el Reino Unido, actualmente los productos Hemp CBD se pueden comprar legalmente sin receta como artículo de bienestar. En febrero de 2020, la FSA dio una serie de directrices, que se recogen en *https://www.food.gov.uk/safety-hygiene/

---

* La guía FSA del RU (febrero de 2020) dice lo siguiente:

«En el Reino Unido se están vendiendo extractos de CBD como alimentos y suplementos alimenticios. Están ampliamente disponibles en tiendas, cafés e Internet. El CBD vendido como alimento, o como suplemento alimenticio, incluye lo siguiente: aceites, gotas y tinturas, cápsulas de gel, dulces y golosinas, pan y otros productos de bollería, bebidas.

Aunque el CBD es una sustancia química presente de forma natural en la planta de cannabis, solo muy recientemente ha sido extraído y vendido como producto separado. Todavía desconocemos mucho sobre los extractos de CBD; por otro lado, se han llevado a cabo muy pocas investigaciones acerca de los efectos que pueden tener. Dispondremos de más información cuando las empresas soliciten nuevas autorizaciones alimentarias para sus productos de CBD.

cannabidiol-cbd.* La FSA (Food Standard Agency, Agencia de Normas Alimentarias) ha recomendado que las mujeres embarazadas y lactantes, así como quienes toman otros medicamentos, no ingieran CBD sin supervisión de su médico. En muchos países, los productos de CBD y de cannabis son ilegales o están prohibidos o restringidos, por lo que los consumidores deben ponerse al corriente de las leyes y regulaciones locales actuales y pertinentes antes de llevar encima, administrar o tomar esos productos. La autora y los editores no son responsables de ningún daño o pérdidas derivadas del contenido de este libro o del consumo de cualquier producto de CBD o de cannabis.

Consejo para grupos vulnerables. Partiendo de la información que tenemos, aconsejamos a los consumidores que se lo piensen muy bien antes de tomar cualquier producto CBD. Como medida de precaución, no recomendamos CBD para personas de grupos vulnerables, a menos que sea bajo prescripción médica. Entre ellas se incluyen:
  · mujeres embarazadas y lactantes
  · personas que toman alguna medicación
Las personas que tengan algún problema de salud deben ponerse en contacto con un profesional sanitario.
Consejo para adultos sanos. Según algunos estudios científicos, si se toma en dosis elevadas, el CBD puede afectar al hígado, si bien hay pocos estudios al respecto. Como precaución, sugerimos que los adultos sanos no tomen más de 70 mg al día, a menos que el médico permita más. Esto son aproximadamente 28 gotas de CBD al 5 %. En el Reino Unido, para productos médicos regulados como medicamento solo puede extender una receta un médico colegiado en el GMC (General Medical Council); por otro lado, los médicos generalistas (GP; *general practitioner*) pueden extender una prescripción de seguimiento con arreglo a un acuerdo de asistencia compartida (con el especialista)».

Índice

Introducción 9

PRIMERA PARTE
1. Cómo hemos llegado aquí 15
2. Historia del consumo del cannabis 24
3. Conocimiento de la planta 33
4. El cannabis y tu cuerpo 58
5. Métodos de administración del CBD y el cannabis 75
6. Entonces, ¿es seguro? 112

SEGUNDA PARTE
7. Mejora del bienestar cerebral, el envejecimiento cerebral y los trastornos neurológicos 139
8. Superación del estrés, el desgaste y la fatiga 164
9. Cómo afrontar la ansiedad y el TEPT 179
10. Tratamiento del desánimo y la depresión 197
11. Mejora del sueño 215
12. Gestión del dolor 231
13. Optimización de la salud de las mujeres 255
14. Fortalecimiento del sexo y la libido 283
15. Mejor salud intestinal 295
16. Trabajo con afecciones autoinmunes 315
17. Enfermedades de la piel y el CBD 326
18. Ayuda en la epilepsia y las convulsiones 335

Conclusión 347

Agradecimientos 349

Referencias 351
Índice onomástico 375

Introducción

*B*ex vino a verme porque sufría ansiedad, se sentía abrumada por las exigencias de su trabajo como ejecutiva publicitaria. Le costaba dormir, había perdido el apetito y notaba una constante agitación en el pecho, de día y de noche. Tras hablar un poco más de sus síntomas, quedó claro que, además de ansiedad, también padecía estrés crónico. Tiempo atrás había practicado yoga, pero, como últimamente la ansiedad había empeorado tanto que estar siquiera cinco minutos meditando al principio de la clase había llegado a ser insoportable, lo había dejado. Su médico le había recetado pastillas, pero Bex tenía miedo de acabar enganchada y acudió a mi consulta en busca de un enfoque más natural. Había oído hablar del cannabis médico, pese a no haber fumado un porro en su vida, por lo que se sentía nerviosa ante la posibilidad de probarlo.

En mi consulta atiendo a montones de pacientes como Bex, conscientes de que algo va mal, pero confusos sobre adónde acudir para solicitar ayuda. Como los médicos suelen ir con prisas, apremiados por el tiempo, es más fácil que receten antidepresivos o somníferos. Sin embargo, cuando estos pacientes investigan las opciones para gestionar sus síntomas de forma natural, se encuentran con un desconcertante mundo de seudociencia e informaciones falsas. Bex había oído que el CBD podía ayudarla, pero no tenía ni idea de cómo enfocar la cuestión; por otra parte, le preocupaba colocarse o «caer en la droga».

La tranquilicé explicándole que el tipo de cannabis médico que yo recomendaría para su ansiedad contenía niveles muy bajos de THC (tetrahidrocannabinol), el compuesto que te coloca. Ella no iba a tomar nada que pusiera en peligro sus capacidades laborales, que la cambiara socialmente o que la hiciera sentirse drogada. Para el día le receté un aceite de muy bajo contenido en CBD y bajo en THC, y para la noche una dosis minúscula de un aceite algo diferente que sería más relajante y la ayudaría a dormir.

Al cabo de tres meses, Bex ya dormía mejor y había acordado con su médico que dejaría las pastillas para la ansiedad. Me contó que, incluso en un día estresante de oficina, se notaba más tranquila. Partiendo de este éxito, acordamos la vuelta a las clases de yoga y abordar sus patrones de sueño. Seis meses después, declaró que desde hacía diez años no se sentía tan bien. Según decía, era como si alguien hubiera hecho retroceder el tiempo y ella hubiera recuperado su viejo yo.

Bex es solo una más de esa multitud de pacientes a los que he podido ayudar mediante el uso de la planta de cannabis como medicamento para tratarlo prácticamente todo, desde la ansiedad a la epilepsia. Las principales culturas del mundo antiguo llevan miles de años utilizando el cannabis para curar, por lo que no es algo nuevo; simplemente, sucede que la medicina moderna lo ha redescubierto tras décadas de demonización en la guerra contra las drogas.

Como médica, tras observar los resultados tan transformadores en el tratamiento de mis pacientes con cannabis y CBD terapéuticos, pasé de ser lo que llamo «canna-escéptica» a ser «canna-convencida». He vivido un éxito tras otro con pacientes que, después de haber probado en vano innumerables fármacos y terapias complementarias, ya no aguantaban más.

Sistemáticamente oigo comentarios como: «Esto me ha cambiado la vida», «Esto ha salvado mi matrimonio», «He recuperado mi vida», «Toda nuestra familia ha cambiado», «He redescubierto la alegría de vivir». Estas reacciones me han vuelto casi una fanática a la hora de compartir lo que esta asombrosa planta puede ofrecernos; en *La biblia del CBD* me he valido de varios años de práctica clínica, amén de mi experiencia personal, para transmitir mis conocimientos acerca de cómo el cannabis y el CBD médicos pueden ayudar a proporcionarte un camino hacia tu mejor yo posible.

La planta de cannabis puede ofrecer mucho a la actual revolución del bienestar, pero a su alrededor todavía hay mucha confusión, mitos e informaciones contradictorias, por lo cual a veces resulta difícil saber a qué atenerse. La gente busca una guía sobre cómo incorporar esta planta a su vida, con seguridad y confianza, por diversas razones relacionadas con el bienestar y la salud. La guía es este libro.

Esto es también una historia sobre cómo la planta de cannabis me ayudó a mí y a varios miembros de mi familia y a miles de pacientes a encontrar el equilibrio en un mundo desequilibrado. Sobre cómo esta humilde planta puede contribuir a recuperar nuestro equilibrio interno, lo que los científicos llaman «homeostasis».

Pese a ser un medicamento botánico absolutamente respetable, en el siglo pasado el cannabis cayó en el descrédito. Me complace ver que, por suerte, está recuperando su lugar adecuado como medicamento herbal efectivo y (si se usa de manera adecuada) seguro, con superpoderes capaces de ayudar a aliviar enfermedades y síntomas crónicos cuando los fármacos actuales se quedan cortos. No lo cura todo, pero en lo concerniente a herramientas, es una de las más potentes que he utilizado jamás, tanto en la medicina oriental como en la occidental.

No hay una manera correcta o incorrecta de usar este libro. Si sientes curiosidad y quieres conocer escrupulosamente todos los detalles científicos sobre la planta de cannabis y sus componentes, léelo de arriba abajo, incluidos los capítulos más técnicos de la parte primera sobre la historia de la planta y las minuciosas formas de dosificarla y consumirla. Si parece algo abrumador, no te preocupes; es normal. Cada uno de los capítulos de la parte segunda centrados en el sujeto/problema pretende ser una referencia independiente. Por ejemplo, si te interesa mejorar tu sueño, lee el capítulo sobre el sueño, y luego, para una información más pormenorizada sobre cómo elegir el producto adecuado y la manera de usarlo, salta al capítulo cinco sobre dosificación y las maneras de consumir cannabis. En cualquier caso, solo se ha de contemplar la toma de CBD o cannabis terapéutico tras consultar primero al médico. Ningún libro puede sustituir al consejo médico individual.

PRIMERA PARTE

1

Cómo hemos llegado aquí

*L*a *cannabis sativa* es una planta con múltiples usos medicinales y para mejorar el bienestar. Contiene cientos de sustancias químicas, entre ellas un centenar de cannabinoides que trabajan con nuestro cuerpo para ayudar a combatir la inflamación, proteger el cerebro contra el estrés, reducir la ansiedad, influir en el sueño y en el sistema inmunitario y quizá contribuir a mantenernos equilibrados, tranquilos y felices en nuestra agitada vida moderna. En el capítulo tres, «Conocimiento de la planta», te explicaré a fondo todo lo relativo a la planta y su historia.

El CBD es solo una sustancia química de la planta de cannabis que tiene muchos de esos superpoderes, incluso por sí sola, y como no lleva THC no te hará sentir raro, colocado ni intoxicado. De hecho, es tan segura que, aunque te tragaras una botella entera de CBD de cáñamo comprada en una tienda naturista, probablemente no te haría ningún daño. Sobre el consumo de CBD hay mucho miedo y circula mucha información falsa: he oído a alguien decir que se colocó con CBD facial, ¡lo cual es imposible! El CBD no provoca intoxicación ni hace que te sientas drogado, y se considera seguro sobre todo en las dosis promedio de bienestar que se usan. Según el informe de la Organización Mundial de la Salud (OMS) sobre el CBD, se ha investigado ampliamente su toxicidad potencial y se ha llegado a la conclusión de que es «relativamente baja». Que yo sepa, nadie ha sufrido nunca una «sobredosis» de CBD, por lo que cabría decir que es más seguro que muchos, o incluso la mayoría, de los medicamentos de venta libre para el dolor, la tos o los síntomas del resfriado, y también más seguro que muchos otros productos naturales a la venta en la mayoría de las tiendas de alimentación o de comida sana (de todos modos, antes de empezar a tomar cualquier suplemento nuevo es mejor consultar al médico, y leer el capítulo seis).

El CBD puede ser una asombrosa herramienta médica preventiva. Gracias a sus eficaces propiedades antiinflamatorias y reductoras del estrés, incluso puede ayudar a prevenir problemas de salud debidos a inflamación y estrés crónico descontrolados, el auxiliar botánico ideal para la vida moderna.

En la actualidad, el cannabis está reivindicando su lugar histórico como componente de nuestra cultura, a la vez que lo transforma todo radicalmente, desde la atención médica a la industria alimentaria y los productos de belleza. Incluso puede cambiar nuestra manera de socializarnos, pues si nos referimos a instrumentos sociales y de alivio del estrés, muchas personas buscan alternativas al alcohol. A diferencia del alcohol, que es neurotóxico, el CBD es neuroprotector (es decir, protege el cerebro), ¡y no te provocará ninguna desagradable resaca!

Acerca de las pruebas sobre el cannabis y el CBD

Como pasa con todos los medicamentos herbales, estudiar el cannabis como si se tratara de un fármaco es complicado, pues contiene centenares de sustancias químicas; no como los medicamentos farmacéuticos, que suelen constar de productos químicos únicos con un objetivo concreto en el cerebro o el cuerpo, y una dosificación que se ajusta al modelo «talla única».

Los médicos, los investigadores y básicamente todos los que leen las noticias se han acostumbrado a pensar que las únicas pruebas e investigaciones son las verificadas en un ensayo aleatorio controlado con placebo (RCT, por sus siglas en inglés). Este modelo de investigación fue ideado originalmente por empresas multimillonarias para desarrollar fármacos sintéticos de un solo ingrediente que, a continuación, pudieran patentar, recuperando los costes de fabricación y controlando todas las condiciones en el marco estricto de un laboratorio. A lo largo de los últimos treinta años, el RCT/

embudo sobre el desarrollo de fármacos se consideró por definición «medicina basada en pruebas», mientras todo lo demás era desdeñado, menospreciado o rechazado como algo carente de pruebas. Este procedimiento provocó que se pasaran por alto todos los medicamentos vegetales, así como otras muchas terapias tradicionales de bajo riesgo, a pesar de miles de años de uso generalizado, lo que supuso un flaco favor para los pacientes y para el ejercicio de la buena ciencia.

El cannabis y otros medicamentos botánicos no se pueden analizar simplemente mediante los mismos métodos utilizados con los fármacos de un solo componente químico, toda vez que contienen centenares de compuestos activos y adoptan montones de formas. A diferencia de casi todos los demás compuestos sintéticos o de una sola planta, el CBD funciona por sí mismo en muchos sistemas y mecanismos diferentes, lo cual explica por qué parece actuar en situaciones diversas, desde afecciones cutáneas hasta la epilepsia.

El profesor David Nutt, uno de los principales expertos mundiales en los efectos de los fármacos en el cerebro y destacado investigador en neuropsiquiatría y política sobre drogas, dice lo siguiente: «El cannabis es probablemente la medicina más antigua del mundo, prohibida en todos los países durante más de cincuenta años por motivos políticos. Me alegro de su regreso al uso terapéutico; creo que, en el próximo cuarto de siglo, será la principal innovación en los tratamientos nuevos. Sin embargo, para que los pacientes del Reino Unido obtengan el máximo beneficio hará falta un cambio en la mentalidad de la profesión médica, que debería considerar el cannabis clínico como una oportunidad, no como una amenaza.»

Afortunadamente, existen muchísimas pruebas que apuntan al CBD y al cannabis como herramientas de bienestar y también como medicamento serio. Este conjunto de pruebas está aumentando de forma exponencial, pese a que durante buena parte de los últimos años ha sido ilegal siquiera estudiar la planta. Teniendo en cuenta este parón de varias décadas y el hecho de que es complicado estudiar las medicinas vegetales, si hablamos del incremento de las pruebas favorables al uso de la planta de cannabis, en realidad estamos desplazándonos a una velocidad vertiginosa.

Plantas de energía

En fitoterapia, en algunos casos, podemos hablar de «plantas de energía». Hay plantas con propiedades muy poderosas que se pueden utilizar para bien o para mal: curar o dañar. Todas son muy activas y tienen efectos considerables incluso en dosis pequeñas.

Las principales plantas de energía que se usan ampliamente como medicamentos o como drogas son:

- Amapola/adormidera: de la que proceden la morfina y la heroína.
- Coca: más conocida como cocaína; los habitantes de los Andes mastican hojas de coca sin procesar para aliviar el mal de altura; además, los ayuda a subir laderas acarreando fardos de más de veinte kilos. En Sudamérica, la hoja de coca también se vende como té de bienestar, muy consumido para ayudar en la concentración, de modo similar a como podríamos tomar una taza de café.
- Café: el impacto de la cafeína matutina en dosis pequeñas puede ser fantástico para algunos, pero a otros les altera el sueño y aumenta su estrés.
- Tabaco: la nicotina es una de las sustancias más adictivas que se conocen, pero la planta es también un potente insecticida natural utilizado ceremonialmente en algunas tradiciones de los nativos americanos.
- Cannabis: uno de los remedios herbales más antiguos, usado medicinalmente y con fines espirituales en muchas culturas a lo largo de miles de años. En la época actual, la planta se cultiva en el mercado negro para crear variedades con un alto contenido en THC que se consumen con la única finalidad de colocarse. También se pueden cultivar variedades más medicinales con más CBD (pero bajo nivel de THC) que no suelen tener ese efecto.

Aparte de la amapola, un sedante del sistema nervioso, las demás plantas de energía enumeradas aquí, excepto el cannabis, contienen estimulantes fuertes. Por otra parte, cabe usar el cannabis para ayudar al cerebro, al sistema nervioso y al cuerpo a recuperar un estado de equilibrio, armonía y estabilidad mental. Según sean la forma y la clase elegidas, puede ser tranquilizante o estimulante. Existen muchas variedades: esta es una de las cosas por las que es tanto singular como útil para numerosos usos sanitarios de amplio alcance.

El cannabis es un puente entre las drogas y la medicina botánica

En países como Canadá, Estados Unidos o el Reino Unido, el cannabis está siendo utilizado y recetado por médicos occidentales como si fuera un medicamento común, como cualquier producto farmacéutico. Al mismo tiempo, sigue siendo una medicina botánica o herbal (remedio natural) con centenares de productos químicos activos que, a diferencia de cualquier otro fármaco sintético del planeta, actúan conjuntamente en buena armonía.

Lo más llamativo de la planta de cannabis es que es a la vez una medicina botánica y una droga. Tiene la capacidad de reducir drásticamente las convulsiones en los niños con epilepsia resistente a los medicamentos, con pocos efectos secundarios, y también de modificar nuestra reacción ante el estrés y el trauma.

También es singular por el hecho de ser una de las escasas medicinas botánicas que cabe aplicar tópicamente como crema antiacné y para dolores musculares, ingerirla por la boca, usarla en forma de supositorio por la vagina o el recto, inhalarla mediante vaporización para un efecto casi inmediato, utilizarla por vía transdérmica mediante un parche que afecte a todo el cuerpo, y combinarla de forma segura con muchas otras hierbas y medicamentos.

El cannabis también actúa como puente entre la medicina occidental y la fitoterapia natural, con lo que aglutina a personas de todo el espectro, desde el médico más escéptico hasta la curandera más tradicional. Naturópatas y herbolarios, activistas, científicos investigadores, chamanes y personas de antecedentes y creencias diversas pueden hablar entre sí sobre el cannabis en cualquiera de sus formas.

El cannabis consigue que personas escépticas con respecto a las medicinas alternativas hablen con otras que llevan años sin pisar una institución médica, porque, con independencia de tus ideas, el cannabis y el CBD quizá puedan ofrecerte algo. Me he formado y he ejercido durante años como médica y como especialista en medicina integrativa y en terapia con plantas medicinales, y puedo decirte con absoluta seguridad que, después de tratar a miles y miles de pacientes, esta planta es especial.

Ningún otro fármaco, hierba o ingrediente individual que pueda poner yo en una pastilla es capaz de unir resultados como lo hace la planta de cannabis. A su resurgimiento como medicamento y herramienta de bienestar, muchos lo llaman «la revolución verde». Y quizá no exageren.

Cómo pasé de ser «canna-escéptica» a ser «canna-convencida»

Como le ha sucedido a mucha gente, mis primeras exposiciones al cannabis se dieron en fiestas en las que se te ofrecía un porro con alto contenido en THC. Muchos amigos míos fumaban hierba y cigarrillos, y bebían alcohol como parte de la experimentación adolescente. No he fumado un cigarrillo en mi vida, y probé el cannabis por primera vez cuando tenía veintitantos años (básicamente, a qué tanto alboroto). Cuando estuve en la Facultad de Medicina, jamás desempeñó ningún papel en mi vida, fuera recreativo o de otra clase, quizás en parte porque me habían machacado con la idea de que el cannabis era malo para el cerebro, podía volverte estúpido o afectar a tu rendimiento académico.

Así pues, aunque me formé en medicina integrativa (¡incluida la medicina botánica!) y usé otros medicamentos botánicos y suplementos naturales, enseñaba a mis pacientes ejercicios de respiración y meditación, pero tenía bastantes dudas sobre recetar cannabis. En la Facultad de Medicina no enseñaban nada sobre el cannabis como medicamento: solo que era una droga «peligrosa», pese a que en Canadá estaba disponible legalmente para ciertos enfermos desde 2001 (hecho que nadie mencionó nunca durante mi etapa de estudiante). Era como si el cannabis terapéutico fuera el secreto mejor guardado de la profesión.

Asimismo, aparecían las regulares actualizaciones de nuestros órganos de gobierno sobre los peligros de recetar cannabis médico; por otro lado, sobre todo en la primera época, a los médicos se nos alentaba a abstenernos de hablar de ello con los pacientes; no podíamos aprobarlo ni, mucho menos, recetarlo. Ninguno de estos avisos analizaba jamás las diferencias entre CBD y THC, ni mencionaba las investigaciones que se estaban haciendo, a menos que se tratara de un estudio negativo o mal hecho o que incluyera productos artificiales y sintéticos de cannabis que no tenían nada que ver con lo que yo recetaría a alguien.

Obviamente, tras una vida de condicionamiento negativo sobre el cannabis, tenía que resolver mis propios prejuicios respecto a esta planta. Aunque mi formación era la de especialista en medicina natural, aún mantenía profundas creencias (subconscientes, incluso) acerca del CBD y el cannabis terapéutico, por ejemplo:

- El cannabis médico era solo una excusa para que los fumetas se colocaran legalmente.
- No había «pruebas» de que surtiera efecto (esto era lo que los órganos reguladores no paraban de decirnos, pese a las pruebas que apuntaban a lo contrario).
- Era muy adictivo.
- Incrementaba el riesgo de las personas de desarrollar problemas graves de salud mental.
- En los adultos, podía causar daños irreversibles en el cerebro.
- Era una puerta de entrada a la drogadicción, a una vida echada a perder y a las drogas duras que destruían a las personas desde dentro.
- Volvía a la gente perezosa.

Yo había visto ambulatorios y dispensarios donde se daba cannabis y había observado también los problemas con ese modelo. Conocía personalmente a algunos médicos que trabajaban allí recetando cannabis (lo cual era técnicamente una nota del profesional que autorizaba a usarlo por razones médicas más que una prescripción tradicional), y tuve la impresión de que se hacía a tontas y a locas, tras una charla de apenas cinco minutos, sin ningún conocimiento real de la planta (dosis o distintas variedades) ni guía alguna para el paciente sobre cómo consumirlo. Existía la percepción de que para los médicos era solo una manera fácil de ganar dinero, extendiendo recetas rápidas y practicando una mala medicina. Yo quería evitar esto; cuando empecé a recetar, consideré el cannabis como cualquier otra intervención de la medicina integrativa: en el contexto más general y junto a otros tratamientos, también ajusté cosas como el contenido de CBD y THC, la variedad, la dosis y el método de uso para adaptarme al paciente y a lo que este quería.

Así pues, ¿qué me impulsó al final a recetar cannabis? En primer lugar, mis pacientes. En las zonas rurales de Canadá, había visto de primera mano a pacientes que cultivaban cannabis y llevaban años consumiéndolo, en lugar de opioides, somníferos o ansiolíticos. Si lo hacían bien, aquello parecía funcionar de veras. La mayoría no lo fumaba, sino que lo consumía de otra manera, como un aceite o en forma vaporizada. El inconveniente de este método casero, también llamado «me lo pasó un amigo», era la imprevisibilidad del resultado, ya que no sabían exactamente qué estaban tomando en cuanto al CBD, el THC y otros componentes químicos vegetales.

Yo sabía que aplicando principios de fitoterapia y un método científico sería capaz de contribuir a que el cannabis fuera más efectivo y a reducir las posibilidades de cualquier efecto secundario o intoxicación, que la mayoría de las personas deseaban evitar. En esencia, la gente quería una guía en la que confiar, alguien que entendiera tanto la medicina y la ciencia modernas como la terapia con plantas medicinales. Consideré que era mi obligación ayudar, sobre todo teniendo en cuenta que mi ámbito de interés era el de las medicinas botánica y natural. La mayoría de los médicos que recetaban cannabis, aunque en muchos casos estaban prestando un gran servicio a sus pacientes, no tenían formación en medicina botánica ni un conocimiento profundo de la planta. Yo tenía la gran suerte de llevar años incorporando satisfactoriamente estas cosas a mi práctica clínica convencional.

Lo segundo que me convenció fue que yo misma estaba sufriendo un dolor crónico tras una lesión traumática, y (lo has adivinado) el cannabis me ayudó a superarlo (sobre esto, más en el capítulo 12, «Gestión del dolor»).

De modo que a lo largo de los años siguientes me dediqué a lo que comencé a llamar «medicina integrativa del cannabis», y traté así a miles de pacientes.

Para mi gran asombro, esta simple planta y los medicamentos elaborados a partir de ella empezaron a cambiar la vida de mis pacientes como jamás habría imaginado. Casi a diario me contaban que esa medicina había salvado su matrimonio, les había permitido conectar mejor con sus parejas, hijos o nietos, o simplemente los había ayudado a sentirse de nuevo humanos. Puedo decir sin tapujos que nadie había dicho eso sobre ninguno de los fármacos convencionales que yo había estado recetando ni acerca de ningún otro remedio de hierbas que hubiera utilizado. Estaba pasando algo importante, algo que, en mi opinión, iba a cambiar la medicina tal como la conocemos.

Me emociona poder compartir contigo en *La biblia del CBD* todo lo que sé sobre la medicina del CBD y el cannabis. La planta no es una panacea ni un remedio instantáneo para enfermedades crónicas complejas, pero sí es, sin duda, un instrumento muy eficaz para ayudar a la gente en distintos tipos de viajes curativos; por otro lado, como mejor funciona es con un enfoque holístico, que analizaremos más a fondo en las páginas que siguen.

2

Historia del consumo del cannabis

*L*a *Cannabis sativa* es una de las plantas cultivadas más antiguas de la historia (¡tenemos pruebas de que los seres humanos ya la consumían hace doce mil años!). Durante miles de años se ha estado utilizando con fines médicos, espirituales y sociales, y la fibra de la planta ha servido para confeccionar ropa y cuerda. Mucho antes de que se pudieran encontrar en los pasillos de las tiendas de comida integral, las semillas de cáñamo ya se comían por su alto valor nutritivo. Es una de las plantas medicinales cultivadas más ampliamente usadas en la historia, en todo el planeta. Se estima que, en la actualidad, consumen cannabis al menos una vez al año, en una forma u otra, entre doscientos y trescientos millones de personas en todo el mundo.[1]

Los fanáticos de las plantas auténticas quizá quieran saber de dónde viene el cannabis: según los registros arqueológicos, parece que de la meseta tibetana de Asia central. Su pariente vegetal más cercano es el lúpulo, utilizado en la elaboración de cerveza, de modo que ambas comparten algunas de las mismas sustancias químicas, si bien es probable que el cannabis, como especie diferenciada, tenga al menos treinta y ocho millones de años de antigüedad. Los seres humanos evolucionaron en lugares donde también crecía el cannabis y, como veremos en el capítulo 4, el sistema de defensas químicas de la planta es casi el homólogo exacto de uno de los sistemas humanos de defensa, razón por la cual puede actuar en nuestro cuerpo de tantas maneras: en esencia, evolucionamos juntos.

Contrariamente a la creencia popular de que hasta hace poco no ha habido pruebas de ciencia médica documentada con respecto al cannabis, ¡en realidad, llevamos doscientos años de investigaciones en curso y acreditadas! Entre 1880 y 1950, se publicaron más de treinta trabajos científicos acerca de los usos terapéuticos del cannabis, que iban desde el tratamiento del dolor menstrual y las úlceras de estómago hasta su utilidad en el dolor crónico grave, el insomnio y la depresión. Este avance en materia de publicación se vio frenado bruscamente en la época de la prohibición del cannabis, desde mediados del siglo XX hasta hace poco, pero, por suerte, la ciencia y el número de artículos científicos están poniéndose al día rápidamente.

Si quieres impresionar a tus amigos con tu CI ligado al cannabis, fíjate en los siguientes hechos históricos conexos. Uno de los aspectos interesantes de esta planta no es solo cómo usarla desde el punto de vista médico, sino también cómo se ha manipulado su reputación debido a las agendas políticas, sobre todo durante el siglo pasado. En el siglo XX, a raíz de la campaña de motivaciones políticas y económicas contra el cáñamo y el cannabis, este pasó de ser una medicina botánica eficaz y totalmente respetable a convertirse en una peligrosa puerta de acceso a las drogas, todo ello en el marco de un orquestado acoso y derribo racista y científicamente incorrecto.

Quizá parezca una declaración demasiado contundente, pero es verificable. Cuando empecé a indagar en la historia del cannabis y descubrí su pasado político, mi primera reacción fue de incredulidad: ¿cómo podía ser que todo lo que creía saber sobre el cannabis y el CBD fuera erróneo? Crecí en Estados Unidos, en Carolina del Sur, concretamente, y todavía recuerdo la campaña «Simplemente Di No» en la escuela, así como la guerra contra las drogas, que ya desde una temprana edad me infundieron un miedo al cannabis profundamente arraigado. Este estereotipo negativo no se disipó en la Facultad de Medicina, donde la única mención al cannabis aparecía bajo el epígrafe: «puerta de entrada a la drogadicción». No se le daba valor medicinal y tenía una gran capacidad para originar psicosis. Tanto en la guerra contra las drogas como en la Facultad de Medicina, todo el cannabis se mezclaba, sin establecer diferencia alguna entre el THC (la sustancia química responsable del colocón) y el CBD (sin ninguna capacidad para colocarte) ni mencionar siquiera las distintas variedades de la planta. Ahondaré en estos detalles en el próximo capítulo, así que ten paciencia; luego dispondrás de una explicación completa.

Tras investigar la historia reciente del cannabis, cuando empecé a valorar la posibilidad de recetarlo en mi consulta, me sentía engañada, estafada y sobre todo confusa ante el modo en que una cultura había llegado a esa idea demonizada, acientífica, sobre una planta medicinal útil. En la actualidad, tal retórica sigue siendo algo muy generalizado, incluso en las facultades de Medicina, pero afortunadamente las cosas están cambiando gracias al reciente aumento de las investigaciones sobre el cannabis, el CBD y los beneficios terapéuticos de la planta.

Como cualquier uso del cannabis ha sido tan vilipendiado, cuando veo a ciertos pacientes por primera vez, a menudo me confían que llevan varios años tomándolo en secreto para tratarse de diversas afecciones. Tal vez comenzaron a hacerlo como alternativa a los fármacos potencialmente más peligrosos y adictivos que sus médicos les habían aconsejado y recetado. Suelen notar una fuerte sensación de alivio y catarsis al verse capaces de decirle a un profesional de la medicina, sin ser criticados o juzgados, que el cannabis les ha funcionado muy bien durante años y no sentirse como si fueran criminales o seres inferiores. Esta primera conversación verdadera con un médico sobre los efectos medicinales del cannabis es en sí misma muy sanadora. Ayuda al paciente a quitarle el control a un sistema médico que a menudo les ha *desempoderado* sin ofrecerles una solución alternativa. Incluso las personas que han estado consumiendo principalmente «productos» con alto contenido en CBD suelen sentirse de lo más culpables, dado que este procede de aquella planta. Superar la culpa y la vergüenza en torno al CBD y al cannabis ha llegado a ser una las misiones de mi vida, pues creo que las plantas no deberían llevar principios morales adjuntos, sean buenos o malos.

Cronología de los hitos históricos

Desde la época antigua a la Edad Media

Hace diez mil años, mucho antes de que se levantaran las grandes pirámides, un ser humano dibujó lo que parece una hoja reconocible de cannabis en la pared de una cueva de Japón, en la isla de Okinoshima. Por tanto, es lógico suponer que ya nuestros antepasados cavernícolas tuvieron algún conocimiento sobre el poder del cannabis.

El cannabis se usó en Japón y China, Mesopotamia, el antiguo Egipto, la antigua Grecia, Roma y la India como elemento tanto de la medicina como de la tradición espiritual. Las únicas civilizaciones antiguas que no lo utilizaron fueron las de los incas y los aztecas, culturas del Nuevo Mundo, pues el *Cannabis sativa* no es originario de las Américas: el colonialismo lo llevó allí solo a partir del siglo XVII.

Algunos de los primeros usos conocidos del cannabis en una cultura antigua importante corresponden a China, donde se cultivaba ya en el 6000 a. C. Se usaba como medicina y con fines espirituales y religiosos, así como con el objetivo de obtener fibra para indumentaria, mucho antes de que los *hippies* pusieran de moda la ropa de cáñamo.[2, 3, 4]

Los sumerios, acadios y egipcios antiguos: utilizaban el cannabis como medicamento para tratar problemas que iban desde la pena a las convulsiones o las afecciones oculares, incluso para aliviar los dolores del parto.[5] Los romanos y los persas hicieron lo mismo.

De todos modos, la cultura antigua con las vinculaciones más conocidas con el cannabis quizá sea la india. El cannabis, o *bhang*, se menciona en los textos religiosos hinduistas, los Vedas, como una de las cinco plantas sagradas que nos liberan de la ansiedad. Esta larga relación con el cannabis como medicina y herramienta espiritual continúa incluso hoy en día, algo que experimenté de primera mano en un periodo sabático de seis meses que pasé en la India rural estudiando yoga, meditación y el ayurveda (fitoterapia india) con maestros tradicionales. En los lugares a los que viajé, ciudades sagradas, estaban prohibidos el alcohol y la carne, pero, por todas partes. había una bebida de cannabis llamada *bhang* y una resina pegajosa conocida como *charas*, sobre todo como parte de la errante cultura ascética de los *sadhus*. Los seguidores de la diosa Shiva, que suelen mostrarse fumando cannabis, lo consumen con regularidad y lo comparten con los transeúntes que se paran y se sientan con ellos. Como para algunos rechazar el charas es grosero o incluso poco espiritual, es posible ver a personas de toda clase y condición compartir cannabis con alguno de esos hombres sagrados en cualquier esquina de muchas ciudades de la India.

Curiosamente, en un estudio llevado a cabo sobre esta vida de los sadhus en Benarés se observó que el consumo moderado y prolongado de cannabis en esta población no estaba asociado a ningún efecto nocivo.[6] Esto no equivale a decir que el consumo de cannabis no conlleve problemas potenciales (especialmente en las variedades de contenido alto en THC y bajo en CBD, que en general no recomiendo), pero según este estudio el riesgo parecía ser escaso. Para los sadhus, se trata de una planta sagrada, consumida para ayudar a alcanzar estados de conciencia alterados. El uso regular con esta finalidad no lleva anexo ningún principio moral, si bien con las leyes indias y nepalíes actuales el consumo de cannabis es ilegal.[7, 8]

El cannabis también lleva miles de años siendo utilizado en el sistema médico herbal indio tradicional, el ayurveda, como importante ingrediente de los brebajes preparados para tratar enfermedades tan diversas como fiebre, asma, trastornos digestivos, ansiedad, convulsiones o afecciones cutáneas.[9] Sin este ingrediente, muchas de las recetas simplemente no funcionarían igual (es como si desapareciera la potencia, tal vez por la pérdida de sinergia entre el cannabis y otros componentes). Los médicos ayurvédicos también seguían el enfoque «menos es más» para evitar la sobremedicación y los efectos secundarios del THC, en el bien entendido que demasiado THC puede llegar a provocar desequilibrios, en vez de resolverlos.

A lo largo y ancho de la Europa medieval, el Imperio otomano y África, el cannabis, aparte de ser un medicamento importante, se utilizó también para una amplia variedad de fines.

Aunque la planta de cannabis no es originaria de América, en el siglo XVII, y gracias a los exploradores europeos, llegó al continente, donde acabó siendo un importante cultivo comercial. De hecho, en 1619, se aprobó una ley que exigía a todos los granjeros norteamericanos que cultivaran cáñamo, que, al ser tan valioso, en algunos estados se utilizaba como moneda.

No fue hasta 1753 cuando Carlos Linneo dio a la planta el nombre con el que la conocemos actualmente: *Cannabis sativa*.

La época victoriana

Los victorianos quizá sean famosos por su moralidad estricta, pero no tenían problema alguno con el uso médico del cannabis; hay muchos informes de médicos convencionales en los que se puede descubrir que lo empleaban para tratar enfermedades como la ansiedad, el insomnio o los dolores del parto. Disponible como medicamento normal en las farmacias de las islas británicas y Norteamérica, se utilizaba para casi todo, desde la tos y el dolor de cabeza hasta las convulsiones.[10, 11, 12]

Aunque muchos médicos aún afirman que no existen publicaciones médicas occidentales que demuestren el uso del cannabis, según un estudio realizado en 1860 por el doctor Fronmueller, este se valió de extracto de cannabis para ayudar a restablecer los ciclos de sueño en mil pacientes. Asimismo, hubo en el siglo xix múltiples informes de usos médicos para la depresión y la ansiedad, entre ellos los de Polli en 1870 y Strange en 1883.

La época de la prohibición

Aquí es donde comienza la parte confusa de la historia del cannabis, pues está llena de información contradictoria e ideas sin base científica. Al principio del siglo xx, al cannabis las cosas todavía le iban bastante bien. Un informe de 1901 de la Royal Commission llegó a la conclusión de que era «relativamente inocuo» y no valía la pena prohibirlo. El padre de la medicina moderna occidental, el doctor William Osler, se mostraba de acuerdo; y lo utilizó con buenos resultados en el tratamiento de la cefalea migrañosa.[13] No obstante, al mismo tiempo, médicos y Gobiernos estaban empezando a identificar el arma de doble filo de los opioides (buenos para el dolor agudo, malos por su carácter adictivo), y también comenzaron a darse cuenta de que demasiado cannabis también podía ser perjudicial, como cualquier planta de energía. En esa época, las tinturas de cannabis disponibles no estaban estandarizadas con arreglo a la potencia, y aún nadie sabía siquiera qué era el THC.[14] Así pues, en esencia, recetarlo era un juego de adivinanzas en toda regla. Muchos estados de los Estados Unidos comenzaron a limitar el acceso a las tinturas de cannabis igual que hicieron con los opioides o la cocaína terapéutica, debido a la preocupación por sus peligros potenciales o su abuso. En realidad, esto era una razón legítima y científica para controlar los productos de cannabis que se estaban utilizando en medicina. Hasta aquí todo bien en lo concerniente a los argumentos racionales.

En Estados Unidos, las cosas comenzaron a ser algo confusas y poco científicas para el pobre cannabis en torno a la época de la prohibición. Contra el cannabis hubo una campaña gubernamental y de opinión pública que acaso se podría remontar en parte a la competencia entre cultivadores de cáñamo, por un lado, y los agricultores algodoneros y las empresas madereras, por otro. Según cierta teoría, el cáñamo, como fuente de fibra y quizá papel, podía superar a la madera y al algodón, y amenazar así a estos sectores.[15]

Otro aspecto de la historia es el hecho de que el cannabis era muy utilizado en las culturas sociales afroamericana y mexicana. El Gobierno norteamericano de la época era racista y contrario a la inmigración, y los principales periódicos publicaban crónicas sobre hombres «de color» que consumían drogas para corromper y agredir a mujeres blancas. Según estos reportajes, el cannabis era una amenaza moral para la sociedad y estaba ligado a grupos étnicos no blancos.[16]

La trama se complicó al final de la prohibición. En mitad de la Gran Depresión, se encargó a Harry J. Anslinger que creara un nuevo departamento gubernamental, la Oficina Federal de Narcóticos (FBN, por sus siglas en inglés). El recién constituido departamento necesitaba dinero en efectivo, y Anslinger vio una oportunidad en el cannabis. En los Estados Unidos, ha sido considerado el padre de la guerra contra las drogas; hizo del cannabis el enemigo número uno.

En YouTube, podemos encontrar *Reefer Madness* [Locura de la marihuana], una de las películas patrocinadas por la FBN.[17] En ella aparecen personas que, supuestamente enloquecidas por la planta, cometen crímenes atroces, entre ellos violaciones y asesinatos. También se ve a gente no blanca consumiendo cannabis con el que corrompen a jóvenes blancos. La campaña resultó muy útil para crear cierto miedo social relacionado con la salud pública e incrementar la financiación de la nueva FBN. Esto sentó las bases de la Ley de Tasación de la Marihuana de 1937, que fue rechazada por la Asociación Médica de Estados Unidos. La ley declaraba ilegal el cannabis a nivel federal (nacional), por lo que resultaba casi imposible recetarlo como medicamento. (Es interesante señalar que, tras el final de la prohibición, la ley norteamericana y la cultura occidental rehabilitaron plenamente el alcohol. Aunque el alcohol estaba relacionado con muchos más problemas de salud y de carácter social que el consumo de cannabis, uno y otro no corrieron la misma suerte.)

El siguiente golpe duro contra el cannabis se lo propinó en 1961 un actor inverosímil: la ONU.[18] En contra de las investigaciones científicas más modernas y respetables de la época, se tomó la decisión de encuadrar el cannabis en la misma categoría de los narcóticos, los opioides (como la heroína) y la cocaína. Al parecer, la resolución se basó más en razones económicas y políticas que en cualquier explicación científica o de salud pública.[19, 20] Anslinger asesoró a la Organización Mundial de la Salud sobre la cuestión, lo que llevó a esta a declarar que el cannabis no tenía «ningún valor médico moderno». Algo ciertamente curioso si tenemos en cuenta que Anslinger no era científico ni médico, sino abogado y político.

Entonces, ¿qué dedujo el Reino Unido de todo eso? Pues bien, al cabo de unos años, en 1968, el Gobierno británico hizo sus deberes sobre el cannabis y resolvió que el «consumo prolongado del cannabis con moderación no tiene efectos nocivos». Pese a eso, en 1971, se eliminó el cannabis de la *Pharmacopoeia* británica y se reclasificó de un día para otro, para pasar así a ser un fármaco «sin valor medicinal».[21, 22]

En consecuencia, a partir de 1971, en el Reino Unido y en los Estados Unidos fue prácticamente imposible estudiar la planta de cannabis con ninguna finalidad médica. Y esta situación se ha mantenido hasta hace muy poco.

El cannabis hace su reaparición...

Entre mediados y finales de la década de 1970 se observaron actitudes cambiantes con respecto al cannabis (por ejemplo, en los Países Bajos se despenalizó). En 1988, la Administración para el

Control de Drogas (DEA) de los Estados Unidos estableció que el cannabis tenía sin duda beneficios terapéuticos y debía ser reclasificado como fármaco médico respetable, si bien este consejo se pasó por alto durante algunos años. En 1996, California abrió nuevas vías al declarar legal el cannabis médico para los pacientes con sida, cáncer y otras enfermedades dolorosas graves. ¡Por fin una victoria para la planta!

Era el principio del renacimiento del cannabis. Entre 1993 y 1996, la UE consideró legal, nuevamente, cultivar cáñamo en la mayoría de los países miembros (cannabis con bajo contenido en THC), postura que los Estados Unidos adoptaron en 2009. En 2001, los enfermos de Canadá disponían de acceso legal al cannabis médico, y en noviembre de 2018 el Reino Unido siguió el ejemplo y también legalizó el cannabis terapéutico.

En el momento de escribir esto, Canadá y once estados de los Estados Unidos también han legalizado el consumo adulto del cannabis recreativo (es decir, sin receta médica),[23] y treinta y tres estados han legalizado el cannabis médico. En Europa, cada vez más países están legalizando el cannabis médico, de modo que hasta ahora los resultados parecen en general positivos, ¡sin signos de «locura de la marihuana»!

El cannabis terapéutico está siendo legalizado incluso en países asiáticos muy conservadores, como Malasia, donde hace unos años la posesión de una pequeña cantidad de la droga podía mandarte a la cárcel de por vida.

Es asombroso observar este cambio de actitud; por otra parte, está claro que el impulso para devolver el cannabis a la práctica médica convencional ha venido de los pacientes y los partidarios del cambio más que de los médicos.

Y ahora que sabemos de dónde procede la planta, echemos un vistazo a su interior para entender de qué va todo este lío.

3
Conocimiento de la planta

¿Recuerdas cuando siendo niño debías memorizar taxonomías de plantas y animales y que todos los animales y las plantas pertenecían a un género (grupo grande) y a una especie (grupo pequeño)? Si no, no te apures; pero, por si tienes curiosidad, he aquí el desglose de ese sistema para la planta de cannabis:

- Género (es decir, el grupo más amplio de plantas al que pertenece el cannabis): *Cannabaceae*, que también contiene el lúpulo (usado para elaborar cerveza)
- Especie (el grupo más pequeño de plantas de cannabis específicas): *Cannabis sativa L*
- Subespecie: *Cannabis sativa ssp. indica, Cannabis sativa spp. sativa, Cannabis sativa ssp. ruderalis*

Los científicos todavía están discutiendo sobre la mejor manera de clasificar los diferentes subtipos o variedades de cannabis. Voy a simplificar las cosas para que sea fácil recordar y usar el lenguaje que verás con frecuencia en etiquetas y productos del mundo real. Esto te ha de servir de guía cuando recojas un producto o un aceite CBD hecho de cáñamo, algo que puedas comprar sin receta como cualquier otro suplemento (en el caso de que tengas acceso médico legal a él en tu zona), un aceite terapéutico de cannabis o una flor seca de cannabis.

Tricomas: las fábricas de cannabinoides

Los tricomas son minúsculos y pegajosos pelos resinosos que

cubren las hojas y las flores de las plantas hembra del cannabis. En realidad, son un mecanismo de defensa contra insectos, hongos, la luz ultravioleta del sol y diversos animales. Las plantas precisan de estas ingeniosas defensas porque, a diferencia de los animales, no pueden escapar del peligro. Así pues, en lo concerniente a la autoconservación frente a cualquier amenaza, crean una fortaleza y se preparan para un asedio.

Los tricomas son los lugares donde se produce la magia en la planta de cannabis, pues fabrican el grueso de los cannabinoides. Crear nuevas variedades de cáñamo de superior contenido en resina (¡más tricomas!) y bajo nivel de THC es la mejor manera de obtener aceite CBD de una forma sostenible en zonas donde solo es legal cultivar cáñamo. Cuanto más estrés sufre la planta, más cannabinoides fabrican los tricomas como respuesta. Los agricultores suelen estresar las plantas modificando los niveles de temperatura y humedad, la exposición a radiación ultravioleta (UVB) o la cantidad de luz, y alterando científicamente otras condiciones de cultivo para conseguir una superior producción de cannabinoides (lo cual significa más CBD y, si es una variedad de alto contenido en THC, más THC también).

Las flores están donde se hallan la mayoría de los tricomas, aunque en las hojas también se producen pequeñas cantidades de cannabinoides.

Los tallos, raíces y semillas de la planta casi no albergan cannabinoides.

Plantas macho vs. plantas hembra

La fuente más concentrada de cannabinoides (THC, CBD y más de otras cien sustancias vegetales activas) es la flor no fertilizada de la planta hembra de cannabis, conocida como «sinsemilla». Hoy en día, el cannabis que se cultiva (es decir, no silvestre), tanto si es con fines terapéuticos como para uso recreativo, proviene de la planta hembra. Las plantas macho se eliminan para impedir que las flores hembra sean fertilizadas. Esto es así porque, tan pronto como se fertiliza una flor, deja de fabricar todos esos cannabinoides medicinales (y también la resina de alto contenido en THC en el caso del cannabis recreativo que se cultiva para que te coloques). Al alejar las plantas hembra de las plantas macho, engañamos a las primeras haciéndoles creer que deben seguir buscando pareja. Por eso siguen bombeando más resina pegajosa rica en canabinoides que deben atraer a las plantas macho para que las polinicen, y así diseminar las semillas (la versión vegetal de tener relaciones sexuales y reproducirse).

Los agricultores mantienen las plantas hembra separadas para recoger una y otra vez de sus flores la resina con alto contenido en cannabinoides. En muchos casos, actualmente, las plantas hembra se cultivan a partir de un clon de una planta madre única, no gracias a la fertilización de una planta macho. En una ocasión, tras una charla, un activista del cannabis se me acercó para decirme que ese método de utilizar las plantas hembra y no permitirles tener relaciones sexuales le parecía poco ético, pues dejaba a las pobres plantas hembra sexualmente frustradas para siempre. Supongo que es una manera de verlo.

Los fitocannabinoides

De las más de setecientas sustancias químicas[1] descubiertas hasta ahora en la planta de cannabis, los fitocannabinoides son el grupo más estudiado por sus efectos en la salud humana. Actualmente, ya se han identificado más de ciento veinte fitocannabinoides.[2]

Los fitocannabinoides más conocidos son el THC y el CBD, los dos grandes. No obstante, hay muchos más que contribuyen a la salud general, al bienestar y a los efectos medicinales de amplio espectro del cannabis médico y el aceite CBD, aunque de estos sabemos menos que de los dos grandes.

Los cannabinoides son «lipofílicos», es decir, tienen afinidad por las grasas y detestan el agua. En esencia, esto hace que sea mucho más difícil absorberlos oralmente que por inhalación o por vía cutánea mediante un parche (como los parches de nicotina para dejar de fumar, pero en este caso para el CBD). Sin embargo, gracias al uso de sistemas de alta tecnología en la fabricación de estos productos, puede que se incremente también su absorción por la boca, de modo que este objetivo de lograr que el CBD sea más absorbible y más biodisponible es una ciencia totalmente nueva y apasionante en sí misma (para más detalles, véase capítulo 5).

Me suelen preguntar si además del cannabis existen otras plantas que fabriquen fitocannabinoides, ¡y la respuesta es sí! La agrimonia, de la variedad que crece de manera silvestre en Nueva Zelanda, también los produce; se parece mucho a una forma de THC (llamada THC-trans) y se suele vender como producto botánico *legal high*, o droga legal.[3] La agrimonia lleva años utilizándose como medicamento tópico para curar cortes y quemaduras; tiempo atrás también se usó como tratamiento para la tuberculosis pulmonar, las neuralgias (dolores neuropáticos) y las convulsiones.[4] La equinácea (conocida también como «equinácea púrpura»), utilizada en suplementos botánicos antivirales y anticatarrales, fabrica asimismo compuestos que actúan en los receptores cannabinoides de tipo 2 (CB2), los cuales interaccionan con nuestro sistema inmunitario, ¡una de las maneras en que la equinácea puede contribuir a prevenir el resfriado![5] Desde el punto de vista de la medicina botánica, lo bueno de estos ejemplos es el hecho de que plantas completamente distintas estén fabricando sustancias químicas similares que los seres humanos llevamos miles de años usando como medicamentos.[6, 7, 8, 9, 10]

Cómo la planta de cannabis fabrica cannabinoides

Lo primero que se produce es la «madre» de los cannabinoides, llamada CBGA (ácido cannabigerótico), que luego, por medio de varios enzimas y procesos, se transforma en los otros cannabinoides, entre ellos el CBD y el THC.

Las formas ácidas tanto del CBD como del THC tienen una A al final: CBDA y THCA. Estas son las formas en la planta viva, antes de calentarla. Así pues, si te comes una flor o una hoja cruda de cannabis, no te colocarás (porque el THCA, a diferencia del THC, no intoxica), pero las formas ácidas sí tienen valor medicinal. Varios pacientes míos cultivan cannabis en zonas rurales de Canadá, y añaden las hojas crudas a su zumo verde matutino.

Conozcamos ahora los fitocannabinoides más famosos, junto con algunos de sus primos, excelentes aunque menos conocidos.

THC

El THC es la primera sustancia química vegetal que la gente relaciona con el cannabis, pues es la que puede hacerte sentir colocado, sobre todo en dosis elevadas y variedades recreativas que se han cultivado durante años precisamente con tal fin. De hecho, algunas de las variedades con bajo contenido en THC recibían nombres como «decepción del *hippie*» debido a esa falta del elemento «ebrio». A lo largo de los últimos cuarenta años, más o menos, la potencia recreativa del cannabis ha aumentado de forma espectacular debido al deseo de cada vez más THC. A finales de la década de 1960, el cannabis callejero promedio tenía en torno al uno o tres por ciento de THC, ¡mientras que actualmente algunas variedades pueden tener el veinte por ciento o incluso más! Estas variedades «superpotentes» de alto contenido en THC suponen un riesgo adicional para ciertas personas con una sensibilidad genética al THC, sobre todo porque llevan poco CBD, que tiene un efecto atenuante de los efectos secundarios más embriagantes del THC. Por tal motivo, incluso en su uso terapéutico con receta, suele recomendarse empezar con una variedad de cannabis de bajo contenido en THC y con una buena cantidad de CBD. (Para un análisis completo de las precauciones respecto al cannabis, véase el capítulo 6.)

El THC se fija a receptores especiales del cerebro y el cuerpo, denominados receptores CB1 y receptores CB2, de los que se considera un agonista parcial (lo cual significa que los activa en parte). En concreto, la sensación de «subidón» deriva de los efectos del THC en el receptor CB1 en áreas cerebrales como los centros del placer, los centros del equilibrio y los centros de la memoria (hipocampo); por otro lado, en dosis bajas, amortigua la respuesta del miedo en la amígdala. Si la dosis es elevada, el THC puede provocar realmente ansiedad en ciertas personas (para más detalles, véase capítulo 9).

No obstante, es algo más que la sustancia química «del colocón», como pensábamos en otro tiempo. Ahora tenemos cada vez más pruebas de sus significativas propiedades médicas. Estas ya se habían identificado en la época antigua, como vimos en la cronología del capítulo 2, pero la ciencia moderna está por fin evidenciando tales efectos en animales y, desde hace muy poco, en seres humanos.

Entre las propiedades medicinales del THC se incluyen:

- Alivio del dolor (analgésico)
- Acción antiinflamatoria
- Protección cerebral frente a las toxinas (neuroprotección)
- Relajante muscular (antiespasmódico)
- Efecto contra las náuseas
- Estimulante del apetito
- Ayuda en el TEPT (debilita la respuesta del miedo)
- Mejora del sueño
- Calmante/relajante (en dosis más pequeñas, normalmente con CBD)
- Antioxidante
- Efectos antitumorales (en algunos cánceres, hasta ahora principalmente en modelos animales; las investigaciones son prometedoras, pero es demasiado pronto para pasar a los seres humanos)
- Reducción de la presión ocular en el glaucoma

CBD

El segundo cannabinoide más común de la planta (y el más común no intoxicante) es el cannabidiol, o CBD, para abreviar. Actúa sobre todo activando otros sistemas de neurotransmisores (mensajeros químicos) en el cerebro, el cuerpo y el sistema inmunitario. Esto conlleva intervenir en receptores de serotonina y de vaniloides, y seguramente de otras clases para cambiar mensajes químicos en el cerebro y el cuerpo, e influir en casi todo, desde el estrés a la inflamación pasando por la función inmunitaria.

> Suelen preguntarme acerca de la posibilidad de volverte adicto al CBD o de tener síndrome de abstinencia si dejas de tomarlo. Me complace tranquilizarte y decirte que no hay riesgo. El CBD no es adictivo ni genera hábitos, y punto. Lo que sí observo que sucede de vez en cuando es que, si alguien deja su aceite CBD cuando se

> va unas semanas al extranjero (es peliagudo cruzar fronteras incluso con aceites CBD basados en el cáñamo, por lo que es mejor no viajar con él), puede que su ansiedad y otros síntomas (como la inflamación o el dolor articular) empeoren. Esto es solo un regreso al punto de partida y se debe a que esa persona no tiene en su sistema el CBD para tratar el problema de manera efectiva. Por lo que sabemos, el CBD no cura la ansiedad o el dolor para siempre, de modo que, si dejas de tomarlo, los síntomas suelen reaparecer. Dicho esto, algunas personas observan que necesitan menos dosis de mantenimiento de CBD para un problema como el estrés o la ansiedad una vez que han llegado a estar estables y a sentirse bien durante un periodo ininterrumpido de seis meses. Esto es especialmente así si el CBD les permite iniciar una práctica de meditación, dormir mejor y adoptar otros hábitos que eliminen del cerebro los patrones de ansiedad y dispongan nuevas redes cerebrales encima de las ansiosas de antes.

El CBD tiene un inmenso potencial terapéutico y una gran cantidad de propiedades medicinales a título propio. Como ejemplo, el fármaco cannabinoide Epidiolex es prácticamente CBD puro y está autorizado para tratar ciertas epilepsias infantiles. El enfoque basado solo en el CBD presenta algunas ventajas: es un medicamento aprobado, con licencia, al que tanto médicos como pacientes están acostumbrados; y debe atenerse a estándares de control de calidad tremendamente elevados. Sin embargo, el CBD parece funcionar mejor en algunos casos si se toma conjuntamente con una pequeña cantidad de THC, es decir, productos y aceites de cannabis médico con alto contenido en CBD, probablemente debido a la sinergia con otros cannabinoides. De todos modos, estos productos de amplio espectro son difíciles de estandarizar como fármaco universal, y en algunos lugares no son legales si contienen THC, aunque sea en una proporción minúscula (ahondo en esto más adelante).

Entre las propiedades médicas del CBD se incluyen:

- Efectos antitumorales

- Cualidades neuroprotectoras
- Propiedades analgésicas
- Ansiolítico y antidepresivo
- Efectos antipsicóticos
- Anticonvulsivo (utilizado para tratar espasmos)
- Antioxidante
- Contra las náuseas (en algunas personas funciona mejor con THC)
- Efectos antiseborreicos y antiacné
- Neutralización de la intoxicación por THC y sus efectos secundarios (muy útil cuando se receta cannabis médico a pacientes que quizá necesiten un poco de THC para síntomas graves, pero no quieren sentirse colocados).

Otros cannabinoides de interés

En la mayoría de las variedades de *Cannabis sativa* se observan otros cannabinoides en cantidades muy inferiores a las de CBD o THC. No obstante, se cultivan cada vez más variedades que presentan una mayor cantidad de ciertos cannabinoides menores por su potencial medicinal y relativo al bienestar. Es probable que en los próximos años tenga lugar un incremento de los productos terapéuticos y de bienestar derivados de estos cannabinoides, pensados a su vez para distintas enfermedades. Ahora mismo, las investigaciones se encuentran sobre todo en las fases animal y de tubo de ensayo, si bien están publicándose algunos estudios preliminares con seres humanos. En todo caso, los hallazgos iniciales son muy prometedores en relación con muchísimos problemas.

Los otros cannabinoides clave que hay que conocer son:

CBG

Es la forma no ácida de la madre de los cannabinoides, CBGA. En muchas variedades, no está presente en grandes cantidades, pero se han cultivado algunas de alto contenido en CBG para extraer este por su valor medicinal (reduciendo los enzimas que convierten el CBG en los otros cannabinoides). En Estados Unidos, Canadá y el Reino Unido, está empezando a venderse aceite CBG como suplemento de salud junto al aceite CBD, aunque de él se sabe mucho menos, en concreto sobre el modo de dosificarlo.

En modelos animales y en la placa de Petri se ha observado que el CBG tiene:

- Efectos antitumorales (algunos tipos de cáncer cerebral, incluido el glioblastoma en seres humanos, así como cánceres de mama)
- Propiedades antiinflamatorias
- Propiedades antibacterianas
- Antifúngico
- Analgésico
- Antidepresivo
- Aplicación tópica efectiva para tratar la psoriasis

THCA

El THCA es el precursor ácido del THC, pero no provoca intoxicación. Se encuentra en la planta viva y es difícil de embotellar, pero la tecnología está mejorando, y yo ya he utilizado aceite THCA con algunos de mis pacientes junto con cannabis médico basado en CBD y THC. Entre sus propiedades medicinales están las siguientes:

- Antiinflamatorio
- Anticonvulsivo
- Algunos efectos antitumorales (estudios in vitro y modelos animales)
- Antiobesidad[11]

CBDA

El CBDA es el precursor ácido del CBD; está presente en la planta viva, y en lo referente a embotellarlo también es menos estable que el CBD. En modelos animales, hasta ahora ha revelado propiedades medicinales, si bien todavía sabemos muy poco sobre sus efectos en los seres humanos. Entre las propiedades medicinales del CBDA se cuentan estas:

- Eficaz contra las náuseas
- Antiinflamatorias
- Algunos efectos anticáncer (estudios in vitro y modelos animales)

CBN

El CBN es un componente menor del cannabis fresco; como es un producto de descomposición del THC, cuanto más vieja sea la medicina del cannabis, más THC puede convertirse en CBN. Como pasa con el THC, es capaz de provocar una ligera intoxicación, aunque menos, si bien al parecer es mucho más tranquilizante, por lo que acaso sea útil en productos de cannabis médico nocturno para descansar y dormir, así como para aliviar el dolor. Entre sus propiedades están las siguientes:

- Sedante
- Favorecedor del sueño
- Antibacteriano
- Analgésico
- Antiinflamatorio
- Anticonvulsivo
- Aplicación tópica efectiva para la soriasis y las quemaduras

CBC (cannabicromeno)

Se trata de un cannabinoide menor del que sabemos menos debido a la falta de estudios con seres humanos, si bien hasta ahora las investigaciones con animales están revelando que seguramente también tiene valor medicinal. Tal vez no actúe de forma directa en los receptores cannabinoides, como el CBD, pero interviene de otras maneras en el cuerpo y el cerebro, razón por la cual juntarlo con otros cannabinoides puede ser más eficaz debido al efecto sinérgico. Entre sus propiedades están las siguientes:

- Efectos anticancerígenos (estudios in vitro y modelos animales)

- Antiinflamatorio
- Analgésico por sí mismo, y capaz de aumentar los efectos analgésicos del THC cuando se combinan ambos

THCV

Algunas empresas farmacéuticas se han centrado en este cannabinoide menor debido a sus efectos en la obesidad (o sea, pérdida de peso) en animales, y acaso en seres humanos, aunque las investigaciones están en una fase muy temprana. No es intoxicante y en animales también parece tener otros efectos que podrían influir en enfermedades ligadas al envejecimiento cerebral, como la demencia. Entre algunas de sus propiedades medicinales contamos las siguientes:

- Un efecto positivo en el crecimiento óseo
- Quizá tenga algo que ver con la reducción de placas en la enfermedad de Alzheimer
- Inhibidor del apetito
- Antiobesidad
- Antiinflamatorio
- Analgésico

CBDV

El CBDV, fabricado por algunas variedades de cannabis, tampoco intoxica. Hasta ahora, parece muy prometedor en estudios animales y con tejidos humanos en la placa de Petri por su capacidad para ayudar a controlar las inflamaciones en las enfermedades inflamatorias intestinales. Algunas de sus propiedades medicinales son estas:

- Anticonvulsivo
- Antináusea
- Puede reducir la inflamación intestinal[12]

Para más información, véanse las referencias.[13, 14, 15, 16]

Una historia de los terpenos

¿Te has preguntado alguna vez por qué una naranja fresca huele tan bien o por qué tu mejor amiga está obsesionada con la lavanda francesa? Los aromas maravillosos (y a veces muy penetrantes) derivan de un grupo de sustancias químicas que denominamos «terpenos»: aceites esenciales de todas las plantas, entre ellas el cannabis, que también están presentes en los árboles, las frutas, las flores, etcétera. La planta de cannabis contiene al menos ciento cuarenta (seguramente, casi doscientos) terpenos, en muchas combinaciones diferentes según la variedad, lo que genera olores que van desde el acre y terroso hasta el supercítrico y fresco. De todos modos, los terpenos no son solo «golosinas aromáticas» para los seres humanos; también ayudan a proteger la planta de los insectos y a atraer a los polinizadores. El tipo de terpenos que tenemos en una determinada variedad de cannabis depende de los genes de esta última, así como de las condiciones de cultivo, como el suelo y el tiempo (si crece al aire libre), pues las sustancias químicas de la planta se adaptan a distintos entornos para sobrevivir y prosperar.

> **BAÑO DE BOSQUE**
>
> En Japón, el «baño de bosque» en los pinares ha llegado a ser popular para combatir el estrés y levantar el ánimo. En los pinos, el terpeno dominante se llama «alfa-pineno», del cual sabemos que tiene propiedades antidepresivas. Las variedades de cannabis con alto contenido en alfa-pineno son aconsejables para levantar el ánimo decaído ¡y para reforzar la memoria!

Los terpenos se fabrican en los tricomas (glándulas resinosas), que ya vimos antes, junto con los cannabinoides. Como sucede con estos, las flores femeninas no fertilizadas presentan la concentración máxima de terpenos, razón por la cual las flores de cannabis tienen un olor más fuerte que las hojas.

Aunque nunca he sido fumadora de cannabis recreativo,

me encanta el aroma de la planta de cannabis. Es uno de mis olores vegetales favoritos, y en Canadá, donde es legal, a veces lo utilizo como incienso para la meditación (en una habitación bien ventilada). Muchas culturas, incluida la antigua Babilonia, lo han usado así durante miles de años en ceremonias religiosas/espirituales.

Aunque los terpenos están presentes en los productos de CBD en concentraciones muy bajas, parecen tener un efecto en el cuerpo y en el cerebro. Los terpenos con niveles de solo el 0,05 % ya se consideran potencialmente significativos.[17, 18] En estudios con animales, los terpenos modificaban la conducta de manera significativa incluso cuando su nivel en la sangre era muy bajo o casi indetectable.[19] Como los terpenos son liposolubles, pueden cruzar la barrera hematoencefálica y afectar al cerebro directamente, sobre todo si los inhalamos con un vaporizador (por ejemplo, flor de CBD o cannabis médico), o si utilizamos una forma especial de absorción de cannabinoides, por ejemplo, mediante un parche transdérmico que permite su incorporación al torrente sanguíneo, no solo a la zona cutánea donde ha sido pegado. Por lo visto, comer o ingerir productos medicinales de cannabis o CBD con terpenos (p. ej., si usamos un aceite de cannabis o de CBD de amplio espectro) también influye en el intestino, en múltiples vías implicadas en la inflamación y la percepción del dolor. No obstante, como de momento los estudios con seres humanos aún son escasos, no sabemos exactamente cómo funciona. Ciertos terpenos de otras plantas, como el ginkgo, se toman por vía oral y se cree que además son biológicamente activos en el cerebro. Algunos tipos de terpenos (los monoterpenos) hacen también que el THC cruce la barrera hematoencefálica y actúe en el cerebro de un modo más efectivo.

Como los cannabinoides, los terpenos son lipofílicos (afinidad por las grasas), por lo que los medicamentos de cannabis y los aceites de CBD es mejor tomarlos con una comida de alto contenido en grasas, que contribuirá a absorberlos mejor, al menos en teoría. Un producto con una formulación de alta tecnología para intensificar la capacidad de absorción quizá reduzca la dosis necesaria para conseguir un efecto, ¡pero ten en cuenta que cada persona muestra una reacción ligeramente distinta!

Además de crear el olor del cannabis, la combinación única de los principales terpenos junto con la proporción CBD/THC aúnan esfuerzos para ayudar a generar los diferentes efectos (específicos de la variedad) del cannabis.

> El proceso de fabricación de aceites de cannabis terapéutico y CBD de amplio espectro mediante el método más habitual, conocido como «extracción del CO_2», puede dañar los terpenos (a menos que se emplee un equipo especializado) en diversos grados; por otro lado, es difícil evaluar la cantidad exacta presente en el producto final, si bien algunos quizá permanezcan, o incluso se pueden añadir, a no ser que el producto esté etiquetado como «CBD aislado».

En mi opinión, los productos de CBD para el bienestar seguramente presentan la efectividad máxima cuando son de espectro completo (cuando el THC no está permitido, es mejor el CBD de amplio espectro, que elimina el THC pero intenta retener los otros cannabinoides), incluidos los terpenos u otros cannabinoides menores, más que en la forma de productos de CBD aislados, que, por mi experiencia, suelen ser menos efectivos y por tanto parecen necesitar dosis más elevadas. El CBD aislado es mucho más barato que el CBD de espectro completo o amplio, motivo importante por el que se suele usar en productos de bienestar y etiquetar furtivamente como «puro» para que a los consumidores les suene mejor.[20, 21, 22]

Hagamos un recorrido por los terpenos más comunes e interesantes para fines medicinales y que proporcionan bienestar. No es ni mucho menos una lista exhaustiva, sino que he seleccionado aquellos de los que hasta la fecha más sabemos en relación con sus superpoderes para el bienestar.

Mirceno

El mirceno es uno de los terpenos más comunes en la planta de cannabis.

Las primeras variedades de cannabis médico con alto contenido en CBD, empleadas para fabricar aceite de CBD de espectro completo, tenían mucho mirceno, lo que al parecer ha proporcionado a estas variedades un efecto calmante y sedante. El CBD por sí solo no es necesariamente sedante (aunque para muchas personas con ansiedad funciona como calmante), pero combinado con el mirceno puede resultar muy relajante, ¡casi demasiado si se consume durante el día! Algunos pacientes que han utilizado cannabis terapéutico y clientes que han consumido productos de CBD para el bienestar me han comentado que su aceite, en dosis elevadas, les dejaba soñolientos; pero, claro, estaban tomando un producto rico en mirceno.

> Punto de ebullición para la vaporización: 168 °C (334 °F).*
> Aromas: lúpulo, almizcle, clavo, hierbas, cítricos.
> Efectos: sedante, relajante, puede potenciar los efectos del THC.
> También presente en: lúpulo, eucalipto, mango, tomillo, cítricos, citronela, hojas de laurel.
> Efectos medicinales: antiséptico, analgésico, hepatoprotector (evita daño en el hígado), antibacteriano, antifúngico, antiinflamatorio; puede ser gastroprotector (contra las úlceras de estómago).**[23]

Beta-cariofileno

Este es uno de mis terpenos favoritos para síntomas que tengan un componente inflamatorio, como la artritis, y también en los dolores de cabeza. Asimismo, contiene mucho terpeno de este tipo la albahaca tai, o albahaca santa (otra de mis hierbas preferidas para el bienestar y para combatir la inflamación y el estrés).

---

* Esta es la temperatura en la que el terpeno se vaporiza fuera de la flor. Si estás utilizando un vaporizador con una flor de CBD o una flor de cannabis médico con un contenido de THC > 0,2 %/0,3 %, por debajo de esta temperatura quizá no obtengas los efectos del terpeno. Por encima, o tras calentar varias veces, el terpeno se habrá evaporado en su mayor parte o habrá sido absorbido en posteriores inhalaciones de vapor. Para más detalles sobre la vaporización, véase el capítulo 5.
** Para todos los terpenos, según las investigaciones publicadas, los efectos medicinales enumerados se refieren sobre todo a animales.

Punto de ebullición para la vaporización: 160 °C (320 °F).
Aromas: pimienta, picante, madera.
Efectos: puede actuar junto al THC para proteger la mucosa estomacal y junto al CBD para aumentar los efectos antiinflamatorios.
También presente en: pimienta, canela, clavo, lúpulo, albahaca, orégano.
Efectos medicinales: antiinflamatorio, analgésico, antibacteriano, antifúngico, antitumoral, protector renal (nefroprotector).

Linalol

Este terpeno es también el que proporciona a la lavanda su fantástico aroma. Se usa como ingrediente en productos para alivio tópico del dolor.

Punto de ebullición para la vaporización: 198 °C (388 °F).
Aromas: flores, cítricos, especias.
Efectos: sedante, calmante, equilibrante de los estados de ánimo.
También presente en: lavanda, cítricos, laurel, abedul, palisandro.
Efectos medicinales: propiedades anestésicas locales (bálsamo de aplicación tópica para el dolor), ayuda para dormir, antidepresivo, ansiolítico, propiedades inmunorreguladoras, analgésico, anticonvulsivo, antiacné.

Pineno

El pineno es un terpeno realmente prometedor que atraviesa con facilidad la barrera hematoencefálica para impactar directamente en el sistema nervioso. Además de sus acciones antiinflamatoria y antimicrobiana, tiene, como muchos otros terpenos, una habilidad especial para frenar los deterioros de la memoria a corto plazo debidos al THC. Curiosamente, el THC y el pineno muestran conjuntamente cierta efectividad en el tratamiento de la demencia y el alzhéimer.

Punto de ebullición para la vaporización: 155 °C (311 °F).
Aromas: penetrante, dulce, pino.
Efectos: intensifica la retención de memoria y la agudeza mental.
Se observa también en: agujas de pino, coníferas, salvia.
Efectos medicinales: antiinflamatorio, antibiótico, antiviral, antitumoral, amortigua los efectos del THC en la memoria a corto plazo, para el asma (broncodilatador).

Humuleno

El humuleno reduce el apetito, mientras muchas variedades de alto contenido en THC tienden a estimularlo. Las variedades con más proporción de humuleno quizás ayuden a evitar los «antojos», o aumentos del apetito, cuando, por ejemplo, se utilizan para tratar afecciones de dolor crónico con cannabis terapéutico.

Punto de ebullición para la vaporización: 198 °C (388 °F).
Aromas: leñoso, terroso.
Efectos: suprime el apetito.
Se presenta también en: lúpulo, cilantro.
Efectos medicinales: antiinflamatorio, antibacteriano, analgésico.

D-limoneno

Se sabe que el D-limoneno mejora el estado de ánimo, por lo que las variedades que lo contienen en una proporción elevada son buenas para la depresión y el estado anímico bajo.

Punto de ebullición para la vaporización: 176 °C (349 °F).
Aromas: cítricos, limón, naranja.
Efectos: eleva el estado de ánimo, alivia el estrés.
También se observa en: corteza de los cítricos, enebro, menta.
Efectos medicinales: antidepresivo, ansiolítico, alivio del reflujo gástrico, antifúngico.

Flavonoides

Los flavonoides son las sustancias químicas vegetales que dan al cannabis y otras plantas su color, aunque también tienen propiedades medicinales para los seres humanos, donde actúan igual que en las plantas: protegiendo contra la luz ultravioleta y diversas enfermedades. Por ejemplo, la queratina es un flavonoide amarillo de los más importantes del cannabis, también presente en los tomates, el vino tinto y muchas bayas. In vitro y en modelos animales, se ha observado que presenta propiedades anticancerígenas, antioxidantes y antivirales. Hay otros flavonoides que son exclusivos de la planta de cannabis, como el cannaflavin A, que es un antiinflamatorio fuerte.

El efecto séquito: sinergia de terapias con plantas medicinales en su máxima expresión

El efecto séquito es un concepto muy consolidado en medicina botánica. Cuando las sustancias químicas de las plantas se combinan (como sucede de forma natural en la planta), actúan conjuntamente para provocar un efecto terapéutico que es superior a la suma de sus partes. Esta fue una de las primeras cosas que aprendí cuando estudiaba cómo combinar medicamentos herbarios para conseguir efectos más potentes (mucho antes de que estuviera yo recetando cannabis y CBS). No apreciamos este efecto solo en el cannabis, sino en todas las medicinas vegetales. Asimismo es el modo en que funcionan las hierbas de la medicina tradicional china (MTC), y el motivo de que sea difícil convertirlas en fármacos de un solo ingrediente, algo que se ha intentado una y otra vez en China sin éxito. Sin embargo, el cannabis, como planta individual, es una central eléctrica total y, en realidad, sí se diferencia de otras medicinas herbarias.

Por ejemplo, por sí mismo, el CBD es una buena sustancia anticonvulsiva; por otra parte, es el principal ingrediente del fármaco Epidiolex, autorizado para el tratamiento de algunas formas de epilepsia infantil. Aproximadamente, la mitad de los niños a los que se les da Epidiolex experimentan una reducción del cincuenta por ciento en sus convulsiones. No obstante, algunos dejan de reaccionar al medicamento, o simplemente este no les resulta muy efectivo. Sin embargo, si se les administra aceite de cannabis de extracto y alto contenido en CBD con pequeñas cantidades de THC y THCA, su respuesta vuelve a mejorar: en algunos de estos casos clínicos, la combinación funciona mejor que el CBD por sí solo.

También observo esto en muchos pacientes míos que han acudido a mi consulta tras no responder a alguno de estos medicamentos sintéticos de THC (p. ej., nabilona, dronabidol), o que están sufriendo muchos efectos secundarios por su causa. Cuando empezamos a utilizar aceite de cannabis de espectro completo que aún contiene THC (con receta), los síntomas mejoran casi de forma general en cuanto encontramos la variedad o el producto adecuados; por otra parte, los pacientes no suelen sufrir efectos secundarios significativos, caso de experimentar alguno. A menudo se muestran reacios a volver a probar cualquier medicamento de cannabis después de su experiencia negativa con las pastillas de THC, pero yo les explico que cuando aíslas la sustancia más potencialmente intoxicante de la planta y la metes en una pastilla sin otras sustancias vegetales que la amortigüen y trabajen con ella, puede provocar una mayor incidencia de efectos secundarios, a la vez que no influye tan bien en los síntomas (por lo general, dolor crónico o náuseas debidas a tratamientos del cáncer) para los que se pensó.

Raíces del cannabis: una nueva frontera

Aunque las raíces de la planta de cannabis no tienen cannabinoides (es decir, no se pueden emplear las raíces para obtener CBD o THC), quizá sí tengan algunos secretos propios. Tradicionalmente, se han usado en el tratamiento de la gota. Según recientes investigaciones, estas raíces contienen muchas sustancias no intoxicantes y potencialmente útiles:[24] los terpenoides, los esteroles y otras sustancias antiinflamatorias. ¡El siguiente objetivo importante podría ser la búsqueda de usos para esas raíces!

Para información adicional, véanse referencias.[25, 26, 27, 28]

La clasificación sativa vs. índica

Aunque es algo técnicamente impreciso que pone de los nervios a los científicos, en Estados Unidos y Canadá, muchos productos de la industria del cannabis médico, así como de dispensario de cannabis legal, emplean el sistema de etiquetado «sativa *vs.* índica». Por lo general, los productos de CBD para el bienestar elaborados a partir de cáñamo que se pueden comprar sin receta no utilizan este sistema, si bien en ellos se pueden leer esos términos de vez en cuando.

El sistema pretende ayudarte a saber si el producto es relajante/sedante o estimulante/vigorizante, pues diferentes variedades de cannabis pueden hacer cosas distintas.

Si esta es la única guía con la que cuentas, en teoría cualquier cosa etiquetada como «índica-dominante» quizá sea mejor para relajarse, tranquilizarse, al anochecer y a la hora de dormir. Por su parte, un producto «sativa-dominante» acaso sea mejor por la mañana y en las horas diurnas, para levantar el ánimo y elevar ligeramente la energía y la motivación.

En realidad, los productos índica puros y sativa puros ya no existen, pues tras muchos años de entrecruzamientos las variedades actuales de cannabis son en su mayoría híbridas. Una especie de perro Cockapoo de tercera generación.

Al principio era posible diferenciar una sativa de una índica por el aspecto de la planta. Las variedades clásicas de sativa (las estimulantes) tenían las hojas estrechas y eran plantas altas y delgadas. Al principio, tendían a crecer de forma natural en el Asia tropical, en países como Tailandia o Vietnam.

Las variedades clásicas de índica (las calmantes/sedantes) eran plantas bajitas y orondas de hojas anchas. Originalmente se hallaban en regiones de Afganistán y Pakistán, y se utilizaban para elaborar hachís. Gracias a su tamaño y su forma, era más fácil recoger la pegajosa resina de las flores para fabricar el aceite de hachís.

Así pues, he aquí el problema: debido a todo este entrecruzamiento genético y a la mezcla de variedades, en términos generales ya no podemos mirar las hojas, la altura o el aspecto de las plantas, y de ahí deducir el tipo de efectos que nos provocarán. No obstante, en un dispensario muchos pacientes todavía escogen productos utilizando este método (pues suele ser la única forma de etiquetado) y siguen diciendo que esto es mejor que nada.

> **CANNABIS RUSO**
>
> Algunos científicos del cannabis insisten en que, junto a sativa e índica, debería haber un tercer subtipo: ruderalis. Según otros, ruderalis es en realidad un subtipo de la variedad Cannabis sativa ssp. sativa, por lo cual no tiene por qué clasificarse aparte. El cannabis ruderalis fue descubierto en 1924 en el sur de Siberia. Contiene muy poco THC y posee un mayor contenido de CBD y del cannabinoide CBN, que también parece tener valor medicinal para el dolor y el sueño. La variedad ruderalis hace algo único: florece de forma automática, lo cual significa que empieza a echar flores aunque no esté expuesta cada día al mínimo de doce horas de oscuridad que otros tipos de cannabis necesitan para pasar de la fase inactiva (vegetativa) a la de floración.

El método de clasificación «quimiovar»

Una manera más científica de predecir los posibles efectos de una variedad es analizando su composición química. Los científicos denominan a esto «quimiovar», una clasificación basada en las sustancias químicas más abundantes en una planta o variedad concreta. El quimiovar viene a ser la huella dactilar de una planta, cada una diferente y única. Aun comenzando con las mismas semillas (o los mismos clones) procedentes de una variedad particular y cultivándolas en condiciones diferentes, las huellas dactilares de la planta final varían muy poco. Así pues, aunque los genes sean los mismos, la parte nutricia es diferente, lo cual contribuye al quimiovar final. Si quieres cultivar plantas que contengan el mismo quimiovar, has de empezar con idéntica variedad y cultivarlas en las mismas condiciones.

Es como coger unos gemelos idénticos, separarlos al nacer y luego criarlos de manera totalmente distinta. Es muy probable que desarrollen personalidades diferentes y que incluso empiecen a diferir en el aspecto. No solo importan los genes de partida. Por este motivo, si compras una variedad de cannabis con el mismo nombre que uno que probaste hace tiempo, pero de otro agricultor u otro lote, los efectos que te provoque quizá serán algo distintos. Esto es un problema sobre todo con respecto al cannabis recreativo, al cannabis de cultivo propio o al cannabis del mercado irregular, porque, por lo general, no conoces del todo la huella dactilar de la planta. Puede suponer una dificultad incluso con el cannabis terapéutico. La tipificación y la categorización del cannabis están desplazándose hacia la clasificación quimiovar para contribuir a estandarizar las variedades y los productos finales medicinales, para que todos los lotes se parezcan y sean más previsibles en cuanto a los efectos que nos ocasionan.

A lo largo de los años, han surgido miles de versiones ligeramente distintas de estos quimiovares* debido a que los seres humanos cultivan plantas en diferentes circunstancias y procuran potenciar en ellas ciertos rasgos: igual que existen montones de clases de tomates con ligeras diferencias en cuanto al color, el sabor y el perfil fitoquímico.

Quimiovares tipo I-III

Dentro del sistema de clasificación quimiovar, los científicos de plantas y los investigadores médicos dividen el *Cannabis sativa* en tres grupos: tipo I, II y III. Esto se basa en la proporción THC/CBD de la planta, sin tener en cuenta las otras sustancias químicas vegetales, los perfiles de terpenos u otros cannabinoides menores. Por eso hay solo tres grupos y no cientos, pues el sistema solo toma en consideración los dos cannabinoides más importantes. Esta disposición goza del favor de los médicos porque les permite saber lo psicotomimética (capaz de provocar un efecto intoxicante) que puede ser una variedad concreta. Cuanto más THC y menos CBD, mayor es la capacidad de intoxicación. El sistema es como sigue:

- Tipo I: variedades con dominio del THC en la planta (muy poco CBD).

---

* A veces, los quimiovares reciben el nombre de «cultivares», pues resultan de cultivar (hacer crecer y reproducir) la planta para conseguir características específicas. No obstante, durante el resto del libro, me referiré a ellas como «variedades» para simplificar las cosas.

- Tipo II: variedades que producen cantidades de CBD y THC iguales o casi iguales.
- Tipo III: variedades en las que domina el CBD (muy poco THC).

CLASIFICACIONES QUIMIOVAR BASADAS EN TERPENOS

Para clasificar variedades, un sistema propuesto aún más recientemente parte de su perfil de terpenos (véase pp. 45-46). Algunos investigadores han defendido la categorización de variedades en función de tres grupos principales de terpenos: limoneno, mirceno y terpinoleno,[29] mientras otros han sugerido el uso del alfapineno, el beta-cariofileno y el limoneno.

Conclusión de los sistemas de clasificación: en la categorización de variedades y tipos de cannabis, la tendencia está alejándose de «sativa *vs.* índica» y acercándose a las principales sustancias químicas de la planta, derivadas tanto del CBD como del THC, y a una perspectiva basada en terpenos. Esta sistematización da a la gente una idea más clara de los efectos reales de una variedad particular y, por otro lado, es un método científicamente más preciso para clasificar el cannabis.

Cáñamo industrial para el CBD y otros cannabinoides

Las variedades de cáñamo industrial son sobre todo plantas macho (no flores) o una mezcla de machos y hembras. No producen mucho THC —para ser considerada cáñamo, una planta debe contener menos del 0,2 % de THC (Reino Unido) o menos del 0,3 % (Estados Unidos)—, si bien sí fabrican pequeñas cantidades de CBD en las hojas, así como en cualquier flor si incluimos las plantas hembra. En lo relativo a los cannabinoides medicinales, esto implica que hace falta cosechar muchas más plantas para obtener la misma cantidad de CBD y otros cannabinoides menores sin THC. La mayoría de las variedades de cáñamo contienen solo alrededor de un 3,5 % del CBD. En comparación, las flores femeninas de variedades de cannabis médico que se cultivan para ser de alto contenido en CBD pueden tener más del 15-20 % de este. Esto es un problema que hay que solucionar, pues ni al planeta ni a la medicina les conviene que hagan falta cien plantas para hacer el trabajo que podrían hacer diez. Afortunadamente, los científicos de plantas están resolviendo esta cuestión cultivando nuevas variedades de mayor contenido en CBD que incluyen hasta un 10 % de CBD pero solo entre un 0,2 y un 0,3 % de THC, de modo que todavía se consideran «cáñamo».

En muchos países, actualmente es legal cultivar solo variedades de cáñamo de bajo contenido en THC, por lo que la mayoría de los productos que ves en los estantes del Reino Unido y los Estados Unidos, a la venta sin receta médica, proceden de dichas variedades. Por otra parte, el aceite de cannabis terapéutico de alto contenido en CBD obtenido con receta (en Canadá y algunos estados de los Estados Unidos, hoy en día se puede adquirir sin receta) suele elaborarse a partir de las flores hembra no fertilizadas y tendrá algo más de THC (entre el 0,5 y el 1 %) que un aceite de CBD de cáñamo, aunque es improbable que esto sea suficiente para colocarte (de todos modos, hay excepciones, pues algunas personas ultrasensibles acaso noten un efecto perceptible). No obstante, debido a ciertos avances en los cultivos y la genética de las plantas, esta distinción es cada vez más difusa. Se están creando nuevas variedades que producen grandes cantidades de CBD y que a la vez tienen niveles de THC lo bastante bajos para estar encuadradas en el grupo del cáñamo.

Los científicos todavía discuten sobre las diferencias exactas, desde el punto de vista genético, entre variedades de cáñamo y variedades de cannabis con más del 0,3 % de THC. En ambos tipos hay montones de genes coincidentes, si bien las variedades de cáñamo parecen provenir de un acervo génico ligeramente más amplio en comparación con las variedades de alto contenido en THC cultivadas para el mercado recreativo durante las últimas décadas.[30]

Con independencia de la fuente de CBD empleada para fabricar aceite de espectro completo, es importante que el método de extracción no produzca sustancias químicas perjudiciales. Por este motivo, se considera que uno de los mejores métodos es la extracción supercrítica mediante CO_2, que utiliza dióxido de carbono presurizado, en vez del uso de disolventes como el butano o el hexano, que pueden generar residuos tóxicos (como se ha demostrado en múltiples estudios y pruebas de laboratorio que investigan productos de CBD comunes). Si el origen del CBD está en flores femeninas de alto contenido en CBD, también es posible utilizar un simple método de extracción de alcohol o de aceite, que es más seguro que con otros disolventes. Continuamente se están desarrollando sistemas de extracción nuevos y mejores, por lo que no tardaremos mucho en llegar al punto en que el uso de CO_2 quizá no sea la mejor opción para la extracción a gran escala.

El cáñamo industrial también se cultiva para usos no médicos y no ligados al bienestar: por ejemplo, en la fabricación de ropa, papel, tejidos, cuerda, plástico de cáñamo, baterías de cáñamo y biocombustible, mientras las semillas se venden como comida saludable.

LIMPIEZA DE CHERNÓBIL CON CÁÑAMO

Tras el desastre nuclear de Chernóbil, se plantó cáñamo para biorremediar, o limpiar, el suelo. Ello se debe a que el cáñamo es un bioacumulante, una planta que absorbe toxinas del suelo y las acumula en su interior. Se utiliza en todo el mundo para limpiar suelos contaminados con metales pesados y otras toxinas. Por eso es tan importante saber de dónde procede tu aceite de CBD, y comprobar que ha sido analizado para la detección de contaminantes, pues el cáñamo cultivado en suelo tóxico no es apto para el consumo humano. Un laboratorio independiente debería analizar todo aceite de CBD de cáñamo, de espectro amplio y de espectro completo, para garantizar que en el producto final no quedan residuos tóxicos.

4

El cannabis y tu cuerpo

Ahora que conocemos la planta, ha llegado el momento de explorar cómo reacciona tu cuerpo ante el cannabis en todas sus formas.

Los científicos han descubierto que en el cuerpo contamos con nuestro propio sistema natural tipo cannabis, denominado «sistema endocannabinoide», SEC para abreviar.

Nuestro SEC ayuda a controlar algunas de las funciones físicas, mentales y emocionales del cerebro y el cuerpo, desde el movimiento corporal, el control del dolor y la función del sistema inmunitario hasta la salud mental, el sueño, la función intestinal o incluso la protección del cerebro. Nunca insistiremos lo suficiente en la importancia del SEC; por otro lado, dicho sistema lleva a cabo todas esas funciones cruciales controlando algo llamado «homeostasis», esto es, nuestro equilibrio general en el cerebro y el cuerpo.

Pese a ser un misterio para muchos, el SEC es un sistema importantísimo, como lo es el endocrino (el de las hormonas), el endorfínico (que fabrica «sustancias químicas para sentirse uno bien») y el resto de los sistemas corporales importantes en los que nos basamos para funcionar con normalidad. El sistema endocannabinoide puede acabar siendo uno de los más importantes para mantener la salud y el bienestar y evitar enfermedades graves.

«Endo» significa «dentro de nosotros»; por otro lado, los cannabinoides son sustancias químicas del estilo del CBD y el THC de la planta de cannabis, de modo que los endocannabinoides son sustancias fabricadas por nuestro cuerpo de manera natural (los cannabinoides semejantes al THC y el CBD derivados de las plantas reciben el nombre de «fitocannabinoides, de los que ya hablamos en el capítulo 3).

Las principales funciones del SEC se condensan en esta serie: comer, dormir, descansar, proteger, olvidar.

Comer: el SEC influye en el apetito, en cómo metabolizamos los alimentos, en la regulación de la insulina y en otras muchas funciones metabólicas relacionadas con la comida.
Dormir: el SEC influye en los ciclos de sueño/vigilia y afecta a distintas fases del sueño.
Descansar: el SEC afecta a la capacidad del sistema nervioso para relajarse y volver a un punto de partida tranquilo, y además contribuye a equilibrar nuestras sustancias químicas calmantes, como el GABA (ácido gamma-aminobutírico). Este nos protege del hiperarousal y la ansiedad, y ayuda al sistema nervioso a autotranquilizarse para que seamos capaces de gestionar el estrés crónico sin que este se vuelva tóxico.
Proteger: el SEC prepara el sistema inmunitario contra invasores externos (p. ej., infecciones de bacterias y virus) y amenazas internas (cáncer, problemas autoinmunes), y protege el cerebro contra toxinas e inflamaciones, ayudando a regular la saludable muerte celular programada.
Olvidar: el SEC ayuda al cerebro y al cuerpo a procesar episodios traumáticos y a la memoria del miedo en la curación de traumas y la superación del estrés para no quedarnos atascados en la respuesta de «lucha o huida». En el TEPT, esto suele ser difícil, razón por la cual el cannabis médico puede resultar tan útil para los afectados.

El SEC ayuda a mantener el equilibrio y la estabilidad en todos los niveles de tu cuerpo y tu cerebro. Incluso desempeña un papel importante en la salud reproductora femenina y en el estado de los huesos.

Lo más importante es que, como sucede con cualquier otro sistema corporal, no percibimos realmente el sistema endocannabinoide hasta que algo falla. Es como la respiración: una acción ejecutada en un segundo plano de la que somos conscientes solo si intentamos contenerla.

La mayor parte del tiempo está simplemente ahí, llevando a cabo su acción equilibradora y pasando desapercibido. No obstante, hay muchos síntomas y dolencias que, según investigaciones recientes, pueden estar relacionados con disfunciones del sistema endocannabinoide, o al menos implicados en ellas: el dolor crónico, la fibromialgia, la ansiedad y la depresión, enfermedades neurodegenerativas como la esclerosis múltiple o el alzhéimer, la epilepsia, las cefaleas crónicas, el síndrome del intestino irritable, las inflamaciones, diversas enfermedades autoinmunes, etcétera.

Cuando el SEC no funciona como es debido, la adición de cannabinoides de la planta de cannabis, como el CBD, el THC y centenares de otros cannabinoides menores y terpenos, a un aceite de cannabis, una flor de cannabis u otro método de introducción en el cuerpo pueden ayudar a restablecer el equilibrio y aliviar síntomas sin efectos secundarios importantes. En pocas palabras, la planta de cannabis puede ayudar a tu SEC a poner orden de nuevo cuando se produce algún desequilibrio.

Así pues, aunque nunca hayas oído hablar del aceite de CBD ni jamás hayas fumado cannabis en tu vida, tu cuerpo depende igualmente de sus propios endocannabinoides para funcionar con normalidad y permanecer sano, feliz y equilibrado.

El sistema endocannabinoide ha sido descubierto solo en los últimos treinta años, lo cual explica por qué las investigaciones todavía están en una fase inicial en comparación con las que se llevan a cabo con otros sistemas corporales. La mayoría de los médicos aún no saben nada al respecto, y yo no aprendí tampoco nada en la facultad; de alguna manera, lo dejaban de lado, sin más. ¡Y muchas facultades de prestigio todavía lo hacen!

La especie humana no es la única con un sistema endocannabinoide. Los demás animales, incluidos los peces, también lo tienen, y para ellos es tan importante como para los seres humanos. Esto explica por qué a mi cachorro de Cavapoo puedo darle CBD para ayudarle en su ansiedad por separación; y funciona como un hechizo, lo mismo que ocurre con los seres humanos en el caso de la ansiedad. Este sistema natural que reconoce los cannabinoides explica que los cannabinoides vegetales del cannabis resulten tan efectivos en numerosas afecciones de nuestro cuerpo y nuestro cerebro. Es como si estuviéramos diseñados para usar las plantas como medicamentos: algo que se refleja en que más de la mitad de todos los fármacos actuales proceden de las plantas.[1]

El descubrimiento del sistema endocannabinoide: desvelando el «mundo oculto»

Retrocedamos un poco en el tiempo, hasta 1964, cuando el movimiento *hippie* estaba en pleno auge y en Israel un científico lleno de curiosidad llamado Raphael Mechoulam quiso responder a una pregunta sencilla: ¿qué tiene el cannabis que te coloca? Y lo descubrió y lo llamó «tetrahidrocannabinol» químico de la planta, o THC.

Así pues, averiguamos que el THC era lo que provocaba esta sensación de «colocón», pero la pregunta más importante era cómo el THC y el resto de los cannabinoides de la planta funcionaban realmente en el cerebro y en el cuerpo. Esto siguió siendo un misterio hasta finales de la década de 1980. La larga búsqueda terminó con el descubrimiento del primer receptor cannabinoide del cuerpo humano, llamado «receptor CB1».

En realidad, el receptor CB1 es una proteína fabricada por el cuerpo que actúa como una estación de acoplamiento a la que el THC de la planta debe fijarse. Esto permite al THC «hablar» con el cuerpo y el cerebro, ¡e interaccionar con nuestro SEC!

Por tanto, el descubrimiento de este receptor CB1 era una prueba científica concluyente de que tenemos nuestro propio sistema endocannabinoide, compuesto de tres partes:

1. **Receptores**. Son las estaciones de acoplamiento; por otro lado, los dos receptores de los que más sabemos son CB1 y CB2 (actualmente, se está estudiando un tercer tipo denominado provisionalmente CB3).
2. **Endocannabinoides**. Sustancias químicas similares al cannabis que se fabrican en nuestro propio cuerpo y hablan con los receptores. Los dos más importantes reciben el nombre de «2-AG» y «anandamida».

3. **Enzimas.** En el cuerpo tenemos dos tipos de enzimas que interaccionan con nuestros endocannabinoides. El primero produce en nuestro cuerpo las sustancias químicas de los endocannabinoides a partir de elementos básicos; el segundo los descompone y se libra de ellos una vez que han realizado su trabajo.

Así pues, hasta la década de 1990, el conjunto de este sistema endocannabinoide era como un mundo oculto en el que nos basábamos para las funciones de la vida cotidiana más esenciales sin siquiera saberlo. Desde el descubrimiento de los receptores CB1, han aparecido los CB2 y seguramente tendremos los CB3, y quizá haya muchos más que aún no conocemos y que estarán escondidos en el cuerpo y el cerebro ¡aguardando a hacer su entrada triunfal!

Así pues, al margen de si se trata de cannabinoides externos procedentes de la planta (fitocannabinoides) o de cannabinoides internos fabricados dentro de nuestro cuerpo (endocannabinoides), la cuestión es que van deambulando por los receptores CB (estaciones de acoplamiento) repartidos por todo el cuerpo y el cerebro.

Existen receptores CB en el cerebro, el sistema nervioso, los principales órganos, los tejidos conectivos, las glándulas, el intestino, las células del sistema inmunitario e incluso la médula ósea. En cada sitio tienen cometidos distintos, pero su misión general es la de mantener el equilibrio (homeostasis) con independencia de dónde o cómo actúen. Esta es su obligación: conservar la estabilidad, mantener la paz y ser la mente maestra de un cerebro y un cuerpo con un funcionamiento fluido bajo las tensiones de la vida. Si tuvieran un eslogan, sería este: «Mantén la calma y sigue adelante».

Los cannabinoides actúan para ayudar a equilibrar el flujo de neurotransmisores (sustancias químicas cerebrales como la serotonina o la dopamina), las hormonas o las células del sistema inmunitario. Es una tarea importante y compleja, cuyo funcionamiento aún no conocemos con exactitud. De todos modos, lo que sí sabemos es que, cuando no funciona con normalidad —si el sistema se descontrola y no fabrica suficientes cannabinoides o no los fabrica en el lugar apropiado, o si se altera el equilibrio de receptores CB1 y CB2—, el SEC puede contribuir a un sinfín de problemas aparentemente inconexos, pues el flujo y el equilibrio globales del sistema nervioso y del sistema inmunitario se han visto desbaratados y se produce un estallido: una caótica ley de la selva.

Este caos puede adoptar formas diferentes: depresión y ansiedad, problemas de sueño, dolor crónico, desregulación inmunitaria, problemas intestinales, cambios en el apetito e incluso trastornos neurológicos e inflamación cerebral..., y la lista sigue. Por eso el SEC se ubica como una piel superpuesta a muchos otros sistemas químicos y de mensajería del cerebro y el cuerpo para ayudar también a regular estos sistemas.

Sí sabemos que los endocannabinoides desempeñan un importante papel en la señalización del dolor, y que en enfermedades como la fibromialgia, el tono de referencia de la señalización del dolor de fondo es demasiado alto. He observado que el cannabis y el CBD han sido la herramienta individual más efectiva para tratar síntomas de fibromialgia en mis propios pacientes, después de que montones de fármacos, suplementos, tratamientos psicológicos y cambios de estilo de vida no hubieran conseguido gran cosa.

Conozcamos nuestros propios endocannabinoides: 2-AG y anandamida

Los nombres completos del dúo de endocannabinoides que fabricamos en el cuerpo (de los que más sabemos hasta la fecha) son 2-araquidonilglicerol (2-AG) y anandamida. «Anandamida» proviene de la palabra sánscrita *ananda*, que significa «dicha interior».[2] Es un nombre excelente, pues esta es su función: crear equilibrio y felicidad dentro de nuestro sistema nervioso.

Tan pronto han llevado a cabo su cometido, el 2-AG y la anandamida se descomponen por la acción de unas enzimas especiales, y dentro de las células se forma un lote nuevo. La anandamida se descompone por la acción de una enzima llamada «hidrolasa amida de ácidos grasos» (FAAH), y el 2-AG por tres enzimas: monoacilglicerol lipasa (MGL) y alfa/beta hidrolasa dominio 6 y 12 (ABHD).[3] No os estreséis con estos detalles; lo más importante es recordar que nuestro propio cuerpo, sin ninguna ayuda exterior, fabrica y luego descompone nuestras sustancias químicas semejantes al cannabis. Se parece a cómo el cuerpo es capaz de producir otras hormonas clave, como los estrógenos y la testosterona, o sustancias químicas como la serotonina.

Los endocannabinoides y los fitocannabinoides vegetales, como el CBD y el THC, actúan en el cerebro a través de un código especial denominado «señalización retrógrada». Los cannabinoides impiden la señalización sobreexcitada en algo conocido como la «neurona presináptica»; esto significa que en esencia evitan que las células cerebrales liberen de golpe una cantidad excesiva de una sustancia cerebral determinada (sería como inundar el cerebro demasiado deprisa con serotonina o dopamina, o GABA).

Podemos considerar los cannabinoides como los reguladores de intensidad del sistema nervioso y el sistema inmunitario. Son como la policía en una fiesta, que aparece en una casa en la que han llegado a congregarse mil personas y donde la cosa se está desmadrando. Mantienen controlada la afluencia, algo siempre positivo cuando se trata de tu casa (tu cerebro, tu cuerpo, tu sistema nervioso). ¡Nadie quiere que, de repente, se presenten en su casa mil personas! Pero esta policía especial también se asegura de que la fiesta no sea un aburrimiento y haya suficientes personas para que se pueda llenar la pista de baile.

Cuando la policía de la fiesta, o el regulador de intensidad, no funciona como es debido, te ocurre algo denominado «excitotoxicidad»: estimulación o excitación excesiva de la mensajería química del cerebro, algo que observamos en la epilepsia o los trastornos neurológicos. Esta prevención de la sobreexcitación es un sistema mediante el cual los cannabinoides vegetales reducen los síntomas de dichas enfermedades. En muchas otras situaciones, en que nuestros endocannabinoides tienen dificultades para mantener el equilibrio por sí solos, como pasa con el estrés crónico, la ansiedad, el TEPT o las enfermedades autoinmunes, ciertos colaboradores externos, como los cannabinoides de las plantas (THC y CBD), pueden contribuir a darles un impulso.

Estos son los detalles básicos y prácticos de cómo el sistema endocannabinoide nos ayuda a mantener la homeostasis, o equilibrio interno.

Receptores CB1

Los receptores CB1 están sobre todo en el cerebro y el sistema nervioso central. Más en concreto, se hallan en gran cantidad en áreas cerebrales encargadas de la memoria emocional, el miedo, el dolor, el placer, el estado de ánimo, el equilibrio físico y los impulsos humanos básicos (como la búsqueda de comida o sexo). Estas áreas cerebrales son los ganglios basales, la amígdala, el sistema límbico, el hipocampo o el cerebelo, por citar solo unos cuantos.

La anandamida, que fabricamos nosotros mismos, y el THC, que procede de la planta de cannabis, se unen o acoplan a los receptores CB1 realmente bien: encajan como un guante. Cuando la anandamida o el THC rondan el receptor CB1, también tienen múltiples efectos en otras sustancias químicas cerebrales (como la serotonina, u hormona de la felicidad). La activación de los receptores CB1 por el THC o la anandamida puede mejorar tu estado de ánimo, reducir la ansiedad y las respuestas al estrés, mitigar el dolor, activar los centros cerebrales del placer y aumentar el apetito.

La activación de los receptores CB1 también está implicada en muchas otras funciones cerebrales superiores, como el aprendizaje, la memoria y la estabilidad, e incluso ayuda a proteger las células del cerebro contra las toxinas y la inflamación.[4]

Cuando inhalas o consumes cannabis que contiene niveles altos de THC, especialmente sin mucho CBD para suavizar sus efectos, el THC se une a los receptores CB1 y provoca intoxicación. A este efecto intoxicante de una droga o una sustancia vegetal, los científicos lo llaman «efecto psicotomimético» (o sea, la sensación de estar colocado o de tener alterada temporalmente la percepción de las cosas). Para reducir o, incluso, en muchos casos, eliminar la intoxicación o la sensación alterada, que a veces resulta muy desagradable, puedes añadir CBD, que suele amortiguar el efecto.

> El CBD es lo que se conoce como «modulador alostérico negativo» (NAM, por sus siglas en inglés), nombre que alude a la capacidad para disminuir el efecto intoxicante del THC. Por lo visto, hace esto reduciendo la sensibilidad al THC en el receptor CB1. Esta es la insulsa explicación científica de por qué y cómo el CBD puede rebajar los efectos nocivos del THC. Así pues, si tomas la misma cantidad de THC, pero añades CBD, quizá no te sientas tan colocado como probablemente te sentirías si tomaras solo THC. Partiendo de nuestros conocimientos actuales, este efecto NAM es otro motivo por el que el CBD parece tener un impacto equilibrador en nuestros endocannabinoides: tal vez ayude a regular los receptores CB1 en general en todo el sistema nervioso.[5, 6]

Por tal razón, las variedades de cannabis terapéutico que más utilizo en mi consulta suelen llevar una cantidad considerable de CBD. Las variedades de cannabis recreativo tienen un alto contenido en THC y una cantidad escasa o nula de CBD, pues se cultivan sobre todo con el propósito de hacer que la gente se sienta colocada. No obstante, la falta de CBD en estas variedades recreativas y del mercado clandestino puede provocar que algunas personas se sientan negativas o disfóricas. Y esto no es lo que quiere uno, especialmente si le cuesta mantener un equilibrio emocional o en el pasado ha sufrido depresión o ansiedad.

Otro truco para reducir los efectos intoxicantes del THC, que se remonta a la Persia del siglo x, consiste en beber zumo de limón[7] o de lima tras tomar THC. Una sustancia química vegetal llamada «D-limoneno», presente en las frutas cítricas (así como en algunas variedades de cannabis), quizás afecte al modo en que el THC actúa en el receptor, aunque no se han completado investigaciones serias sobre el asunto (¡no sé muy bien quién las financiaría!). La adición de CBD también reduce muchísimo, o incluso elimina, los deterioros de la memoria a corto plazo provocados por el THC en los conocidos como «cerebros de drogata».[8] No obstante, el THC no es malo de por sí. De hecho, en dosis pequeñas, sobre todo si se combina con el CBD, puede desempeñar una función muy terapéutica en la disminución del insomnio, la ansiedad, los síntomas del TEPT, el dolor menstrual o muchas clases de dolor crónico, e incluso en algunos casos levantar el estado de ánimo en la depresión (véase capítulo 10). El THC tiene muchos otros superpoderes si se emplea como es debido, sobre todo si tu propia anandamida no está realizando bien su cometido en los receptores CB1 y el sistema necesita algo de impulso. Al parecer, el efecto del THC en la activación de los receptores CB1 también es neuroprotector,[9] especialmente tras un traumatismo craneal, ¡todo lo contrario de lo que muchos pensarían!

En muchos casos, el THC también puede microdosificarse de manera muy efectiva sin hacerte sentir colocado con un producto de CBD, pero es solo una opción en sitios donde el cannabis terapéutico con THC sea legal.

Receptores CB2

Los receptores CB2 están en todo el cuerpo —en el sistema inmunitario, el intestino, la médula ósea, los órganos reproductores, el tracto urinario y el sistema endocrino (hormonal)—, así como en el cerebro (el hipocampo, es decir, el centro para la memoria y el aprendizaje).

También se ven en unas células cerebrales auxiliares especiales denominadas «microglía», así como en otras células del cerebro, donde ayudan a proteger contra las toxinas, la inflamación y la muerte celular cerebral prematura.[10, 11, 12, 13] Así pues, básicamente los receptores CB2 están por todos lados y solo conocemos una pequeña parte de todo lo que hacen. 2-AG (uno de nuestros endocannabinoides fabricados de forma natural, junto con la anandamida) suele preferir los receptores CB2 a los CB1, por lo que normalmente deambula en torno a ellos.

El THC también se fija a receptores CB2 del sistema inmunitario en respuesta a lesiones o inflamaciones: parece actuar como un antiinflamatorio natural veinte veces más fuerte que la aspirina y el doble de fuerte que la hidrocortisona esteroide antiinflamatoria.[14]

El CBD, la principal sustancia química no intoxicante de la planta de cannabis, se une solo débilmente en el mejor de los casos a ambos receptores, CB1 y CB2, y ejerce la mayoría de sus efectos a través de otros canales.[15] El CBD se liga también a un buen número de otros receptores para aumentar la señalización celular (el modo en que las células hablan entre sí y se envían mensajes) e intervenir en canales iónicos dependientes de voltaje, vías para proteínas quinasas, receptores de serotonina y vías para receptores de vanilloides, así como en receptores huérfanos, de los cuales conocemos su existencia, pero aún no hemos averiguado cuáles son las proteínas específicas que se unen a ellos.

El CBD se parece un poco a un adolescente arisco y rebelde que no muestra entusiasmo alguno por visitar los lugares a los que sus padres quieren llevarlo, como la escuela o la casa de la abuelita. Visita los receptores CB1 y CB2 un poco, pero no le gusta quedarse demasiado rato. Prefiere ir a otros muchos sitios y simplemente deambular por ahí, ¡e incluso le gusta escabullirse de la casa de noche para ir quién sabe dónde! También reduce los efectos intoxicantes del THC ejerciendo algo de acción contraria en los receptores CB1 y CB2, de modo que nivela el THC y puede incluso intensificar sus efectos medicinales en el cuerpo y el cerebro.

El CBD actúa como un equilibrador, o un director de orquesta, por así decirlo, de todo el sistema endocannabinoide, contribuyendo a afinar el sistema cuando hace falta.[16]

En pocas palabras, el CBD vegetal parece ayudar a ajustar o modular las cantidades de anandamida y 2-AG que flotan por el cuerpo y el cerebro.

La complicada labor equilibradora/armonizadora que el CBD lleva a cabo en el cuerpo es realmente muy común en la medicina botánica, si bien el CBD lo hace mejor que la mayoría. Los medicamentos herbarios con sustancias químicas vegetales pueden hacer un millón de cosas distintas a la vez en el cerebro y en el cuerpo, si bien este superpoder es algo casi inaudito en los fármacos sintéticos.

Su capacidad para actuar en áreas muy extensas procura una explicación de por qué los medicamentos de CBD y cannabis parecen surtir efecto en tantas situaciones, pues contribuyen a aliviar síntomas de muchas afecciones, desde las convulsiones a la inflamación, pasando por la ansiedad ¡o incluso el acné! Los médicos que no recetan medicamentos de cannabis y los canna-escépticos suelen decirme: «No creo que el cannabis sea una medicina; solo suena a poción mágica *curalotodo*», o «de entrada, es imposible que resuelva tantos problemas; será una cura milagrosa sobrevalorada inventada por los porreros».

Sin embargo, ahora que conocemos la gran variedad de áreas controladas por el sistema endocannabinoide y que interaccionan con este, es muy fácil ver cómo y por qué el cannabis puede ayudar a resolver tantos problemas y síntomas completamente distintos.

Y como nuestro sistema endocannabinoide es un sistema biológico que está en nuestro interior, no creer en los cannabinoides es como no creer en la ciencia. Por suerte, muchas personas (médicos incluidos) están dejándose convencer una vez que han aprendido cómo funciona todo esto y han entendido la ciencia subyacente. De hecho, la mayoría de los médicos que yo conozco se muestran abiertos, curiosos y dispuestos a explorar el cannabis como opción de tratamiento para pacientes considerados incurables tras haber probado todos los fármacos habidos y por haber. Atisban un rayo de esperanza para aquellos en quienes los medicamentos han fracasado.

Para más información, véanse las referencias.[17, 18, 19, 20, 21, 22]

Cuando falla el sistema endocannabinoide...

Disfunción/desregulación general

El sistema endocannabinoide de cada persona es ligeramente distinto; cabe considerarlo como una especie de huella dactilar, exclusiva de cada individuo. Sabemos que muchos síntomas crónicos complejos e incluso enfermedades hechas y derechas están relacionadas directamente con alguna disfuncionalidad del sistema endocannabinoide. Si se desequilibra, este sistema puede estar demasiado alto (exceso de endocannabinoides) o demasiado bajo (endocannabinoides insuficientes). La desregulación de nuestro sistema homeostático se ha vinculado a un montón de cosas, desde la epilepsia a la depresión o la enfermedad cardiaca. En la lista incluimos:[23]

- Trastornos del estado de ánimo, como la ansiedad y la depresión
- Esquizofrenia
- Migraña y dolor de cabeza crónico
- Trastornos convulsivos
- Autismo
- Enfermedad cardiovascular
- Enfermedades autoinmunes: artritis reumatoide, enfermedad de Crohn, etcétera
- Dolor crónico, incluidos los síndromes de dolor resistente a los tratamientos, como el síndrome de dolor regional complejo
- Esclerosis múltiple
- Enfermedad de Huntington
- Enfermedad de Parkinson
- SPM (síndrome premenstrual), TDPM (trastorno disfórico premenstrual) y síntomas del periodo
- Náusea crónica
- Cinetosis, o mareo por movimiento

Síndrome de deficiencia de endocannabinoides

El doctor Ethan Russo, investigador clínico norteamericano, neurólogo en ejercicio y pionero de la medicina del cannabis, comenzó a investigar y publicar innovadores artículos sobre la posibilidad de que un síndrome de deficiencia endocannabinoide conectara los numerosos síntomas comunes observados por los neurólogos, así como de manera amplia por los médicos generalistas: síndrome del intestino irritable, migrañas, fibromialgia y otros síntomas crónicos «resistentes a los tratamientos» que parecían mejorar casi de inmediato con el cannabis terapéutico cuando los fármacos convencionales habían dejado de ser efectivos. He comprobado la veracidad de esta teoría en mi consulta, donde como médica integradora estoy especializada en esta clase de afecciones y suelo tener pacientes que acuden a mí después de «haberlo probado todo». La respuesta al cannabis médico ha sido tan transformadora en tantos de mis enfermos que, al cabo de muchos años de trabajo con la planta de cannabis, todavía me quedo asombrada. Aparte de estas dolencias concretas, también he observado que el cannabis ha ayudado a personas que padecían síndrome de fatiga crónica, EM (encefalomielitis miálgica) y disfunción mitocondrial (que provocan poca tolerancia al ejercicio físico y al estrés), también después de que antes casi nada hubiera surtido mucho efecto.

Hiperactividad endocannabinoide

En múltiples estudios se ha analizado el papel del exceso de endocannabinoides en el fomento de la obesidad e incluso de la diabetes tipo 2 mediante su efecto en el metabolismo, la saciedad y las señales de hambre. Cuanta más hambre tenemos, más impulsados nos sentimos a comer, y el aumento de peso y de tejido adiposo (grasa) quizá provoque el aumento de producción de cannabinoides en un ciclo repetitivo, lo cual origina más aumento de peso y menos control sobre la ingesta de comida. Además de vernos empujados a comer más, un sistema endocannabinoide demasiado alto también parece influir en cómo el cuerpo procesa los azúcares y la grasa, lo que puede conducirnos a una situación de más azúcar en la sangre (glucemia) y diabetes tipo 2. Ciertas diferencias en las bacterias intestinales (el microbioma) quizá también tengan que ver con los cambios en los niveles de endocannabinoides[24] y afecten al metabolismo, pero aún no tenemos todas las respuestas.[25, 26, 27]

Maneras naturales de mejorar nuestro sistema endocannabinoide

Además de añadir cannabinoides como CBD o THC de la planta de cannabis, existen otras maneras de elevar o reforzar nuestros niveles de endocannabinoides.

Ejercicio aeróbico

Nuestros niveles naturales de anandamida aumentan gracias al ejercicio físico y, junto con las endorfinas, pueden ser responsables, en parte, de la «euforia del corredor». Una buena excusa para organizar una fiesta con baile.

Cacao y maca

El cacao, empleado para fabricar chocolate y como ingrediente en los suplementos de salud, y la raíz de maca, conocido suplemento de salud e ingrediente de la comida sana, también afectan a nuestro sistema endocannabinoide.

Por eso puedes tener antojo de chocolate si estás estresado, o por eso los batidos de frutas con maca en polvo quizás hagan que algunas personas sientan que les aumenta la fogosidad y la libido (porque otra característica de nuestro sistema endocannabinoide es que se ocupa de la libido). Tanto el cacao como la maca actúan en nuestro sistema endocannabinoide bloqueando un enzima llamado FAAH que descompone nuestra anandamida natural, por lo que esta se queda más tiempo. Hablando en plata, esto significa que tomar cacao o maca se traducirá en más sustancias químicas naturales tipo cannabis que flotarán por el cuerpo y el cerebro.[28]

Otras hierbas

Por lo visto, en nuestro sistema endocannabinoide influyen también otras hierbas, como unas sustancias químicas denominadas «alquilamidas», de las equináceas, y cannabinoides reales de la agrimonia, otra planta medicinal. La raíz de la kava, utilizada hace siglos en las culturas del sudeste de Asia para combatir la ansiedad y los trastornos del sueño, también interacciona con el sistema endocannabinoide.

Zanahorias

La humilde zanahoria incluye una sustancia que actúa, según el nombre que le dan los científicos, como un agonista inverso en el receptor CB1, lo cual significa que hace lo contrario que el THC. ¿Quiere esto decir que un atracón de zanahorias puede ayudar a reducir la intoxicación por THC? Seguramente no, ¡a menos que te comas una tonelada! No obstante, la química está en la planta. Nuestra dieta global quizá contribuya de manera significativa a cómo funciona nuestro sistema endocannabinoide, lo cual constituye una nueva frontera en la medicina nutricional.

Dieta de alto contenido en omega 3, más bajo en omega 6

En animales, hay ciertas pruebas preliminares de que una dieta superior en omega-3 e inferior en omega-6 puede mejorar la función del sistema endocannabinoide global, reducir la inflamación y ayudar al mecanismo de activación de receptores CB1 *vs.* CB2. Entre los alimentos ricos en ácidos grasos omega 3 se incluye el pescado azul (la mejor fuente). Las fuentes veganas de omega-3 son menos efectivas: incluyen los corazones de cáñamo (de la planta de cannabis, nada menos), las semillas de lino, las semillas de chía, las nueces y los aguacates, el aceite de semillas de grosella negra o el aceite de semillas de borrajas, que podemos tomar como suplemento.

Las dietas occidentales tienden al consumo excesivo de ácidos grasos omega 6 derivados de aceite vegetal mezclado, huevos, carne, tentempiés y la mayor parte de los alimentos «dietéticos». En los seres humanos, la proporción óptima entre ácidos grasos omega 3 y omega 6 seguramente gira en torno a 1/1, si bien en casi todas las dietas modernas se acerca más a 1/20.[29] Recomiendo comer pescado azul salvaje pequeño (no de piscifactoría), suplementado con krill o aceite omega-3 purificado procedente de pescado.

CANNABINOIDES SINTÉTICOS

Además de nuestros propios cannabinoides y de los cannabinoides vegetales, existen los de un tercer tipo que se unen a nuestros receptores cannabinoides, pero que no proceden de la naturaleza: son sintéticos, artificiales. Los cannabinoides sintéticos más conocidos son los fármacos nabilona y dronabinol.

No obstante, estos fármacos contienen THC, pero carecen de los otros centenares de compuestos vegetales presentes en extractos de cannabis herbario integral. Probablemente, esta es la razón de que rara vez parezcan funcionar tan bien, y con tan pocos efectos secundarios, como los extractos integrales de productos medicinales del cannabis procedentes de variedades bien seleccionadas que se adapten a la persona y sus síntomas. No ha habido comparaciones directas importantes, pero esta es la información obtenida una y otra vez de pacientes que han probado ambas cosas, y también de mi experiencia clínica.

Otra clase de cannabinoide sintético es una droga ilegal conocida como «spice», que también recibe el nombre de «droga zombi». A diferencia del cannabis natural, que es muy seguro, la spice puede ser peligrosa y hasta tóxica. Se suele añadir al cannabis callejero para potenciar el colocón. Por eso es mejor evitar el cannabis de mercado negro de quién sabe dónde (¡aparte de la cuestión legal!), pues nunca sabes con seguridad qué lleva.

5

Métodos de administración del CBD y el cannabis

𝓗ay por ahí tantas formas de CBD y de cannabis médico que suele ser complicado saber por dónde empezar. Muchos de mis pacientes y clientes se sienten confusos respecto a qué productos efectivos se pueden adquirir directamente (en el Reino Unido, son los productos de CBD para el bienestar) y cuáles requieren la receta de un médico (en el Reino Unido, el cannabis terapéutico que contiene algo de THC).

Echemos primero un vistazo al CBD.

Una de las maravillas del CBD es que, por lo general, es muy seguro para la mayoría de las personas, sobre todo en las dosis bajas de los productos de venta libre. Cuando receto a mis pacientes productos de cannabis médico de alto contenido en CBD, empiezo con dosis bajas; si funciona con esa medida, el ahorro es considerable. También he utilizado dosis superiores, bastante por encima de los cien miligramos diarios, para ayudar a controlar las convulsiones en la epilepsia, por ejemplo. El CBD es tan seguro que incluso en estudios donde a individuos sanos se les ha administrado seiscientos miligramos de golpe (muchísimo más que cualquier dosis que yo haya usado jamás), no se observan efectos secundarios en adultos sanos con ansiedad. Si te tragaras una botella entera de aceite de CBD de cáñamo adquirida en una tienda de alimentos naturales, seguramente el único efecto secundario sería de carácter económico (¡en cualquier caso, no recomiendo hacerlo, desde luego!)

Incluso la habitualmente conservadora Organización Mundial de la Salud, la principal autoridad sobre lo que es o no es seguro desde el punto de vista médico, en 2017 declaró que el CBD parece tener una toxicidad baja en los seres humanos y no conlleva riesgos para la salud pública.*[1] Si tenemos en cuenta que hasta hace poco el cannabis había estado demonizado, se trata de una declaración de gran importancia.

En términos generales, cuanto más CBD haya en un producto, más caro será, aunque esto también depende del tipo de CBD y de lo absorbible que sea para el cuerpo, lo cual acaso también influya bastante en lo bien que funcione. Por ejemplo, un parche transdérmico de alta tecnología o ciertos productos de flores de CBD inhalados son formas de CBD muy absorbibles, por lo que se necesita menos cantidad para conseguir el mismo efecto en comparación con un aceite ingerido, que primero se descompone en el estómago y el hígado, y acaba siendo absorbido solo una fracción pequeña (por tanto, has de tomar más cantidad para lograr el mismo efecto). Un producto de CBD de espectro amplio o completo se fabrica partiendo de un extracto que también contiene todavía otros terpenos y cannabinoides menores de la planta para crear la sinergia herbal que ya vimos en el capítulo 3.

Asimismo, hay productos generados a partir de CBD aislado, esto es, contienen CBD y nada más, por lo cual, al parecer, son menos efectivos. El CBD aislado es un ingrediente mucho más barato, si bien en las estanterías he visto múltiples productos que, pese a haber utilizado furtivamente CBD aislado, están a unos precios desorbitados. Aunque el envase diga que el producto está fabricado a partir de «CBD puro», hay que leer la letra pequeña para ver si se ha usado realmente CBD aislado o CBD de espectro amplio o completo. Otra pista de que el producto acaso incluya un aislado es si la etiqueta afirma contener una gran cantidad (es decir, más de mil miligramos) de CBD, pero es mucho más barato que las principales marcas acreditadas. En Internet, he visto anunciados productos que contienen entre tres mil y seis mil miligramos por botellita (diez-treinta mililitros) a un precio inferior a cincuenta libras. También he visto «aceite de cáñamo» que, tras un examen más detenido,

---

* Aunque en general los productos de CBD de cáñamo son muy seguros, véase, por favor, el capítulo 6 para consultar una lista completa de precauciones, efectos secundarios y contraindicaciones antes de emprender el viaje del CBD y el cannabis.

resulta ser aceite de semillas de cáñamo, no CBD, anunciado con información engañosa a precios muy bajos. Como los consumidores están cada vez más al corriente, es cada vez más difícil colársela, pero, aun así, es algo que hay que vigilar. Partiendo de las pruebas anecdóticas y de mi experiencia, el CBD aislado no es «inseguro», pero quizá no sea tan efectivo como un producto de espectro amplio o completo.

Otro factor de costes tiene que ver con la capacidad de absorción, que es muy baja cuando el CBD se traga. Diversos medios para volverlo más absorbible por el cuerpo pueden incrementar el coste, pues tales elaboraciones de alta tecnología son caras, aunque si es realmente una fórmula muy asimilable, con datos que lo confirmen (revisar la información sobre el producto), tal vez necesites tomar menos cantidad para obtener el mismo efecto, por lo que al final quizá vaya a salir más barato.

Distintos tipos de productos de CBD

En los estantes de las tiendas de alimentos naturales del Reino Unido y muchos otros sitios, aparte de cannabis (legal en Canadá y en algunos estados de los Estados Unidos), encontramos productos de bienestar basados en el cáñamo. Estos productos de CBD de venta directa derivan de plantas de cannabis clasificadas como variedades de cáñamo: es decir, contienen menos del 0,2 % de THC y se pueden cultivar legalmente en el Reino Unido y Europa. Si la gente hace referencia al aceite de CBD, suele estar pensando en el que se consigue con facilidad.

Con independencia de si el origen son tipos de cáñamo o variedades de cannabis terapéutico con alto contenido en THC, el CBD es la misma sustancia. No obstante, siquiera una pequeña cantidad de THC puede contribuir a que el CBD resulte más efectivo en algunas personas, sobre todo si hablamos de síntomas como el dolor crónico grave. Muchas personas con dolor grave afirman necesitar dosis muy superiores de aceite de CBD de cáñamo con un contenido máximo del 0,2 % de THC en comparación con el aceite de cannabis médico recetado de alto contenido en CBD y con un 1-2 % de THC. En algunos casos, los productos sin receta quizá no surtan efecto alguno en las dosis recomendadas. Esto se parece a lo de otros productos naturales y también farmacéuticos que tienen una versión de venta libre, así como una versión más fuerte con receta para cuando hace falta sacar la artillería pesada. De todos modos, para muchos usos ligados al bienestar, los aceites de CBD de venta libre basados en el cáñamo funcionan muy bien, prácticamente no tienen efectos, y en el Reino Unido y en los Estados Unidos se pueden comprar sin receta médica. En Canadá, todos los productos de CBD, al margen de si derivan o no del cáñamo, se pueden comprar en tiendas autorizadas para la venta de cannabis, si eres mayor de edad y te identificas.

Como se ha señalado antes, lo más importante que hemos de saber sobre el producto escogido es si es de espectro amplio o completo *vs.* aislado; entonces sabremos exactamente qué estamos comprando.

CBD AISLADO

El CBD aislado es CBD puro en un 99 % y carece de cualquier otro material vegetal, clorofila u otros fitocannabinoides o terpenos. No tiene olor ni sabor a diferencia de los productos de CBD de espectro completo, que, en diferentes grados, huelen ligeramente a tierra por los terpenos. En general, se considera que es una forma de CBD menos efectiva, toda vez que carece de las otras sustancias químicas vegetales que contribuyen al efecto séquito, lo que ayuda a aumentar los beneficios del CBD. La ventaja de utilizar CBD aislado es que es más fácil añadirlo a los cosméticos, los alimentos, etcétera, en forma de polvo: según ciertos estudios preliminares, en dosis muy elevadas (seiscientos miligramos) puede ayudar a reducir la sensación de ansiedad. El problema es que, por lo general, con los productos sin receta habría que tomar una botella entera de golpe para igualar esas cantidades de los estudios.

CBD DE ESPECTRO COMPLETO

Los productos de CBD de espectro completo se fabrican a partir de variedades de la planta de cannabis que pertenecen a la categoría del cáñamo, pero, aun así, contienen otros cannabinoides y terpenos en un extracto completo de la planta, lo cual significa que tienen al menos cierto grado de efecto séquito. Esto también se conoce como «sinergia herbal», en virtud de la cual todas las sustancias químicas de la planta colaboran para actuar en nuestro sistema endocannabinoide en mayor medida que el CBD solo, lo que produce efectos mejores con dosis más bajas. Un estudio con ratones en que se analizaba la diferencia entre el CBD de espectro completo y el CBD aislado reveló lo mismo: en la reducción del dolor y la inflamación, el CBD de espectro completo era superior al CBD aislado.[2]

En realidad, la mayoría de mis pacientes de Canadá consumen aceites de cannabis de alto contenido en CBD que llevan entre un 0,5 y un 1 % de THC. En el Reino Unido y los Estados Unidos, la gente suele tomar CBD de cáñamo de espectro completo (que contiene solo un 0,2 % o menos de THC en el Reino Unido, y un 0,3 % o menos en los Estados Unidos), pues es difícil conseguir una receta de cannabis médico de bajo contenido en THC.

Entre los otros cannabinoides menores presentes en un producto de CBD de espectro completo se pueden incluir:

- Ácido cannabidiólico (CBDA)
- Cannabidivarina (CBDV)
- Cannabicromeno (CBC)
- Cannabigerol (CBG)
- Cannabinol (CBN)

Además, los terpenos del aceite más destacados deberían figurar en la etiqueta del producto, pero las cantidades exactas no suelen aparecer; solo pone «rico en terpenos X», como ocurre con:

- Pineno
- Mirceno
- Beta-cariofileno
- D-limoneno

CBD DE AMPLIO ESPECTRO

Los productos de CBD de amplio espectro «carecen de THC» —es decir, 0 % de THC (filtrado)—, pero todavía conservan al menos parte de sus otras sustancias químicas vegetales, como los cannabinoides, los terpenos y los flavonoides. En el Reino Unido, hay un movimiento favorable a los productos libres de THC porque algunos creen que en el futuro quizá no se permitirá ninguna proporción apreciable de THC en productos de CBD sin receta, aunque en el momento de escribir este libro siguen en los estantes. El espectro amplio es la mejor opción para las personas que no pueden presentar ningún residuo de THC (por ejemplo, atletas sometidos a un control antidopaje, o en países donde cualquier cantidad de THC es ilegal o está en una zona gris).

Productos de cannabis que contienen más del 0,2 % (o 0,3 %) de THC

Cuando hacemos referencia a productos que contienen algo más que niveles de traza de THC, estamos hablando de cualquier producto de cannabis de más de 0,2 % (Reino Unido) o 0,3 % (Estados Unidos) de THC, normalmente alrededor del 1 % o más. Muchos de estos productos siguen teniendo un alto contenido en CBD: hay disponible una amplia gama de porcentajes y proporciones de CBD y THC (sobre esto, añado más información en el próximo capítulo).

Por lo general, en la mayoría de los países, los medicamentos de cannabis que contienen THC por encima del nivel permitido para productos de CBD de cáñamo se pueden comprar, en el mejor de los casos, solo con receta. Es lo que pasa en el Reino Unido. Sin embargo, en Canadá y en algunos estados de Estados Unidos, los adultos pueden adquirir estos productos con THC para su consumo recreativo, como ocurre con el alcohol. Las tiendas que los venden han de tener una licencia, exigir una identificación oficial y un certificado de edad, además de cumplir unas directrices estrictas en cuanto a su comercialización. Este consumo recreativo del cannabis está regulado de una manera parecida a la del alcohol y el tabaco para evitar que los menores pueden acceder a él.

Los medicamentos de cannabis que son «ricos en THC», o tienen un alto contenido en THC, son más difíciles de dosificar que los productos de CBD de cáñamo, por lo que deberían probarse despacio y con cautela, sobre todo si el individuo no tiene experiencia con el THC. A mi juicio, el THC debería utilizarse solo bajo supervisión médica si la finalidad es sanitaria más que recreativa, pues no carece de riesgos. En todo caso, puede ser de lo más útil y terapéutico para muchas personas y dolencias, en especial cuando el sistema endocannabinoide de los afectados no funcione como es debido.

Los usos más conocidos del THC son los relacionados con el dolor agudo, la espasticidad en los trastornos neurológicos, la náusea resultante de los tratamientos oncológicos y el insomnio. Si se receta de manera adecuada y prudente, la mayoría de los pacientes explican que se sienten «normales» o «bien sin más», pero no colocados ni alterados, especialmente si han recibido la variedad y la dosis apropiadas, que serán distintas para cada uno. Esto ha sido así sobre todo en algunos pacientes míos con síndrome de fatiga crónica y depresión: un poco de THC, incluso durante el día, puede combatir la fatiga y los paralizantes síntomas de la depresión, con lo que permite a los afectados desenvolverse mejor. He visto pacientes y clientes adultos con TDA/TDAH que ya habían probado con éxito la automedicación con variedades específicas que contenían THC para aumentar la concentración y reducir la agitación y el «pensamiento acelerado», y para muchos eran preferibles a las recetas de fármacos para el TDA. Por lo visto, los efectos en la atención y la concentración dependen de la variedad, al menos en parte. Por mi experiencia, las que parecen funcionar mejor probablemente incluyen más cantidad de pineno (disminuye el deterioro temporal de la memoria debido al THC) y tienen más efectos estimulantes. Suelen etiquetarse como variedades «sativa» o «diurna», y seguramente, de algún modo, actúan en los circuitos dopaminérgicos.

Aunque escojas un producto rico en THC, yo casi siempre incluiría CBD, cuya acción reduce y amortigua los efectos secundarios potenciales del THC, como el aumento del ritmo cardiaco, la intoxicación y la ansiedad/paranoia. Esto te permite recibir los beneficios del THC con, en la mayoría de los casos, menos riesgo de inconvenientes y unos efectos adversos mínimos.

Lo más importante que hemos de tener presente cuando

tomamos algún producto medicinal de cannabis es el método «empieza bajo, avanza despacio». Esto significa comenzar con lo que yo considero una microdosis, sobre todo con cualquier cosa que contenga THC, y aumentarla poco a poco hasta el nivel adecuado para ti, que difiere de una persona a otra, toda vez que nuestros sistemas endocannabinoides son todos algo distintos. Como pasa con otros muchos medicamentos botánicos, el CBD y el cannabis se guían y se ajustan a sí mismos en gran medida (lo cual significa que el paciente incrementa lentamente su dosis cada día, o cada pocos días, en una cantidad concreta minúscula), si bien ciertas directrices para guiarte pueden volver el proceso más fácil y efectivo.

A lo largo de los años, también he observado que, para advertir algún beneficio, no suelen hacer falta las dosis tan elevadas (sobre todo de CBD) que se emplean en estudios y ensayos clínicos: es el caso de la investigación publicada que no se corresponde con mi experiencia clínica con miles de personas, y también algo que he oído comentar a colegas que recetan CBD y cannabis. Esto tiene muchas explicaciones posibles: la diversidad individual, las diferencias en cuanto a absorción, el tipo de producto utilizado en los estudios (con frecuencia CBD aislado o THC aislado *vs.* aceite de cannabis o CBD natural de espectro amplio o completo), así como las variedades elegidas. Dicho esto, algunas personas acaso necesiten una cantidad superior a la dosis promedio. Es un proceso de exploración personal guiado por un método de eficacia comprobada que, a lo largo de los años, ha resultado provechoso para mis pacientes y clientes.

En el próximo capítulo entraré en detalle sobre las advertencias y precauciones relativas al cannabis, así que procura leerlo antes de experimentar; pero primero abordaremos la cuestión de escoger un producto y cómo tomarlo.

Formas de cannabis y CBD

El cannabis es un medicamento botánico único en el sentido de que puede utilizarse de forma efectiva de muchas maneras: como aplicación tópica en las afecciones cutáneas, por vía transdérmica mediante un parche para que penetre en el cuerpo en virtud de un sistema de liberación lenta, ingerido por la boca como pastilla o como aceite o en tintura, por administración sublingual o incluso por vía rectal o vaginal en ciertos casos concretos, como los dolores menstruales o los problemas intestinales. También es posible inhalarlo mediante vaporización, unas veces con una especie de inhalador para el asma, otras con algo parecido a un cigarrillo electrónico.

En cada caso particular, la mejor manera de tomar CBD depende de muchos factores. Actualmente, el sistema más habitual adopta la forma de cápsula o aceite oral, pero para bastante gente también es muy efectivo tomar el cannabis vaporizado (o, en muchos casos, usando una combinación de dichos métodos). Ciertos sistemas menos populares, pero con mayor absorción y efectos más duraderos, como los parches transdérmicos, pueden llegar a extenderse a medida que estos productos «de alta tecnología» vayan estando disponibles como solución al problema de la absorción baja. En los capítulos siguientes, incluiré consejos y sugerencias adicionales que te orienten sobre cómo puedes empezar a incorporar en tu vida productos de CBD para el bienestar y/o cannabis terapéutico (donde sea legal y con la ayuda de tu médico).

Primero daré una explicación práctica de cada modalidad de uso y pondré algunos ejemplos de cuándo es mejor tomarlo.

Tinturas sublinguales, espráis y pastillas

Hace miles de años que en medicina herbaria se usan tinturas, que quizás hayan sido uno de los primeros medicamentos de cannabis, aparte de la modalidad que se fuma. Las tinturas se elaboran sumergiendo la flor de CBD o cannabis en alcohol o, para las basadas en glicerina libres de alcohol, mediante un proceso denominado «hidrólisis» que utiliza presiones elevadas. Esta manera de tomar un producto de cannabis o de CBD acaso posibilite una absorción algo mayor que la de un comestible o una cápsula, pues las gotas de espray o de tintura se administran bajo la lengua, y algunas tal vez se absorban directamente a través de la piel del interior de la boca, que es rica en vasos sanguíneos minúsculos. No obstante, el problema persiste incluso con la administración bajo la lengua, pues el CBD y los cannabinoides tienen «afinidad por las grasas» que no se absorben fácilmente por la boca o por vía oral.

Las pastillas son una especie de caramelos sólidos que en principio deben disolverse despacio bajo la lengua para su absorción sublingual, como un espray o una tintura, pero en una liberación más lenta. Seguramente, la susceptibilidad de que se absorba varía de una pastilla a otra.

Actualmente, la mayoría de los productos de los estantes no están en forma de tintura o pastilla sublingual, sino que se venden como aceites orales, pues es la manera en que suelen fabricarse, toda vez que los lotes más grandes salen mucho más rentables.

Ingestión oral

Todos los productos de cannabis o CBD tragados o ingeridos atraviesan el intestino y llegan al hígado, donde se descomponen. Este proceso se denomina «efecto de primer paso», y significa que una cantidad menor de los cannabinoides activos como el CBD o el THC llegan directamente al torrente sanguíneo, menos incluso que con las pastillas y las tinturas sublinguales. Por lo general, las vías orales de consumo de cannabis se dividen en cuatro categorías:

1. **Aceite de CBD y de cannabis.** El CBD basado en el cáñamo es el producto más común que conseguirás sin receta, sobre todo en tiendas de alimentos naturales y en Internet. Es una de las maneras más accesibles y seguras de empezar a consumir medicamentos de cannabis o de CBD. Como el CBD es lipofílico, tomar el aceite con una comida o un tentempié que contenga grasa (por ejemplo, una cucharada de mantequilla de nueces) puede hacer que se absorba ligeramente mejor, pero aún no hay estudios que lo avalen.
2. **Cápsulas.** El aspecto positivo de las cápsulas es que se toman con facilidad, no tienen olor, son discretas (nadie tiene por qué saber que es cannabis, parece cualquier otro tipo de suplemento), y tú sabes perfectamente qué

dosis de CBD y THC estás tomándote, pues ha de figurar en el envase. En cualquier caso, como atraviesan primero el sistema digestivo, no se produce ninguna absorción sublingual en la boca.

3. **Gominolas (ositos de goma).** Las gominolas de CBD gozan cada vez de mayor aceptación, lo mismo que les pasa a las gominolas de cannabis con THC, en Canadá y algunos estados de los Estados Unidos, donde el cannabis recreativo es legal, es decir, no precisa receta. Tanto las gominolas de CBD como las de cannabis con THC cruzan el sistema digestivo; por lo general, en su etiqueta figura la cantidad exacta de CBD/THC por gominola. Aunque técnicamente son una forma de comestible, las considero algo diferente, pues con los comestibles la receta suele ser a granel, por lo que no sabes la cantidad exacta de cannabinoides de cada ración. Las gominolas de CBD de cáñamo quizá contengan azúcar y suelen tener una dosis muy baja; por otro lado, algunas se fabrican a partir de CBD aislado, por lo que acaso sean menos efectivas que las formas para el bienestar o con usos médicos.
4. **Comestibles.** Para usos médicos y de bienestar, los comestibles como los *brownies*, las galletas o la mantequilla de cannabis extendida sobre rebanadas de pan o bollos constituyen mi método menos favorito, pues resulta casi imposible dosificar como es debido, y las cantidades de absorción y la duración de los efectos (¡especialmente importantes en los comestibles que contienen THC!) resultan imprevisibles e irregulares. No supone ningún problema si tomas aceite de CBD basado en cáñamo en un comestible, pues poner el doble de cantidad no te causará ningún daño ni te hará sentirte colocado: ¡pero la hornada de *brownies* te saldrá cara! Los *brownies* de CBD presentes a menudo en cafés y bares suelen ser poco potentes y desde luego no te van a perjudicar: puedes imaginar que estás tomándote una leche dorada, o cúrcuma *latte*. El potencial problema de seguridad está en los comestibles que contienen THC, pues, debido a la variación de un lote a otro, es frecuente equivocarse en la dosis y acabar notándose uno intoxicado (¡exacta-

mente lo que tratan de evitar mis pacientes de cannabis médico!). También existe el peligro de confundir los comestibles de cannabis con ositos de goma, así que mejor guardarlos fuera del alcance de los niños para evitar que los ingieran accidentalmente.

> **¿CUÁNTO ACEITE DE CBD SE ABSORBE REALMENTE EN EL TORRENTE SANGUÍNEO?**
>
> Se suele aconsejar que los aceites de CBD y cannabis tomados por vía oral se mantengan debajo de la lengua para que se absorban parcialmente a través de los pequeños vasos sanguíneos de la mucosa o revestimiento cutáneo, y lleguen al torrente sanguíneo de manera más directa antes de ser tragados. Es un buen consejo, pero, a menos que sea una preparación sublingual especial con un sistema de alta tecnología, parte del aceite atravesará igualmente el sistema digestivo antes de terminar en la sangre.
>
> La cantidad realmente absorbida en la sangre varía de un producto a otro, en función de diversos factores; por ejemplo, si el CBD está encapsulado o ha sido fabricado mediante un proceso de alta tecnología (como el CBD liposómico, la tecnología vesicular o algún método de microencapsulación). Por lo general, cuanta más alta tecnología incluya el producto, más elevado será el precio. De todos modos, como hemos visto antes, la ventaja acaso sea una mayor absorción con cantidades menores, es decir, necesitas tomar menos para conseguir el mismo efecto. Lo peliagudo es que muchos productos aseguran aumentar la biodisponibilidad del CBD sin ninguna prueba de la tecnología utilizada (quizá no sea lo que dicen que es; hay muchas afirmaciones no demostradas, sobre todo en Internet). Dicho esto, existen otros suplementos (y medicamentos) que se han desarrollado y se han analizado en estudios preliminares en los que se usan métodos de alta tecnología para incrementar la absorción en el cuerpo; lo mismo se puede hacer con el CBD y los cannabinoides. Pongamos que es de verdad lo que dice ser: entonces quizá valdrá la pena pagar más si la diferencia implica que consumes menos. Si quieres empezar con el CBD, la mejor

opción tal vez sea un producto barato pero de calidad comprobada, pues muchas personas consideran que sacan provecho de este también como parte de su régimen diario de suplementos para el bienestar. Después, si quieres recibir más por tu dinero, busca un producto de tecnología superior con un sistema de administración comprobado.

Hay también diversidad individual en la rapidez con que las personas metabolizan algo, o lo descomponen en el hígado mediante enzimas especiales que varían ligeramente de una persona a otra. Asimismo, tomar el aceite de CBD con una comida también incrementa la absorción, o biodisponibilidad, pues se asimila mejor con grasas.[3]

Se calcula que los productos de cannabis oral (cápsulas, aceites y gominolas) que no utilizan sistemas portadores de alta tecnología tienen una biodisponibilidad comprendida entre el 6 y el 10 %,[4] que es bastante baja, pero todavía tiene efecto en mucha gente. Además, un mayor porcentaje del aceite ingerido tal vez interactúe con receptores especiales de la pared intestinal antes de ser absorbido a través del revestimiento; esto quizá también contribuya a su efecto, pero en el momento de escribir esto aún es solo una teoría. Puede que este sea el caso de los terpenos del cannabis también, no solo del CBD: están en concentraciones sanguíneas tan bajas que apenas son detectables, aunque tal vez funcionen mediante interacciones intestinales. Todavía estamos aprendiendo los detalles de todas las maneras de actuar del cannabis y el CBD en el cuerpo. Los cannabinoides son lipofílicos (tienen afinidad por las grasas, detestan el agua) y no se disuelven bien en los fluidos corporales y en la sangre; en vez de ello se acumulan en lugares como las células adiposas y se vuelven a liberar despacio en el torrente sanguíneo, debido a lo cual medir niveles de cannabinoides en el cuerpo es complicado.

Tópicos

Los tópicos son productos que aplicamos sobre la piel. Se incluyen los bálsamos labiales y las cremas antiedad y para el acné, así como lociones y geles corporales o ungüentos para el dolor. La elaboración de los productos tópicos varía mucho, como cambia la absorción y la eficacia; las fórmulas de alta tecnología con liposomas, nanopartículas o ingredientes encapsulados pueden ayudar en buena medida a penetrar en la piel. Unos ingredientes que hay que buscar son terpenos como el linalol o el limoneno, pues intensifican la asimilación. El linalol y el limoneno están presentes en el cannabis de forma natural, así como en la lavanda y los frutos cítricos. El mentol es otro terpeno útil, observado tanto en el cannabis como en diversas variedades de menta.

Si hablamos de sustancias tópicas, tanto de CBD como de cannabis, que contengan THC (por lo general, disponibles solo con receta o en algunos dispensarios de los Estados Unidos y Canadá), es difícil pasarse: son segurísimas, de modo que el uso de un bálsamo tópico con CBD y THC no te colocará ni te hará sentir intoxicado. Esta es una de las principales preocupaciones de la gente cuando prueba por primera vez un tópico basado en el cannabis o incluso en el CBD de cáñamo. Cuando me aplicaron el primer ungüento tópico tras mi lesión en la mano, lógicamente sabía que, aunque llevaba un poco de THC, aquello no me colocaría ni me perjudicaría, aunque sí noté cierto miedo apenas consciente debido a mi época de condicionamiento anticannabis. No obstante, tras usar una crema tópica en cantidad abundante seis veces al día, descubrí por mí misma que desde luego no me hacía daño alguno. Dicho esto, si por tu trabajo han de hacerte una prueba antidopaje o eres un atleta profesional y consumes un producto con ingredientes que ayudan a penetrar hasta las capas más profundas de la piel y acaso lleguen al torrente sanguíneo, es aconsejable que te abstengas de los tópicos que contengan THC, pues podría ser una sustancia prohibida en ciertos entornos.

Parches transdérmicos

Los parches transdérmicos se utilizan para administrar de manera sistémica (es decir, por todo el cuerpo y el cerebro) a través del torrente sanguíneo. El parche parece un apósito pegado a la piel, pero contiene un preparado especial que la atraviesa y llega a la sangre. En este sentido, es diferente de un ungüento o una crema tópica, que se usa para aliviar el dolor local o lograr un efecto cutáneo como en el caso de la acción antiacné. Estos parches pueden contener solo CBD de cáñamo (disponible sin receta en el Reino Unido igual que el aceite de CBD) o CBD y THC, o principalmente THC (este último para cannabis terapéutico con receta). Se valen de métodos especializados de alta tecnología para ayudar al CBD (y al THC, si hay receta) a penetrar en la piel y llegar al torrente sanguíneo y poner los cannabinoides directamente en circulación; por otro lado, para las personas que quieren un efecto sistémico, están diseñados para una liberación lenta de CBD y/o THC como alternativa (muy absorbible) al cannabis oral o sublingual y/o a la vaporización.

Los parches transdérmicos funcionan de un modo similar al de los parches para el dolor, pero dentro llevan cannabinoides, en vez de analgésicos. Los de nicotina y los anticonceptivos también se parecen en que se pegan a la piel en virtud de la misma tecnología; los ingredientes activos son absorbidos sistémicamente en todo el torrente sanguíneo. Lo más interesante es que esta tecnología terapéutica se puede usar también para administrar CBD y cannabinoides naturales, si bien esto todavía no ha llegado a popularizarse. Como este modo de consumir CBD es muy absorbible, creo que cada vez tendrá más aceptación y quizás a la larga tome el relevo del aceite de CBD como método preferido de consumo de CBD, y también como medicina de cannabis con receta. Este método también ahorra tener que atravesar primero el aparato digestivo, gracias a lo cual más terpenos y cannabinoides activos son liberados directamente en la sangre. Como los terpenos también se descomponen con facilidad en el intestino, acaso supongan la mejor manera de conseguir un espectro más amplio de sustancias químicas vegetales en la sangre aparte de vaporizarlas e inhalarlas varias veces al día.

Vaginal

Según ciertos textos antiguos, entre ellos algunos del antiguo Egipto,[5] este método se usó tradicionalmente durante miles de años para ayudar en el parto y aliviar los dolores derivados de él. Algunas empresas han comenzado hace poco a fabricar «tampones de CBD», que, según sus usuarias, son muy útiles para el dolor menstrual. Aunque faltan estudios que lo demuestren, muchos periodistas me piden continuamente que haga comentarios sobre este uso. No es un método para el que yo recete actualmente CBD o cannabis en mi consulta privada, pues sigue siendo algo poco estudiado.

No obstante, he hablado con muchas mujeres que han probado productos como las inserciones vaginales de CBD y creen que les ha sido útil en su dolor menstrual. A menudo, dicen, las ha ayudado tanto o más que otras cosas, incluidos los analgésicos. Así pues, ¡este es el comienzo de cierta prueba anecdótica, por lo menos! Quizá valga la pena experimentar con esto si alguien requiere cada mes dosis elevadas de antiinflamatorios o calmantes fuertes para combatir los síntomas de la menstruación dolorosa. Esperemos tener pronto más resultados de investigaciones que contribuyan a aclarar este interesante uso. ¡Estoy intrigada! Puedo especular sobre si el CBD tiene propiedades locales y antiinflamatorias, y acaso sea esto lo que alivia el dolor y el malestar menstrual. Por lo que sé, hasta ahora no ha habido informes según los cuales el uso de CBD suponga un riesgo de síndrome de *shock* tóxico (TSS, por sus siglas en inglés) superior al del tampón normal; o sea, que hasta aquí todo bien.

Otras empresas están centradas en crear lubricantes personales impregnados de CBD (y, donde sea legal, THC) para aumentar el placer sexual, y supositorios vaginales para mitigar el dolor y los calambres menstruales. Tampoco en este ámbito hay actualmente estudios publicados, pero al parecer muchas mujeres están empezando a probar CBD vaginal por su cuenta como intervención de probable bajo riesgo para el dolor menstrual.

Rectal

De modo similar a las aplicaciones vaginales de las mujeres, los supositorios rectales con cannabis quizá llevan cientos…, incluso miles de años usándose para tratar afecciones intestinales y fisuras anales tanto en hombres como en mujeres, pero es difícil decir con exactitud cómo se empleaban y en qué dosis. No se han publicado estudios humanos controlados sobre la absorción, la asimilación y los efectos del THC, el CBD y otros cannabinoides administrados mediante supositorios rectales. A pesar de ello, muchas personas han probado los supositorios rectales, o bien solo con CBD, o bien con una combinación de ambos, CBD y THC, y por lo visto los resultados son buenos. Según un estudio con ratas, el CBD rectal reducía la inflamación de colon, pero hasta la fecha esta es la única investigación publicada de la que tenemos noticia.

Como por la vía rectal el THC no se absorbe tal cual, la mayoría de los pacientes informan de que, tomando cápsulas de THC de este modo, no se colocan ni se intoxican. No obstante, he visto casos en que grandes cantidades de THC rectal sí provocaban sensaciones de ligera intoxicación, por lo que seguimos sin conocer exactamente cuánto se puede tomar y cómo pueden influir las diferencias individuales. Se está ensayando una nueva «pre-forma» de THC[6] para su administración rectal en pequeños estudios humanos preliminares: se ha conseguido introducir THC en el torrente sanguíneo, pero en el momento de escribir esto aún no está disponible fuera del laboratorio. Cuando podamos contar con ella, será una gran noticia para los pacientes que padecen náuseas y vómitos, y que no son capaces de tragar nada; ahí el THC puede ser muy útil.

CBD y cannabis vaporizados

Se pueden comprar flores secas de CBD de cáñamo (con menos del 0,2/0,3 % de THC) en algunos sitios, pero en el Reino Unido es técnicamente ilegal vender siquiera flores de CBD de cáñamo. En Canadá y algunos estados de los Estados Unidos, mediante receta, es posible conseguir flores con THC, aunque también sin receta en tiendas especiales que venden cannabis para su consumo recreativo legal. Normalmente, estas flores secas (o «cogollos», nombre habitual en el mundo no médico) son la forma de cannabis en que piensa la gente cuando se habla de liar un porro. Sin embargo, no se recomienda fumar flor de cannabis o de CBD para uso médico o de bienestar, pues puede resultar peligroso para los pulmones debido a la combustión de material vegetal. Los riesgos potenciales acaso incluyan una mayor probabilidad de cáncer de pulmón (aunque las pruebas de esto son discutibles). Este riesgo de cáncer parece muy inferior al asociado a fumar cigarrillos o incluso hojas de tabaco liadas a mano, lo cual se atribuye a las numerosas sustancias químicas anticancerígenas del cannabis que pueden contrarrestar los efectos dañinos de la inhalación de material quemado.

Si se prefiere una vía inhalada, se aconseja utilizar un vaporizador de hierbas de alta calidad para calentar ligeramente el material de la planta seca. Esto permite a los vapores que contienen las sustancias vegetales medicinales (CBD, THC, cannabinoides menores y terpenos) vaporizarse sin quemar la planta. Si vas a inhalar un producto de flores de cannabis, es muy importante asegurarse de que ha sido analizado para detectar mohos, biotoxinas y contaminantes, ya que su inhalación puede originar graves problemas de salud y efectos secundarios (para el modo de escoger un producto seguro, véase el final del capítulo).

Muchos pacientes míos son exfumadores de cigarrillos, y en muchos casos prefieren evitar el vaporizador por miedo a provocar ansia de fumar. Si eres exfumador, quizá quieras plantearte un método diferente de administración de CBD. No obstante, para las personas que actualmente están intentando dejar de fumar o dejar los cigarrillos electrónicos con nicotina, la vaporización de CBD puede ser una buena opción, más segura y no adictiva, que tal vez reduzca la ansiedad, un síntoma que con la privación de nicotina suele empeorar.

La vaporización es el medio más rápido de asimilar cannabis y cannabinoides como CBD (y THC, según el tipo de flor consumida), así como terpenos, en el torrente sanguíneo y en el cerebro para desplegar su magia. En otras palabras, es una forma de cannabis muy absorbible y de liberación inmediata.

En cuanto al uso de un producto que contenga THC vaporizado, hay que hacer una advertencia: como funciona con tanta rapidez y llega al cerebro en cuestión de minutos, también tiene más posibilidades de provocar una sensación de intoxicación, sobre todo si eres nuevo en el uso de THC o la dosis resulta demasiado elevada para tu nivel de tolerancia. También puede dar lugar a otros efectos secundarios temporales del THC, como ritmo cardiaco acelerado, disforia o incluso paranoia y ansiedad. No obstante, esto depende de la dosis, por lo que normalmente es evitable si se consume una flor que también incluya mucho CBD para amortiguar dichos efectos. Es preferible tomar una cantidad muy pequeña cada vez hasta que estés adaptado, y luego trabajar con tu médico sobre el ajuste de la dosis y el control de los efectos secundarios. En muchos pacientes míos, sus anteriores experiencias negativas con la automedicación o el consumo recreativo del cannabis solían responder a haber fumado o vaporizado en gran cantidad variedades con alto contenido de THC y bajo de CBD, algo que no se recomienda para el bienestar ni en el uso médico.

Cómo utilizar flores vaporizadas de cannabis y CBD

La dosis necesaria varía de una persona a otra, depende de si eres un novato con el cannabis o si lo has estado consumiendo de forma regular, de la variedad y del porcentaje de THC y CBD en la flor escogida, así como de lo profunda y larga que sea la inhalación. Si empiezas a usar una variedad y encuentras tu dosis ideal, y luego te decantas por una variedad distinta (aunque se trate de la misma, a lo mejor ha sido cultivada por otra empresa o en condiciones algo diferentes, lo cual puede modificar el perfil de los cannabinoides y los terpenos), tal vez necesites ajustar la dosis, de modo que, cuando cambies de variedad o de proveedor, procura aplicar siempre lo de «empieza bajo, avanza despacio». Si estás consumiendo una flor de CBD de cáñamo solo con trazas de THC, no hay peligro de pasarse, por lo que puedes ser generoso con las cantidades, pero, para estar más seguro, comienza siempre con la cantidad más pequeña ¡y a partir de ahí ve subiendo!

- Comienza con una cantidad de flor molida equivalente a

una cabeza de fósforo (sobre el modo de molerla y prepararla para el vaporizador, véase más adelante). Con el tiempo, puedes incrementar la cantidad por sesión a tu gusto.
- Efectúa una inhalación de tres segundos, aguanta la respiración durante uno o dos segundos y exhala.
- Tras la primera inhalación, espera entre cinco y quince minutos antes de la segunda (peca de precavido si eres novato con el cannabis o si existen factores de riesgo conexos, como los problemas cardiacos). Si estás consumiendo una flor con THC y eres inexperto, espera al menos quince minutos antes de inhalar una segunda dosis. Si estás acostumbrado, quizá quieras una segunda dosis solo cinco minutos después si no has notado ningún efecto en los síntomas que quieres combatir.
- Registra tu respuesta al cabo de cinco-diez minutos, es decir, autoevalúa la reacción en un diario de seguimiento o de síntomas que revisarás con tu médico (p, ej., el dolor u otro síntoma, ¿está mejor, peor o igual?)
- Sigue haciendo inhalaciones a intervalos de al menos cinco-diez minutos hasta alcanzar el efecto deseado o empezar a experimentar algún efecto secundario (un problema solo de las flores con THC), como ritmo cardiaco acelerado, ansiedad, etcétera.
- Para los pacientes de cannabis médico que usan productos de cannabis vaporizado con receta, normalmente entre medio gramo y un gramo diario es suficiente (mucha gente toma bastante menos). Algunos pacientes míos utilizan solo aproximadamente 0,1-0,2 gramos diarios de flor vaporizada más un aceite de alto contenido en CBD para gestionar síntomas como la fatiga, el estado anímico bajo o la ansiedad en función de las necesidades. Este enfoque ha sido muy efectivo.

Guía general sobre la vaporización

Mantén el ajuste de temperatura del vaporizador por debajo de los 217 °C para evitar que se produzca naftaleno tóxico, algo que tiene lugar a esta temperatura y por encima. Empieza tus inhalaciones en una franja comprendida entre los 185 °C y los 201 °C (puedes probar diferentes temperaturas, pues hay mucha variación). La variación influye en qué cannabinoides se vaporizan de forma preferente, pues cada uno de los ciento sesenta que hay, además de cada uno de los terpenos, hierven a una temperatura ligeramente distinta. Así pues, si empleas el mismo tipo de flores, pero eliges una temperatura diferente, tal vez notes una sensación o un efecto algo alterados. Por ejemplo, el THC hierve a 157 °C mientras el CBD empieza a 160 °C y acaba a 180 °C. El CBN, un producto de descomposición del THC, que también suele tener propiedades analgésicas y sedantes o calmantes, hierve a una temperatura incluso superior: 185 °C.

La vaporización de cannabis, como pasa con las flores de CBD de cáñamo, genera un olor y un sabor que provienen de los terpenos de la planta y que varían un poco según la variedad. Hay personas muy sensibles al olor y el sabor del cannabis, y unas variedades son más penetrantes que otras. Es una preferencia muy personal de cada uno. Unas pueden oler y saber a cítrico, incluso afrutado, mientras otras tienen un olor que algunos denominarían «fétido» o «terroso». Si pruebas una variedad y no puedes soportar el olor o el sabor, ve probando hasta encontrar la que te guste. La composición de terpenos que cambia el olor y el sabor puede cambiar también los efectos de la variedad. Así pues, la conclusión es esta: no pierdas la fe en todos los cannabis vaporizados si el primero que pruebas no satisface tus preferencias de olor y sabor.

Si es para vaporizar, procura no consumir cannabis callejero. Esto se debe a que múltiples análisis de muestras de este cannabis han revelado la presencia de contaminantes como el amoniaco, residuos de pesticidas y sustancias químicas, o incluso drogas ilegales como la cocaína o el cannabis sintético, conocido como «spice». Es imposible estar seguro del origen o los métodos de cultivo del cannabis comprado en el mercado irregular. El cannabis callejero se suele producir mediante métodos inseguros, pues el objetivo principal es vendérselo a personas que quieren colocarse, no utilizarlo pensando en el bienestar o en la salud.

> **NOTA SOBRE VAPORIZADORES ESTILO CIGARRILLO ELECTRÓNICO Y LÍQUIDOS PARA VAPEAR**
>
> Algunos cigarrillos electrónicos con cannabis aislado acaso contengan otras sustancias químicas cuya inhalación sea peligrosa, como el propilenglicol (que cuando se calienta puede convertirse en formaldehído). Entre otros contaminantes preocupantes, sobre todo con respecto a los vaporizadores de THC, se incluye un aditivo natural llamado «acetato de vitamina E», que en ciertas personas puede provocar una reacción pulmonar grave, incluso fatal. Como los vaporizadores legales de CBD no pueden contener este acetato de vitamina E, son más seguros. De momento, observo que los mejores efectos se obtienen usando material de la planta real de cannabis (flor) en un vaporizador de hierbas secas. No obstante, nuevos sistemas de alta tecnología de administración de cannabis vaporizado están actualmente en las fases de investigación y desarrollo, y empezando a aparecer en tiendas de Norteamérica. Estos sistemas quizá permitan vaporizar CBD y cannabis de espectro completo en una dosis medida sin tener que utilizar material real de planta seca, a la vez que seguramente evitarán los riesgos potenciales de los cigarrillos electrónicos que contienen aditivos químicos.

INSTRUCCIONES PARA USAR UN VAPORIZADOR DE HIERBAS SECAS
- Muele la flor seca con un molinillo manual sin recubrimiento, de acero inoxidable, o uno hecho de cáñamo, mi preferido.
- Recoge la flor molida y métela en el depósito del vaporizador; empieza con una cantidad equivalente a la cabeza de una cerilla.
- Fija la temperatura. Por lo general, el regulador está en un lado del aparato, aunque algunas marcas incluyen una aplicación del móvil acoplada mediante *bluetooth*. Prueba entre 185 °C y 201 °C.
- Intenta inhalar durante el mismo número de segundos

cada vez para calcular la dosis con la máxima precisión posible.
- Tras cada sesión, limpia el depósito y la boquilla con el cepillo del aparato.

> **EL FUTURO DE LA VAPORIZACIÓN DE CBD Y CANNABIS**
>
> Unas cuantas empresas de Estados Unidos e Israel están trabajando en vaporizadores-inhaladores para el asma que ofrecen la dosis exacta de CBD y THC. Esto resolvería el problema de la medición precisa de las dosis que tienen los vaporizadores actuales. Estos nuevos aparatos están cargados previamente con flor seca de cannabis presionada en una bolita o ampolla que alberga cannabis vaporizado de espectro completo. Serán fáciles de utilizar para pacientes que sufran discapacidades, debilidad, poca destreza, temblores o visión deficiente, y tal vez revolucionen el sistema de administración vaporizada de medicamentos de cannabis, pero en el momento de escribir este libro todavía se hallan en fase de investigación; probablemente serán muy caros, al menos durante un tiempo.

Cómo escoger un vaporizador de hierbas secas apropiado

Básicamente existen dos tipos de vaporizadores de hierbas secas. Al margen de cuál elijas, procura que la marca y el producto tengan una garantía, pues como se trata de una inversión de cien libras o más, querrás asegurarte de que dura.

Los más comunes son los vaporizadores de conducción. Calientan la flor mediante contacto directo con un elemento calefactor. Puede que el uso de algunas marcas resulte sencillo, pues tienen pocos botones, pero no es el caso de todas. Según los usuarios, los vaporizadores de conducción tienden a agotar antes el producto floral y no calientan el material vegetal de manera tan uniforme, pero dentro de esta categoría hay algunas opciones cuyo uso es muy sencillo, como el Pax 3, uno de mis favoritos.

Los vaporizadores de tipo mixto, convección/conducción,

no ofrecen tantas marcas y opciones, pero para algunas personas son los mejores. Calientan el material vegetal triturado uniformemente mientras inhalas: según algunos, esto ayuda a preservar los terpenos, ¡si bien no contamos con estudios que lo confirmen! Puede hacer que cada lote de flores secas de cannabis dure más y mejore el sabor, pero también es algo subjetivo. Dentro de esta categoría, mis favoritos son el Lynx Gaia y el Mighty, que es más voluminoso, está diseñado para uso terapéutico y tiene un depósito que se llena fácilmente.

> **¿QUÉ ES EL KIEF?**
>
> El kief es una sustancia pegajosa y pulverulenta (semejante al cristal) que rezuma de las glándulas de resina que hay en los tricomas de las flores de cannabis y, en menor medida, de las hojas. El kief puede comprimirse en bloques de hachís, o en algunos casos espolvorearse sobre CBD o flores de cannabis en un vaporizador de hierbas secas para incrementar los efectos y la potencia. Como en el caso de la flor, es difícil dosificar con precisión (¡de hecho, cuesta más!). No se trata de un producto habitual de CBD o cannabis médico, pero sí se puede encontrar normalmente en tiendas recreativas de lugares donde todo esto es legal. El kief suele tener un contenido muy alto de THC.

Información sobre dosificación de productos de CBD basados en el cáñamo para el bienestar

Con respecto a los productos de CBD para el bienestar que se ingieren, no hay una única dosis correcta para persona y uso. Además, la dosis óptima puede variar de un producto a otro, dependiendo de los otros cannabinoides menores y terpenos presentes, y también de si se trata de una elaboración de alta tecnología, aunque la cantidad de CBD sea la misma, como vimos antes. Debido a esto, es muy difícil establecer una guía general de dosificación para todos los productos. El sistema endocannabinoide y la respuesta al CBD de cada individuo también varían, pues cada uno de nosotros somos únicos. Si estamos estresados, o en un momento de cierto desequilibrio, la reacción ante un producto puede ser distinta de la que mostramos cuando estamos tranquilos, centrados y sin estrés, tal vez tras unas relajantes vacaciones. Por tanto, incluso en la misma persona, la dosis óptima puede cambiar en función de otros factores vitales, pues somos seres dinámicos en constante transformación.

Como los productos de CBD de cáñamo son tan seguros (siempre y cuando no contengan contaminantes), con el CBD no cabe la posibilidad de sobredosis. Dicho esto, por lo general, se aconseja empezar con una dosis relativamente pequeña. Las personas que responden a dosis bajas se sentirán gratamente sorprendidas al ver el dinero que pueden ahorrar con dosis así. No es cuestión de tomarlo durante un mes, dejarlo y esperar que el síntoma o el problema que sea ya estén definitivamente resueltos. En mis pacientes, he observado que hace falta ser constante y tomar CBD regularmente durante tres-seis meses en algunos casos para ver un efecto significativo, o seguir obteniendo beneficios, aunque ya hayas notado una diferencia al cabo de una o dos semanas (en afecciones como la ansiedad o el estrés, es habitual experimentar recaídas muy rápidamente). No obstante, algunas personas que atraviesan una época estresante sí lo utilizan solo para que les proporcione un refuerzo extra; en este caso, puede merecer la pena tomar una dosis más elevada para lograr un beneficio más rápido.

Nota sobre la dosificación para cada capítulo

En cada capítulo, las pautas generales de dosificación se basan en aceite de CBD regular de alta tecnología y en productos de aceite de cannabis terapéutico, los que llevan más tiempo entre nosotros. No obstante, a medida que vaya avanzando la ciencia del CBD y el cannabis, más probable será que cada vez tengamos más sistemas novedosos de administración del CBD. Probablemente, estos productos incrementarán en gran medida la absorción y la biodisponibilidad, es decir, con menos tendrás suficiente. Algunas formas nuevas también propiciarán una liberación de CBD y cannabis, lenta y de acción prolongada en el torrente sanguíneo, lo cual evitará los altibajos de la dosificación de liberación inmediata, lo mismo que podemos hacer ahora con muchos fármacos y otros extractos naturales y nutracéuticos. En el momento de escribir esto, no están ampliamente disponibles, pero a medida que pase el tiempo seguramente irán siendo cada vez más habituales y asequibles junto con los tradicionales aceites de CBD, y acaso representen la «segunda ola» de CBD y cannabis médico. Estas novedades quizá modifiquen las dosis promedio en cierta medida, pero, de todas formas, el enfoque «empieza bajo, avanza despacio» seguirá siendo válido para cualquier producto que desees probar.

Si eres muy sensible a algún suplemento, alimento, fármaco o remedio sin receta, o si padeces sensibilidades químicas múltiples, quizá quieras comenzar con una dosis micro o ultrabaja. En cualquier caso, para la mayoría de la gente, la dosis inicial promedio está bien.

- Dosis inicial micro o ultrabaja para aceite de CBD: 5 mg 2x/día con las comidas.
- Dosis inicial promedio para aceite de CBD: 10 mg 2-3x/día con las comidas.

Permanece en la primera dosis durante tres o cuatro días, y luego increméntala en uno o dos miligramos. Mantén esta nueva dosis durante otros dos días, y controla la respuesta en un diario o un dietario de seguimiento: dolor, ansiedad, estrés, vitalidad, etcétera. Si no hay respuesta, continúa aumentando la dosis del mismo modo (uno-dos miligramos/dosis) cada pocos días hasta que se observe alguna reacción para el problema en cuestión. Si estás tomando CBD solo para tu bienestar general, puedes supervisar cosas como el grado de estrés, el estado de ánimo o la calidad del sueño como marcador de cómo va todo, teniendo siempre presente que los cambios pueden ser sutiles.

En cuanto a los productos de CBD para el bienestar y los aceites de cannabis terapéutico con receta, cuanto más tiempo la gente sigue con ellos y los consume a diario, mejores resultados se suelen conseguir, sobre todo si están utilizándose para un síntoma crónico como el dolor o la ansiedad. En mi opinión, esto es especialmente cierto con respecto a los productos de CBD de cáñamo (solo con trazas de THC). Tras tomar el CBD, quizá no notes nada enseguida. Sin embargo, tras un periodo de semanas o meses, si se usa a diario y se va aumentando poco a poco la dosis, las personas empiezan a percibir mejoras en problemas como los dolores de cabeza, el estrés, la ansiedad, las dificultades para dormir o los achaques corporales, aunque no hayan supuesto ningún cambio en los suplementos o en el estilo de vida.

Ciertas personas pueden acabar tomando 25-30 mg/día, mientras que a otras les va mejor con 60 o incluso 80. Para los fines de este libro, estas dosis se refieren al aceite de CBD promedio de buena calidad, pues en el momento de escribirlo es todavía la forma más común presente en las estanterías. Para efectos antiinflamatorios potentes, puede ser beneficioso llegar hasta 200 mg/día, o incluso más, cuando se toma CBD bajo supervisión en el tratamiento de convulsiones. En realidad, depende de ti, de tus síntomas y de tu gravedad, y de tu constitución única. Algunas personas consideran que cuando se sienten bien y no están sometidas a mucho estrés, la dosis más baja las ayuda a mantenerse en un buen estado. Durante periodos de mayor estrés, una lesión o falta de sueño, quizá precisen un poco más. Puedes subir o bajar la dosis a medida que los niveles de estrés fluctúan de manera natural con el tiempo. Una advertencia: algunos organismos, como la FCA [Family & Children's Association] del Reino Unido, recientemente han recomendado que los adultos sanos no superen los 70mg/día de CBD y que nadie que esté siguiendo algún tratamiento se abstenga de tomar CBD. La recomendación proviene de una revisión reciente del COT (Comité sobre Toxicidad), aunque yo todavía no tengo claros los «datos» que influyeron en esa decisión, del mismo modo que, curiosamente, no me consta que haya datos humanos de buena calidad que avalen la idea de que el CBD es inseguro en las cantidades propuestas para la mayoría de las personas; por otra parte, desde luego en el ámbito clínico no me he encontrado con nada parecido. No obstante, para los consumidores es importante conocer este consejo. En Estados Unidos, la FDA (Administración de Medicamentos y Alimentos) todavía considera que el CBD no cumple los requisitos para ser clasificado/vendido/comercializado como suplemento, si bien esto podría cambiar en el futuro.

Tomar CBD no hará que tus problemas desaparezcan por arte de magia de la noche a la mañana (ningún suplemento del mundo puede hacer esto, ¡digan lo que digan los de *marketing*!). De todos modos, los productos de CBD para el bienestar pueden ser herramientas utilísimas para un estilo de vida ajetreado y agitado, y pasar a formar parte de tu régimen de cuidado personal.

¿Cuánto tiempo permanece el CBD en mi sistema?

Las investigaciones con seres humanos aún se hallan en fases tempranas, pero diversos estudios preliminares sugieren que para una dosis individual de CBD tomada oralmente, el periodo de semidesintegración es de uno o dos días. El periodo de semidesintegración es la cantidad de tiempo que tarda media dosis en ser eliminada del cuerpo. Esto es solo una estimación aproximada, pues para cada persona es algo diferente en función de su metabolismo o de la rapidez o lentitud con que sus enzimas únicos descomponen las sustancias. Además, tal como hemos aprendido, como los cannabinoides tienen afinidad por las grasas, si los consumes a diario o de forma regular, con el tiempo desarrollan tejidos adiposos en el cuerpo.[7, 8]

Información sobre dosificación para productos que contienen cannabis médico

Cuando tomamos cualquier producto con THC por encima de las cantidades minúsculas observadas en el CBD de cáñamo, empleamos el método denominado «empieza bajo, avanza despacio». Esto significa que comenzamos con una microdosis muy baja, aumentamos lentamente durante un periodo de seis-ocho meses hasta llegar a la dosis óptima, y luego nos replanteamos la posibilidad de mantener esta dosis unas cuantas semanas más. Este método no es universal, de dosis única, sino más bien un sistema de ajuste autodirigido basado en algunas directrices que me han parecido útiles cuando he trabajado con miles de pacientes utilizando productos que llevan THC.

También me parece que, como cada persona tiene un sistema exclusivo, es importante aprovechar esta oportunidad de comenzar con el cannabis terapéutico para sintonizar con el cuerpo y el cerebro. Reconectar con la intuición del cuerpo es muy importante, pero también algo que desafortunadamente muchos médicos occidentales rechazan o de lo que a veces incluso se ríen. Este proceso de autodescubrimiento e intuición sobre lo que le sienta bien a tu cuerpo es de lo más potente y estimulante, sobre todo si has sufrido alguna enfermedad crónica poco conocida o la medicina occidental ha fracasado muchas veces con tus síntomas habituales. Quizá también descubras que cuesta encontrar a un médico que sea realmente experto en cannabis terapéutico y en medicina botánica. Incluso algunos de los médicos que recetan cannabis no son especialistas en su uso. Lo ideal es trabajar con un médico o profesional de mentalidad abierta que esté dispuesto a acompañarte en este viaje de autodescubrimiento, aunque no sea un experto. Enseguida te convertirás tú en experto, no solo en cannabis, sino también en tu cuerpo y sus necesidades. Estas directrices de dosificación son para un aceite de cannabis sin alta tecnología o una cápsula que contenga el aceite. Para la dosificación de cannabis vaporizado, véase la sección anterior.

- Dosis inicial micro o ultrabaja para THC: 1 mg una hora antes de acostarse.
- Dosis inicial promedio para THC: 2 mg una hora antes de acostarse.

Durante el día

- Comienza con un aceite de alto contenido en CBD y bajo en THC (10-18 % de CBD, 0,5-2 % de THC, o una proporción aproximada de 20-25/1).
- Dosis inicial: 5 mg 2-3x/día (mañana / mediodía /antes de acostarse); incremento cada 4-5 días en 1-2 mg cada dosis.
- Controla la respuesta en un diario o dietario de segui-

miento: dolor, ansiedad, estrés, energía, etcétera. Si no hay respuesta, sigue aumentando la dosis hasta observar un resultado para el problema en cuestión.
- Intenta tomarlo sistemáticamente con alimentos para intensificar la absorción.
- Durante el día, evita aceites de alto contenido en THC o productos con mucho THC si no estás acostumbrado a ellos.

Durante la noche

- Empieza con 1-2 mg o un aceite de alto contenido en THC índica-dominante si es preciso para aliviar el insomnio o el dolor intenso por la noche. Si lo tomas antes de acostarte, será más fácil que te acostumbres a los efectos del THC y de este modo no te sentirás intoxicado ni alterado durante el día.
- Incrementa en 1-2 mg cada varios días hasta aliviar el dolor o dormir mejor, o que los potenciales efectos secundarios del THC lleguen a ser un problema (como sentir resaca por la mañana, mareos, letargia, ritmo cardiaco acelerado o palpitaciones).
- La dosis óptima varía de una persona a otra y depende de muchos factores, entre ellos la gravedad de los síntomas, otras medicaciones, trastornos del sueño y diversidad individual en el modo en que el cerebro y el cuerpo procesan el THC. Muchas personas van subiendo hasta su dosis efectiva de 10 mg o menos, mientras otras con síntomas más graves acaso necesiten 15-20 mg (alcanzados gradualmente durante un periodo de unas seis semanas).
- Formas más nuevas de dosificación, como el cannabis médico transdérmico o los parches de CBD, quizá faciliten la dosificación solo cada pocos días con una liberación lenta continua, y en algunas personas acaso comporten un riesgo menor de efectos secundarios y reduzcan la necesidad de dosis orales de aceite muy elevadas para lograr los efectos deseados, pero esta no es aún la forma estándar disponible.

Las recomendaciones anteriores están destinadas a personas que empiezan con el cannabis y el THC. Los pacientes experimentados tal vez sean capaces de tolerar más THC diurno, sobre todo si sufren dolor agudo durante el día, sin sentirse perjudicados. En estos casos, yo a veces añado más THC diurno tras haber acostumbrado primero a los pacientes durante dos-cuatro semanas al THC de noche. Esto se puede hacer empleando un aceite de cannabis diurno que tenga una proporción CBD/THC más equilibrada (5/1 o incluso 1/1), en lugar del aceite con alto contenido en CBD. Otra opción es mantener el aceite de alto contenido en CBD (20-25/1) como base para las horas diurnas y añadir cannabis inhalado con THC para síntomas persistentes como el dolor o la fatiga. Esta opción es buena si las personas necesitan conducir a última hora del día, de modo que pueden vaporizar por la mañana para aliviar los síntomas sin sentirse afectadas unas horas después. El cannabis vaporizado se desvanece más deprisa que los aceites ingeridos, las cápsulas o las tinturas sublinguales, que son capaces de durar muchas horas o incluso casi todo el día. En general, el objetivo es mantener alta la proporción entre el CBD y el THC al principio, y utilizar la dosis efectiva de THC más baja necesaria para controlar los síntomas.

Si un paciente dice que ya está tomando una dosis de automedicación de aproximadamente 2 mg/día de cannabis callejero con alto contenido en THC, se le puede ayudar a hacer la transición al cannabis terapéutico de la siguiente manera:

- Base de la terapia para las horas diurnas: empieza con 10-15 mg 3x/día (mañana, mediodía, cinco de la tarde) de aceite de alto contenido en CBD y bajo en THC o cápsulas y ve subiendo la dosis.
- Horas nocturnas (si el sueño está alterado): 5 mg de THC en forma de aceite o cápsulas antes de ir a la cama; aumenta poco a poco hasta llegar a alivio sintomático/efectos secundarios.
- Vaporización: una variedad equilibrada de THC/CBD, una para el día y otra quizás algo superior en THC para el dolor y/o los síntomas nocturnos y conciliar el sueño, con una cantidad de 0,1-1 g/día para empezar.

¿Cuánto tiempo permanece el THC en mi sistema?

El periodo de semidesintegración del THC varía de una persona a otra, y también parece basarse en la frecuencia con que uno lo consume. Cuanto más a menudo lo tomas, más se acumula y más tarda el cuerpo en librarse de él. El periodo de semidesintegración oscila entre cuatro y doce días. Si consumes THC con cierta regularidad, es posible que al cabo de treinta días aún quede algo en tu sistema. Es algo que tener en cuenta si te han de hacer una prueba de drogas para detectar cannabis (lo que normalmente significa que buscan THC).[9]

Qué hacer si tienes (o quizás hayas tenido) un efecto secundario derivado del THC

Para la mayoría de las personas, los efectos secundarios del THC, como el aumento del ritmo cardiaco o la sensación de embriaguez, dependen de la dosis y normalmente son mínimos si hay una supervisión médica acorde con el principio «empieza bajo, avanza despacio». Este suele ser el caso siempre y cuando comiences con la dosis aconsejada, la aumentes muy lentamente y te asegures de estar tomando un producto que contiene al menos una proporción pareja entre CBD y THC. Si los efectos secundarios se producen al principio, tienden a desaparecer a medida que se desarrolla tolerancia durante un periodo de dos-cuatro semanas. Este tema se analiza con detalle en el capítulo 6; en todo caso, los efectos secundarios más habituales del THC son: aumento del ritmo cardiaco, ansiedad, intoxicación, sequedad de boca, ojos secos y mareos.

Afortunadamente, los efectos beneficiosos del THC en síntomas como el dolor, los espasmos y el sueño no suelen disminuir cuando te vuelves tolerante a los efectos adversos. Por lo común, los beneficios se mantienen sin necesidad de dosis cada vez mayores una vez que has alcanzado el nivel óptimo. Si padeces una enfermedad cardiaca, sin embargo, o determinados problemas de salud, o si estos los han sufrido miembros de tu familia, el THC acaso no sea seguro para ti, o quizá lo sea solo en dosis muy pequeñas y siempre bajo estricta supervisión médica. Para asegurarte de que no es tu caso, por favor lee el capítulo 6 antes de empezar a probar nada (y, desde luego, incluso entonces consulta a tu médico para ver lo que más te conviene).

Si tomas un aceite de cannabis con THC para el dolor nocturno y/o el insomnio y experimentas un efecto secundario, hay tres buenas opciones:

1. Para la próxima vez, reduce la dosis a la anterior que toleraste antes de sufrir el efecto secundario. Permanece con esta dosis durante tres-cinco días y reevalúa la situación antes de volver a incrementarla.
2. Aumenta la cantidad de CBD tomada con el aceite de THC para amortiguar sus efectos secundarios. Por ejemplo, si estás tomando un aceite que tiene una proporción de CBD/THC de 1/10, a tu dosis de producto con THC añádele un aceite de CBD basado en el cáñamo o un aceite con muy bajo contenido en THC (0,5 %) y alto en CBD (p, ej., si estás tomando una dosis de 5 mg de THC usando el aceite 1/10 de alto contenido en THC antes de acostarte, sigue con esta dosis, pero de una segunda botella añade 10 mg adicionales de CBD).
3. Si el efecto secundario experimentado es una sensación de aturdimiento matutino o de ligera resaca, pero aparte de eso has dormido bien y durante la noche has tenido una buena respuesta de alivio de los síntomas, puedes intentar tomar el aceite una hora antes para que al despertarte haya desaparecido.

También puedes añadir un antídoto herbal del THC a tu régimen diario, que según algunas personas ha sido de gran ayuda, aunque todavía no se han publicado investigaciones sobre estos trucos:

- Zumo de limón: frío como la limonada.
- Granos de pimienta: se pueden esparcir sobre la comida o añadir a la cúrcuma o al zumo como si fuera café con leche caliente.

- Tintura de raíz de cálamo: este medicamento herbal tiene propiedades laxantes, relajantes y ansiolíticas, y se creía que había sido usado en el Antiguo Egipto, así como en la medicina herbaria india tradicional (ayurveda), donde se mezcla con cannabis. Según textos indios seculares, se considera que bloquea o neutraliza algunos de los efectos intoxicantes del cannabis.[10, 11]

Cómo interpretar una prueba de laboratorio para un producto

Como el cannabis es una planta limpiadora de suelos, es capaz de absorber toda clase de cosas malas, especialmente si ha crecido al aire libre en una zona contaminada. Cuando sea posible, la mejor práctica es intentar escoger productos que hayan sido analizados por un tercero o un laboratorio independiente. Esto garantiza que el examen no estará sesgado y que cualquier producto sometido al proceso tendrá un certificado de autenticidad (COA, por sus siglas en inglés) gracias al cual sabrás que sirve para lo que pone en el envase (y no tiene nada adicional que tú no quieras, ¡como contaminantes o metales pesados!). El COA se concede solo a laboratorios de análisis acreditados (es decir, legítimos). Pueden tener un nombre u otro en función del país donde estés; en el Reino Unido se denominan «laboratorios analíticos acreditados ISO 17025».

Estos laboratorios han de utilizar equipos y métodos que hayan sido validados para analizar cannabinoides, como una técnica conocida como «cromatografía líquida de alta eficacia» (HPLC), que se considera el estándar industrial para evaluar productos de cannabis médico y de CBD para el bienestar. Existe un método aún mejor llamado «cromatografía líquida de alta resolución» (UPLCs), pero es más caro y no tiene un uso tan extendido. Para determinar la presencia de terpenos, la mayoría de los expertos coinciden en que la HPLC estándar no es el sistema mejor ni más preciso, por lo que se recomienda otra técnica denominada «cromatografía de gases» (CG), si bien no todos los laboratorios son capaces de aplicarla.

El informe de laboratorio, esto es, el COA, debe incluir la información siguiente:

Contenido de CBD

El aceite de CBD y cualquier producto de CBD de venta directa deben llevar una descripción precisa del contenido por botella/ml/cápsula, dependiendo del formato. Por ejemplo, si la etiqueta de un producto dice que contiene 500 mg de CBD en una botella de 30 ml, esto supone para ti aproximadamente 17 mg de CBD por 1 ml; es el valor declarado. En el informe COA, el valor observado por el laboratorio tercero ha de estar dentro del 10 % de ese valor declarado en la etiqueta.

Así pues, para ver cuánto CBD obtendrás por servicio si el cuentagotas adjunto al producto es de un mililitro, divide la cantidad total de CBD de la botella por el número de mililitros para conseguir la cantidad por dosis (en este ejemplo, 500mg/30 = 16,66 mg CBD/cuentagotas lleno).

Contenido de THC

Tanto los productos de CBD de cáñamo para el bienestar como los de cannabis médico deben reflejar con precisión el contenido de THC (aunque no lleven THC). Tras los preceptivos análisis, se ha comprobado que muchos productos de CBD para el bienestar contienen cantidades significativas de THC, pese a que inicialmente se etiquetaron como «cáñamo». En los productos de CBD para el bienestar, el THC declarado debería ser el 0,2 % o inferior, cantidad que no es ni mucho menos suficiente para provocar intoxicación en dosis normales (a menos que te atices diez botellas de golpe, ¡e incluso entonces es improbable!). Solo quieres evitar trazas de THC, simplemente por motivos de seguridad, si eres un atleta o una persona sometida regularmente a pruebas de detección de THC, o si estás en un país en el que no hay THC disponible en productos de CBD sin receta. Si este es tu caso, cíñete a los productos de CBD «de amplio espectro libres de THC» y asegúrate de que el COA verifica esta afirmación. En los productos de cannabis terapéutico, el porcentaje de THC debería aparecer reflejado junto al número de miligramos de THC por botella/ml/cápsula, según sea el formato del producto. La dosis de THC se calcula de la misma manera que la dosis de CBD que se ha explicado en el párrafo anterior.

Cannabinoides menores

Si un producto es de espectro completo o de espectro amplio, significa que también contiene al menos algunos cannabinoides menores en cantidades ínfimas junto al CBD si se trata de un producto de CBD de cáñamo para el bienestar (y junto al CBD y el THC si es un producto de cannabis terapéutico), por ejemplo: THCA, CBDA, CBDV, CBN, CBC y CBG *vs*. CBD aislado, que no contiene ninguno de estos.

Terpenos

En los resultados de laboratorio no se suelen incluir los terpenos, pues la HPLC no es muy eficaz a la hora de medirlos. E incluso cuando se cuantifican, a menudo es difícil saber la cantidad exacta, por lo que se dice solo «rico en terpeno X o Y». La técnica denominada «cromatografía de gases / espectrometría de masas» (CG/EM) constituye un mejor método para evaluar los terpenos, pero, como, por lo general, no se utiliza en el caso de lotes grandes, actualmente la mayoría de los productos no cuentan con un informe detallado de los terpenos fuera del ámbito investigador.

Contaminantes, restos de disolventes y metales pesados

El laboratorio también debe buscar residuos de plaguicidas, restos de disolventes, metales pesados y otras sustancias químicas, por ejemplo, cannabinoides sintéticos como la spice, que pueden ser tóxicos para algunos órganos y que los seres humanos no deberían consumir (no es cannabis botánico).

Análisis microbiológico

Este análisis busca mohos y otros microbios, como bacterias potencialmente dañinas. Hay mohos nocivos que no son visibles a simple vista, como sí lo son en los alimentos, pero inhalarlos o ingerirlos puede resultar peligroso; por otro lado, en condiciones muy húmedas pueden crecer en el cannabis. Algunos mohos también pueden producir un veneno, como las aflatoxinas, fabricadas por algunas variedades de los hongos aspergillus, que en los seres humanos pueden ser una toxina carcinógena para el hígado. Entre las bacterias patógenas observadas en el cannabis se incluyen variedades de E. coli y estafilococos, nueva demostración de por qué es tan importante analizar estas cosas: para garantizar que tomas un producto seguro, no tóxico.

Dónde encontrar el COA de un producto

En muchas páginas web figuran los informes de laboratorio COA de sus productos o en forma de PDF descargables; en otros casos, se pueden solicitar mediante correo electrónico. Ciertos productos independientes, muy locales, quizá no tengan COA, por lo que, si quieres consumir uno de estos, en general recomiendo mandar primero una muestra (o conseguir que esto lo haga el vendedor) a un laboratorio tercero acreditado para garantizar que es seguro.

Informes de laboratorio obsoletos

Si se analiza un producto tras ser fabricado, pero luego se almacena durante cierto tiempo, o queda expuesto a la humedad (cannabis de flores) o a la luz (por haber sido guardado en una botella transparente y no en una ámbar oscuro), quizá pierda muchos de sus ingredientes activos. Primero se perderán los terpenos, y a continuación algunos de los cannabinoides, que acaso resulten degradados por la luz ultravioleta. Si las flores no han sido almacenadas en paquetes de control de humedad, pueden desarrollar moho, aunque no lo tuvieran cuando las empaquetaron en las instalaciones de cultivo y procesamiento.

Para información adicional, véanse referencias.[12, 13, 14, 15, 16, 17, 18, 19, 20, 21]

6
Entonces, ¿es seguro?

$\mathcal{A}$ntes de probar cualquier producto nuevo de CBD o cannabis, te aconsejo que hables con tu médico o profesional sanitario para ver qué es lo que te conviene, teniendo en cuenta especialmente las recomendaciones oficiales de múltiples organismos reguladores sobre el CBD en el momento en que lo escribo, pues un libro solo puede ser una herramienta educativa y no un sustituto de los consejos de tu médico. No obstante, por lo que sé ahora mismo, los únicos problemas de salud (que pueden aumentar los enzimas hepáticos o las afecciones hepáticas) derivados del CBD se han observado en ratones que han recibido 2460 mg de CBD[1] por kilo de peso corporal, así como en algunos casos de niños que han tomado dosis elevadas (1000 mg) de CBD purificado junto con otros medicamentos anticonvulsivos (según estudios con el fármaco Epidiolex para la epilepsia), capaces también de provocar problemas hepáticos por sí mismos, incluso sin el CBD. Se diferencia considerablemente de las dosis bajas tomadas por la mayoría de las personas para el bienestar e incluso por la mayoría de mis pacientes por razones médicas más serias. Nunca me he enfrentado a un episodio adverso grave debido al CBD en ningún paciente o cliente que lo haya tomado. En otros estudios sobre el CBD, en seres humanos, donde son más aplicables que en los animales, han sido bien toleradas dosis de 600 mg e incluso de 1500 mg. Así pues, en resumen, aunque todavía no lo sabemos todo, el CBD e incluso el cannabis terapéutico con THC, si se utilizan en la forma apropiada, presentan un bajo riesgo de toxicidad[2] y son más seguros que muchos medicamentos de venta directa y los otros remedios herbales que mucha gente toma sin pensárselo dos veces. Creo que, como el CBD procede de la planta de cannabis, con una larga historia de prejuicios en torno a su consumo, las autoridades reguladoras y de seguridad lo han abordado con más cautela que en el caso de cualquier otro suplemento procedente de cualquier otra planta. A medida que tengamos series de datos más completas sobre el CBD, creo que desaparecerán los problemas de seguridad en torno al CBD en las dosis utilizadas por la mayoría de la gente y se pondrá de manifiesto lo que ha sido mi experiencia personal y clínica.

Como el cannabis es tanto una droga como un medicamento botánico, es fácil cometer el error de pensar que es completamente seguro porque es «natural». Sin embargo, como señalo a mis pacientes y clientes, que algo sea natural no quiere decir que carezca de riesgos. Hay muchas especies botánicas tóxicas capaces de provocar daños graves, incluso matarte, aunque provengan de una planta y sean totalmente naturales.

Productos de CBD de cáñamo para el bienestar

Por lo general, el CBD es una sustancia no tóxica tanto en los seres humanos como en los animales. Tiene muy pocas contraindicaciones, sobre todo en dosis bajas, aunque existen algunos avisos de precaución, como pasa con cualquier sustancia que tenga un efecto biológico en nuestro cuerpo, por lo que hay que consultar siempre al médico.

En el Reino Unido, los productos de CBD para el bienestar (es decir, todo el CBD de cáñamo que contenga menos del 0,2 % de THC) están clasificados como suplementos de salud y bienestar, o «suplementos alimenticios» si se ingieren (es decir, aceites de CBD, tinturas, espráis, gominolas, comestibles, bebidas, etcétera). A diferencia del cannabis médico disponible con receta, no están concebidos como medicamento ni para ningún uso terapéutico. Dicho esto, ciertamente, el CBD tiene desde luego propiedades medicinales y sus efectos varían de un individuo a otro, según el producto, la dosis y la finalidad. Por lo general, cuando el producto es para uso médico se usan dosis más altas. En ciertos estudios preliminares se ha observado que, hasta la fecha, el CBD ha parecido seguro y no tóxico en los seres humanos, incluso en dosis de hasta 1500 mg/día[3] (para ponerlo en contexto, la dosis total diaria de producto promedio de CBD para bienestar sin receta oscila entre 30 y 60 mg/día).

Como pasa con la mayoría de los suplementos de hierbas, el CBD puede afectar a ciertas medicaciones, y como se dan al menos unas cuantas interacciones droga/hierba hay que ir con cuidado. Según los datos de que disponemos actualmente, las interacciones más significativas con el CBD se producen con dosis muy superiores a cien miligramos diarios, por lo que los productos de CBD para el bienestar por debajo de esta cantidad seguramente comportan poco riesgo, aunque es mejor ser precavido. Tras años de experiencia clínica, nunca he visto ningún problema entre el CBD y otros suplementos para el bienestar. Un motivo añadido para consultar al médico es que el CBD puede afectar al sistema inmunitario y a las sustancias que afectan a la respuesta inmunitaria. Habrá que tener en cuenta lo siguiente:

- Historial de problemas del corazón, angina, ritmo cardiaco irregular, arritmia cardiaca. En general, quizás aún seas capaz de tomar CBD, pero bajo guía médica. Según ciertas investigaciones preliminares, el CBD incluso puede beneficiar a personas con problemas del corazón, pero para estar seguros es mejor preguntar siempre al médico antes de empezar a tomar nada.
- Historial de apoplejías o ataques isquémicos transitorios (TIA, por sus siglas en inglés).
- Historial de trastornos genéticos de coagulación de la sangre.
- Historial de cualquier trastorno del sistema inmunitario, si estás tomando fármacos de inmunoterapia o si tienes un sistema inmunitario en peligro, como en los enfermos de cáncer, el sida/VIH o los trastornos genéticos de inmunodeficiencia.
- Si estás tomando fármacos como los anticoagulantes o cualquier medicamento para el corazón.
- Si estás tomando fármacos contra el rechazo tras haber sido sometido a un trasplante de órgano.[4]
- Si estás tomando fármacos anticonvulsivos (es decir, antiepilépticos), sobre todo uno llamado «clobazam».

- Si estás tomando medicamentos de inmunoterapia para tratar el cáncer, pues el CBD puede alterar (reducir) la respuesta del sistema inmunitario a la terapia farmacológica.

Aunque los efectos secundarios de los productos de CBD de cáñamo en dosis pequeñas son prácticamente nulos para la mayoría de la gente, algunas personas sensibles a ciertos suplementos o medicamentos acaso padezcan efectos adversos normalmente temporales, entre los que se pueden incluir:

- **Mareos y presión sanguínea entre moderada y baja.** El CBD tiene un efecto vasorrelajante suave, es decir, puede relajar los vasos sanguíneos o volverlos más anchos. Esto reduce la presión sanguínea en el cuerpo. Debido a esta disminución moderada, las personas que ya tenían una presión baja o cercana al nivel bajo pueden marearse, sobre todo si pasan rápidamente de estar sentadas/tumbadas a estar de pie, o si les han diagnosticado una enfermedad como el síndrome de taquicardia postural ortostática (POTSs), que es un conjunto de síntomas entre los que se incluyen la presión sanguínea baja, episodios de desmayos o casi desmayos y ritmo cardiaco acelerado, todo lo cual puede ir acompañado de fatiga persistente. Si se produce este efecto de presión baja en la sangre, por lo general para superarlo basta con reducir la dosis y aumentarla más despacio a medida que se vaya tolerando.
- **Somnolencia.** Algunas personas refieren un ligero incremento de la somnolencia tras tomar CBD, si bien desde el punto de vista técnico no es un verdadero efecto secundario. Normalmente, esto se produce con una dosis única de 30 miligramos o más, y rara vez llega a ser un problema. En forma pura, el CBD no suele provocar somnolencia. Una reacción así acaso se deba a que la variedad de cáñamo tiene un alto contenido en el terpeno llamado «mirceno», que puede conllevar relajación y sopor. Cambiar de marca y elegir una con menos mirceno tal vez contribuya a que este síntoma desaparezca del todo.

Por otra parte, si estás muy estresado y agitado debido a niveles altos de cortisol (hormona del estrés), quizás experimentes un cansancio extraño como consecuencia del efecto calmante del CBD en el sistema nervioso y el sistema de estrés. En este caso, tu cuerpo está diciéndote que bajes el ritmo y empieces a reducir tu tensión.

Dadas las advertencias anteriores, actualmente, los productos de CBD de cáñamo parecen tener un buen perfil de seguridad, sobre todo en las dosis promedio para el bienestar bastante inferiores a 100 mg/día, siempre y cuando sea CBD de verdad y no esté contaminado con THC, sustancias químicas u otras toxinas. Se ha observado que, cuando se han enviado a un laboratorio independiente para que los analizaran, muchos suplementos naturales y medicamentos botánicos, sobre todo los originarios de ciertos países (tradicionalmente, diversos productos elaborados en China y la India han presentado montones de problemas), contienen metales pesados como mercurio y plomo. El CBD no es diferente, en especial desde que algunas variedades de cannabis y cáñamo absorben contaminantes del suelo si se cultivan en malas condiciones. Por esta razón, deben utilizarse (véase el capítulo anterior) solo los productos examinados por un tercer laboratorio y con un informe COA (certificado de autenticidad). Puede que muchos productos de los estantes sean de calidad discutible. En el Reino Unido, las regulaciones sobre los productos de CBD para el bienestar son aún bastante permisivas, por lo que la calidad varía mucho, si bien esto irá mejorando a medida que la industria del CBD y el cáñamo evolucione y las regulaciones se pongan al día.

Cannabis médico con THC

Como grupo, los cannabinoides son no tóxicos para los órganos y no letales en una sobredosis, a diferencia de drogas como los opioides e incluso algunos fármacos de venta directa que, en cantidades grandes, pueden dañar ciertos órganos. Dicho esto, el cannabis que contiene THC por encima de las proporciones ínfimas observadas en productos de CBD de cáñamo quizá no sea conveniente para todo el mundo, igual que el alcohol no es apropiado para mucha gente, pese al hecho de que consumirlo en grandes cantidades es absolutamente legal.

En comparación con muchos de los fármacos recetados e incluso no recetados que la gente consume de manera habitual, el cannabis es menos susceptible de provocar efectos adversos al tiempo que no resulta tóxico para la mayoría de las personas sanas. Esto es especialmente cierto si las dosis son bajas y cuando se toma bajo la guía de un médico que conoce el cannabis. Ciertas personas pertenecientes a grupos de riesgo no deben consumir productos que contengan THC a menos que lo hagan bajo la atenta supervisión de un médico especializado en este ámbito, pues los riesgos pueden eclipsar cualquier beneficio potencial.

Entre los ejemplos de cuándo se debería evitar en general el THC se incluyen enfermedades mentales como la psicosis, la esquizofrenia y la manía. Aparte de esto, algunas interesantes investigaciones preliminares sobre la relación entre el THC y la esquizofrenia ponen de manifiesto que, en algunos casos, el cannabis puede ayudar a reducir los efectos secundarios de medicamentos necesarios para controlar la enfermedad, y que una pequeña cantidad de cannabis puede incluso aliviar (no curar) ciertos síntomas a lo largo de la terapia farmacológica, aunque todavía es muy pronto para decir qué significará esto para los pacientes que sufren estas afecciones en lo relativo a la seguridad y al uso del cannabis terapéutico. De momento, y a modo de asesoramiento general, en estos casos lo más seguro será evitarlo del todo.

Como pasa con la mayoría de las cosas en medicina, no hay una regla absoluta para todos los pacientes; por otro lado, sobre el cannabis y sus usos médicos cada día estamos aprendiendo más. El THC puede aumentar ligeramente el riesgo de problemas del corazón, sobre todo en quienes ya corren un riesgo mayor de ataques cardiacos o apoplejías, razón por la cual hay que consultar siempre a un médico si, en tu caso, se da cualquiera de las siguientes situaciones:

- Psicosis (de uno mismo o de un pariente en primer grado, es decir, uno de los padres, un hermano o un hijo), incluidos la esquizofrenia y los trastornos esquizoafectivos, así como otras causas de psicosis.

- Manía o trastorno bipolar.
- Trastorno por consumo de cannabis o adicción al cannabis.
- Embarazo y lactancia.
- Enfermedad cardiovascular inestable.
- Ataque cardiaco reciente.
- Cualquier arritmia cardiaca, incluida la fibrilación auricular (se ha de evitar a menos que el corazón esté estable y con el ritmo controlado, y consumirlo bajo supervisión médica estricta por un especialista); síndrome de QT largo (trastorno de la actividad eléctrica del corazón); palpitaciones cardíacas no diagnosticadas, quizá relacionadas con una dolencia cardiaca.*
- Toma de anticoagulantes (diluyentes de la sangre), como la warfarina, debido a la posible interacción con el CBD. En algunos casos, se pueden tomar a la vez, pero solo bajo estricta supervisión médica, con previo análisis de sangre para detectar factores de coagulación (en un caso clínico, el marcador de coagulación, denominado INR, se intercambió con el CBD).[5]
- Toma de fármacos de inmunoterapia para el cáncer, debido a una posible menor respuesta al medicamento cuando se mezcla con cannabis (por el momento creemos que tiene más que ver con el contenido de CBD frente al de THC). Hay que tener en cuenta qué beneficios pueden pesar más que los riesgos, como en los cuidados paliativos.
- Cirrosis hepática (enfermedad avanzada del hígado), sobre todo si está relacionada con la hepatitis C, debido a un posible efecto del THC, que haría avanzar la afección más rápido hacia la fibrosis hepática, aunque los datos aún no son concluyentes y según algunos expertos el riesgo es mínimo.[6,7]
- Toma de clobazam u otros fármacos anticonvulsivos/antiepilépticos si estás siguiendo un tratamiento de can-

* Para los afectados de problemas cardíacos, debería estar implicado un especialista del corazón (cardiólogo) para garantizar que el problema del corazón es estable y controlar en el enfermo los efectos secundarios relacionados con el THC. En algunos casos, para estos pacientes recomiendo cannabis de bajo contenido en THC y alto en CBD, si bien la decisión debe tomarse individualmente bajo supervisión médica.

nabis médico que contiene dosis de CBD > 100 mg/día (puedes tomarlo todo a la vez, pero solo bajo supervisión médica estricta y controlando los niveles sanguíneos del medicamento para garantizar que está en el rango seguro, pues el CBD puede incrementar ligeramente el nivel del fármaco).
- Si tienes un empleo sensible a la seguridad, incluidos el manejo de maquinaria o la conducción de vehículos (revisar el consumo de productos con THC durante el día).

He observado que la mayoría de mis pacientes que consumen solo productos de cannabis terapéutico de alto contenido en CBD y bajo en THC casi nunca experimentan efectos secundarios significativos o duraderos si siguen las pautas de dosificación que les he recomendado. Si así lo hacen, esos efectos son moderados y desaparecen al cabo de unas semanas tras el desarrollo de tolerancia, incluso con productos que llevan más proporción de THC cuando este es preciso. Por ejemplo, si estamos usando cannabis médico para reducir cantidades elevadas de morfina y otros analgésicos opioides, por lo general el THC es mucho menos dañino o intoxicante que los propios opioides. Es algo que los pacientes me dicen una y otra vez: se notan mucho más lúcidos con un cannabis médico de alto contenido en THC que con la morfina o el fentanilo.

Dicho esto, unas cuantas personas se mostrarán muy sensibles siquiera a cantidades pequeñas de THC, sobre todo si no lo han tomado antes. Por este motivo, el enfoque «empieza bajo, avanza despacio», así como el trabajo con un médico son tan importantes para minimizar el riesgo de efectos secundarios del THC en el cannabis terapéutico.

Efectos secundarios más habituales del cannabis con THC

Los efectos secundarios más comunes del cannabis con THC suelen ser suaves y efímeros, aunque, si no te los esperas, pueden asustar. He recibido numerosas llamadas de familiares y amigos de pacientes, o directamente de pacientes angustiados, que por error se han equivocado en la dosis de aceite de cannabis y han acabado sobremedicados, ese decir, colocados hasta las cejas. Por lo visto, esto sucedió sobre todo después de que Canadá legalizara el cannabis, cuando los clientes compraron sin receta, en tiendas legales, cannabis de alto contenido en THC. Estos productos se venden oficialmente para consumo recreativo, pero muchas personas los compran con la idea de tomarlos con criterios médicos o por algún motivo de salud, no porque quieran drogarse. El personal habitual de estas tiendas suele ser bien intencionado, pero como vendedores de productos médicos no están cualificados. Aunque suene divertido, puede ser muy desconcertante, en especial si antes no has tenido experiencias con drogas, padeces ansiedad o detestas sentirte descontrolado.

Estos potenciales efectos adversos del THC también dependen de la dosis, esto es, no son habituales en microdosis inferiores a 10 miligramos y muy raros en dosis por debajo de 5 miligramos. No obstante, si por casualidad tomas, pongamos, 70 miligramos de THC, sobre todo si no estás acostumbrado, puede que pases unas cuantas horas, cuando menos, interesantes. En el escenario más grave, unas chocolatinas con cannabis vendidas en estados de los Estados Unidos donde el cannabis recreativo es legal contienen suficiente THC (¡100-200 mg!) para provocar un ataque cardiaco a alguien que ya presenta un alto nivel de riesgo si se lo come todo de golpe. Yo no recomendaría estas dosis a nadie, y desde luego las que uso con criterios médicos son muy inferiores (por lo general, entre 5 y 20 mg/día).

En el caso de producirse, los efectos secundarios del THC más comunes son:

- aumento del ritmo cardiaco
- taquicardia
- palpitaciones cardiacas
- sensación de miedo o descontrol
- mareos
- boca seca
- aumento del apetito
- fatiga o aturdimiento
- paranoia/disforia (raro)
- ansiedad/pánico
- coordinación dañada

Efectos potenciales del THC a largo plazo

Según algunos estudios, a algunas personas el consumo diario crónico de THC les puede afectar a la memoria a corto plazo y alterar su concentración. Conviene tener en cuenta que estos estudios se llevaron a cabo con cannabis recreativo fumado de alto contenido en THC y bajo en CBD, no con cannabis terapéutico. Estos efectos, incluidos los que pueden observarse en neuroimágenes, desaparecen al cabo de tres meses de dejar el THC, por lo que, si nos basamos en lo sabido hasta ahora, no hay por qué preocuparse.

Por ejemplo, uno de los cambios cerebrales observados en el consumo crónico diario de THC es una menor densidad de receptores CB1, aunque este efecto vuelve al punto de partida al cabo de veintiocho días en la mayoría de las regiones cerebrales, excepto el hipocampo, que también se recupera pero más despacio. Tomar CBD junto con THC quizá proteja contra este efecto, aunque necesitamos más investigaciones que confirmen tales conclusiones. En esencia, esto significa que el cerebro se adapta a tener mucho THC deambulando por ahí y retira algunos receptores del THC y de endocannabinoides, pues hay montones flotando alrededor. Esto sucede con muchos fármacos para enfermedades crónicas, y es un sistema mediante el cual el cerebro y el cuerpo intentan autorregularse continuamente. Lo importante es que, en cuanto se interrumpe la toma de cannabis con THC, el cerebro regresa a los niveles de receptores previos al cannabis y no pierde su capacidad para regularse a sí mismo de nuevo en el punto de partida.

Síndrome de «interrupción» del cannabis

«Síndrome de abstinencia» es el término con el que nos referimos a los síntomas ligados a la interrupción del consumo de cannabis con THC; pero se puede aplicar a los productos de CBD de cáñamo. Entre los síntomas se pueden incluir los siguientes: insomnio, irritabilidad, ansiedad, cambios en el apetito y náuseas. Es algo que puede sucederles a mis pacientes de cannabis terapéutico que viajan a un país extranjero donde no pueden tomar su cannabis (podrían utilizar a diario un aceite de THC para ayudarles a dormir o un producto de THC para afrontar, en las horas diurnas, el dolor u otros síntomas). Para evitar esto, les digo que informen a mi oficina con suficiente antelación sobre viajes fuera de Canadá para que podamos verlos, evaluar opciones y, si hace falta, desengancharlos gradualmente antes del viaje en el caso de desplazarse a algún sitio donde sea imposible visitar a un médico para conseguir legalmente cannabis terapéutico. En una ocasión, un encantador paciente de cierta edad me preguntó si podía llevar su cannabis médico consigo a Arabia Saudí, adonde iba a ver a su familia; aquello era imposible, desde luego, por lo que tuvimos que deshabituarlo poco a poco antes del viaje. De todos modos, me explicó que, en Oriente Medio, algunas personas fuman hachís (ilegal) por razones médicas, pero a escondidas. Le aconsejé (¡como es lógico!) que evitara cualquier producto del mercado negro, debido a las duras sanciones existentes en esa parte del mundo con respecto al cannabis de cualquier tipo.

Por lo general, el síndrome de interrupción del cannabis es suave, autolimitante y no peligroso, y dura menos de dos semanas (en la mayoría de las personas, unos siete días o menos). En el cannabis terapéutico, que suele contener CBD y THC, este síndrome suele ser muy leve. Para alguien que fume cannabis recreativo con alto contenido en THC y casi sin CBD, el cese repentino del consumo sin reducir gradualmente la dosis puede provocar síntomas más graves, que, pese a no ser peligrosos, sí resultarán incómodos a corto plazo. En el caso de los pacientes de cannabis médico, el gran problema de la interrupción es la incapacidad para controlar los síntomas / aliviar el dolor; durante el viaje tal vez deban volver a tomar otros fármacos que los ayuden a afrontar los síntomas hasta que sean capaces de reanudar su terapia de cannabis.

Cannabis fumado con alto contenido de THC en el cerebro adolescente

Sí parece que el consumo crónico de cannabis fumado antes de que el cerebro haya madurado del todo (en jóvenes y adolescentes) puede alterar el cerebro sobre todo en las áreas de toma de decisiones y la memoria, así como provocar efectos a largo plazo, al menos en algunos individuos. En el consumo a partir de los veinticinco años no parece observarse esta relación a largo plazo después de dejar de fumar cannabis. Por eso desaconsejo encarecidamente el consumo de cannabis recreativo entre los adolescentes y los adultos jóvenes, sobre todo el de alto contenido en THC y bajo en CBD. No obstante, en estos grupos de edad, el cannabis terapéutico a veces es adecuado, si bien debe tomarse solo bajo supervisión sanitaria tras una valoración minuciosa de un médico que ponderará los beneficios y otras alternativas frente a los riesgos. Si se toma, la primera opción debería ser el cannabis bajo en THC y alto en CBD, normalmente en una forma de acción más prolongada, como un aceite o una cápsula.

THC y fertilidad

Si se trata de tomar THC, otro ámbito de precaución es el de los hombres y las mujeres en edad reproductiva, debido a posibles efectos en la fertilidad. En las mujeres no se ha demostrado ningún riesgo inequívoco en este sentido, si bien en algunos casos el THC puede afectar al ciclo menstrual. Según ciertos estudios preliminares con hombres, el THC puede reducir el número y la motilidad de los espermatozoides (para más detalles, véase capítulos 13 y 14). Es probable que estos efectos dependan de la dosis y sobre todo del consumo diario excesivo.

Qué debes hacer si tomas demasiado THC por error

En general, la sobremedicación accidental con THC no es fatal, a no ser que tengas un problema de corazón inestable (en tal caso, véase más adelante). Las sensaciones pueden ser incómodas casi siempre, aunque en casa son manejables. Si te sientes intoxicado, nervioso o descontrolado, pon música relajante, instálate en un sitio seguro, túmbate en la cama o en un sofá, y empieza a respirar de manera lenta y suave. Yo tengo una técnica llamada «respiración de caja de pañuelos» (a veces denominada «respiración curativa»), que habitualmente practico con pacientes que sufren ansiedad y estrés. Les hago tumbarse en la camilla y les pongo una caja de pañuelos sobre el estómago, encima del ombligo. Cuando inspiran, la caja se mueve hacia arriba. Cuando exhalan por la boca con un sonido suave, «ahhh», ven bajar la caja de pañuelos. Parece absurdamente sencillo, pero el efecto tranquiliza al instante el sistema nervioso y ayuda a recuperar una sensación de control sobre la mente y el cuerpo.

Si te sientes intoxicado, no tienes que conducir, usar maquinaria ni ir a trabajar, como es lógico; solo debes esperar que pase. Si te has sobremedicado con un producto de cannabis vaporizado, normalmente lo peor pasa en menos de una hora y en dos o tres horas los efectos suelen desaparecer del todo. Si has ingerido un comestible de cannabis o si has tomado un aceite oral, las consecuencias pueden durar más, en torno a unas seis horas. En esta situación, prepara un «nido» en casa con ropas cómodas, mantas, un poco de té de hierbas, música relajante y algunas películas para estar entretenido y a gusto mientras los efectos se van desvaneciendo. Quiero añadir que este nivel de malestar tras tomar cannabis médico es muy raro; en la dosificación de mis pacientes, soy muy precisa, por lo que si cometen un pequeño error, difícilmente bastará para provocar algo más que una sensación leve de intoxicación; pero si te has excedido de verdad, la mejor estrategia es la que hemos mencionado antes. También recomiendo que llames a un amigo, a tu pareja o un ser querido en quien puedas confiar y les comuniques cómo te sientes para que puedan cuidar de ti si es necesario.

No obstante, si tras tomar THC experimentas alguna vez lo que te parece dolor de pecho o dificultades para respirar, llama enseguida al 112 para recibir de inmediato atención médica de emergencia. En una persona sana sin problemas cardiacos, la opresión torácica y la dificultad para respirar que pueden darse tras consumir demasiado THC suelen deberse a una ligera crisis de angustia más que a un ataque cardiaco, pero, como es casi imposible diferenciar unos síntomas de otros, han de verte enseguida. Si ya tienes un problema de corazón, o crees que podrías tenerlo, es mejor acudir a un hospital lo antes posible. No debe darte ninguna vergüenza que un médico te examine: esto es algo que les remarco a todos mis pacientes. Si algo no funciona bien, hay que buscar atención médica enseguida, lo mismo que haríamos con cualquier otra reacción potencialmente grave ante un medicamento.

> A veces cuesta determinar si te sientes intoxicado, o si no estás en buenas condiciones para ciertas actividades, como conducir. Bájate en el móvil una aplicación como DRUID, que mide tu nivel potencial de disfunción para conducir mediante una serie de tareas prácticas sencillas que miden el equilibrio y el tiempo de reacción. Sigue también este principio de precaución: si tienes alguna duda sobre tu estado, sé prudente y no conduzcas. Es la misma precaución que has de tomar con otros medicamentos, incluidas las pastillas para la alergia de venta libre que te pueden provocar somnolencia, u otros fármacos con receta.

¿Es la euforia un efecto secundario?

En la Facultad de Medicina, lo único que aprendimos acerca del cannabis es que podía volver a las personas psicóticas, y que un efecto secundario era la euforia, que en resumidas cuentas significa «alegría» o «felicidad». No entendí nunca (y nadie me lo explicó) por qué la euforia era tan mala: por ejemplo, si sufres una depresión siquiera leve, ¡un poco de euforia seguramente te irá muy bien! Dicho esto, si se produce euforia y tienes una enfermedad como la depresión bipolar, que te empuja hacia la manía, entonces no es algo deseable (por eso los bipolares no deben tomar cannabis de alto contenido en THC).

Me pareció que esta etiqueta general de la euforia como algo temible derivaba también de uno de los puntos débiles del sistema moderno de la medicina occidental, que, en su enfoque esterilizado, racional y reduccionista del cuerpo humano, es incapaz de reconocer la importancia de la alegría, la conexión, la experiencia humana o la creación de «experiencias cumbre» que a menudo hacen que la vida merezca la pena y nos unen como seres humanos. Probablemente, también ocurre que la mayoría de los médicos han tenido pocas experiencias con el cannabis y otras sustancias, en particular las psicodélicas como la psilocibina (de «hongos alucinógenos»), y, por defecto, solemos temer aquello que no hemos experimentado o no comprendemos. Hoy en día, sabemos, por ejemplo, que la psilocibina, como el cannabis, tiene potencial terapéutico. En Estados Unidos, la FDA acaba de aprobar el «estatus de droga innovadora» para su uso en la depresión, mientras en algunas de las principales universidades del Reino Unido están en marcha numerosos estudios, cuyo objetivo es analizar cómo estos compuestos naturales se pueden emplear en el ámbito de la medicina para tratar depresiones resistentes a tratamientos y otras afecciones mentales en las que los fármacos actuales no han sido efectivos.

> **¿EL CANNABIS Y EL ALCOHOL COMBINAN BIEN?**
>
> El THC aumentará los efectos del alcohol y viceversa, razón por la cual combinar THC con un simple vaso de vino puede originar sensaciones de intoxicación y alteración más fuertes que la de cada uno por separado. La reacción varía muchísimo de una persona a otra porque los enzimas de descomposición que hay en el hígado son exclusivos de cada uno. La conclusión es que, si eres novato con el cannabis y aún estás buscando tu dosis equilibrada, o vas pasando de un producto a otro, es mejor no tomarlo con alcohol hasta que las cosas se hayan estabilizado. Después puedes intentar introducir una unidad de alcohol con una comida (para ralentizar la absorción) y ver cómo te sientes, partiendo de la base de que después no tendrás que conducir ni manejar maquinaria. Si vas a mezclarlos, recomiendo experimentar en casa durante un fin de semana por si te encuentras mal. Una dosis de cannabis que en circunstancias normales no provocaría alteraciones sí puede hacerte daño si la combinas con un vaso de vino u otra bebida alcohólica. Dicho esto, en cuanto las cosas son estables, muchos pacientes míos que toman cannabis terapéutico disfrutan de una ocasional copa de vino durante la comida.

Adicción al cannabis y consumo problemático de cannabis

El cannabis y el THC no comportan un riesgo de dependencia física como la morfina y otros opioides. No obstante, el consumo crónico de cannabis de alto contenido en THC y bajo en CBD, sobre todo el recreativo no supervisado, puede provocar, en función de los datos actuales,[8] un trastorno por consumo de cannabis o adicción al cannabis en aproximadamente el nueve por ciento de sus consumidores corrientes. La adicción consiste en el desarrollo de una dependencia mental, incluidas ansias, así como un mayor consumo pese a las consecuencias negativas para la vida. Quiero insistir en que estas cifras y esos datos estadísticos hacen referencia al consumo recreativo no supervisado, no a los consumidores de cannabis terapéutico, donde la adicción es muy infrecuente cuando existe la orientación adecuada. He tratado a miles de pacientes y nunca me he encontrado con uno que haya desarrollado una adicción al cannabis.

Factores como la edad y el sexo pueden afectar a cómo el cannabis interacciona con nuestro propio sistema endocannabinoide, algo que está siendo investigado por la doctora Lili Galindo, de la Universidad de Cambridge, cuyo objetivo es averiguar quiénes corren más peligro de padecer efectos mentales adversos debido al cannabis con THC.

Creo que conviene ser consciente de cualquier potencial riesgo de adicción, sobre todo si ya tienes un historial de adicciones a otras sustancias. Si experimentas dos o más de los siguientes signos y síntomas, quizá seas susceptible de padecer una dependencia del cannabis:

- Consumo diario excesivo de cannabis, superior a la cantidad necesaria para controlar síntomas médicos.
- Necesidad de dosis de cannabis y THC cada vez mayores, superiores a la cantidad necesaria.
- Compulsión y ansia por consumir cannabis siempre que esté disponible, no solo por razones médicas.

Si te preocupa la posibilidad de estar corriendo algún riesgo, aunque no cumplas estos criterios, ¡habla con tu médico tan pronto como sea posible!

El riesgo para los pulmones del cannabis inhalado

Si el consumo es continuado, con el cannabis fumado hay un peligro de irritación pulmonar debido a la combustión de materia vegetal. Esto a su vez puede incrementar en determinados individuos el riesgo de enfermedad pulmonar obstructiva crónica (EPOC), aunque las investigaciones no están claras. La cuestión de si el cannabis fumado puede producir cáncer de pulmón tampoco está clara todavía. Se sabe que el humo del cannabis contiene algunas sustancias cancerígenas llamadas «hidrocarburos» (p. ej., benzopireno, presente asimismo en el humo de los cigarrillos), aunque, a diferencia del humo del tabaco, que solo lleva cosas malas que provocan cáncer, el humo del cannabis contiene también algunas sustancias anticancerígenas y antiinflamatorias que contrarrestan (al menos en cierta medida) los elementos nocivos. No obstante, sobre todo en el caso de los pacientes de cannabis médico (entre los cuales nueve de cada diez tienen un componente inflamatorio en al menos una de sus dolencias), fumar cualquier cosa añade combustible al fuego de la inflamación, por lo que dejar de fumar del todo sería la mejor manera de reducir cualquier potencial daño en los pulmones.

Estos riesgos de la combustión de flores de cannabis se pueden evitar en gran parte vaporizándolo a una temperatura fijada por debajo de 217 °C. Como los cannabinoides CBC y THCV son los dos últimos en vaporizarse, a 220 °C, puedes perder estas sustancias en el vapor, pero seguramente vale la pena para evitar que se evapore el material malo, como el tóxico naftaleno. Todavía faltan estudios a fondo, por lo que suelo adoptar el enfoque más cauto basándome en la ciencia que conocemos actualmente.

Para que los vaporizadores de hierbas secas estén preparados y sean seguros en su uso con el cannabis, primero hay que calentarlos sin flores dentro para quemar cualquier potencial residuo químico derivado del proceso de elaboración. Un vaporizador de buena calidad irá acompañado de instrucciones precisas sobre cómo hacer esto; además, hay en YouTube muchos tutoriales sobre cómo limpiar un vaporizador de hierbas secas de cannabis antes de utilizarlo (véase también capítulo 5). Si ya padeces EPOC o cualquier otra dolencia pulmonar, como fibrosis o bronquitis crónica, lo mejor para ti quizá sea usar otros métodos distintos de la inhalación de cannabis; en tales casos es lo que yo aconsejo. Sin embargo, algunos tipos de dolor agudo con espasmos que aparecen de pronto responden mejor al cannabis inhalado, por lo que si alguien tiene asma o EPOC leve, valoramos las opciones de añadir cannabis vaporizado. En estos casos, el efecto broncodilatador (apertura de las vías respiratorias) del THC suele aliviar temporalmente el asma o el ataque agudo de EPOC, algo parecido a lo que hace el inhalador Ventolín (aunque no es el tratamiento estándar para esta indicación).

¿Puede el THC provocar un ataque cardiaco, una apoplejía o palpitaciones?

El THC puede incrementar la carga de trabajo del corazón, lo cual es peligroso para quienes padecen arritmias o dolencias cardiacas, pues lo fuerza hasta el punto de impedirle seguir el ritmo. En dosis elevadas, el THC también aumenta la respuesta al estrés y la ansiedad, sobre todo en los no habituados, lo cual de nuevo puede provocar más tensión en la acción de bombeo del corazón. Si vas a tomar una dosis muy alta de THC y corres un peligro elevado de sufrir una apoplejía o un ataque cardiaco, o padeces previamente una enfermedad cardiaca o de los vasos sanguíneos, el THC puede originar una arritmia, un ataque al corazón o una apoplejía fatales. En casos muy raros, incluso podría provocar la muerte si desencadenase un ataque cardiaco masivo y no se recibiera atención médica a tiempo.

Los únicos casos clínicos que hacen referencia a un ataque cardiaco fatal causado por una dosis muy grande de THC corresponden a consumo no terapéutico no supervisado de cannabis recreativo. Nunca he oído hablar de un caso de cannabis terapéutico que haya provocado la muerte cuando se ha consumido bajo supervisión médica, y por lo que yo sé en las investigaciones publicadas no se ha informado de caso alguno. Los estudios sobre la relación entre el consumo de cannabis médico y los problemas cardiacos se hacen con cannabis recreativo fumado con alto contenido en THC, no con cannabis médico, que suele tener menos THC y más CBD, y está controlado por un médico como sucede con cualquier otro fármaco. Dicho esto, he rechazado a pacientes que, con una afección cardiaca inestable, querían cannabis médico con THC. No siempre es una conversación agradable, pero mi primer deber es «no hacer daño».

Para información adicional, véanse las referencias.[9, 10, 11, 12, 13]

* * *

Historia de Todd:
El desencadenante de la arritmia misteriosa

Todd, un hombre de cincuenta y tantos años, vino a verme para que le diera cannabis médico, en relación con un dolor crónico. No era un principiante del cannabis terapéutico, cuya receta ya había obtenido de otro médico, que, al no saber demasiado sobre cannabis o medicina botánica, básicamente le había dado una prescripción en blanco para que pudiera experimentar y ver qué le gustaba más. El médico no estaba controlando el consumo de cerca, algo que quedó claro cuando charlamos.

Resultó que Todd estaba fumando una variedad de cannabis de alto contenido en THC, no vaporizándolo ni tomando productos orales con mucho CBD, como habría recomendado yo. Esto era un problema, pues el hombre sufría una alteración de ritmo cardiaco denominada «fibrilación auricular» (FA), que el THC puede desencadenar o empeorar. Cuando al principio interrogué a Todd acerca de su historial médico, quedó claro que, tras empezar con el cannabis de alto contenido en THC, sus síntomas de FA se intensificaban. Un episodio agudo reciente, que había dado como resultado una visita a urgencias, encajaba con una gran cantidad de cannabis de alto contenido en THC fumado ese día y el anterior en un intento de aliviar un brote de dolor. El médico no le había dado instrucciones concretas sobre qué tipo de cannabis terapéutico le convenía tomar.

Le dije que, en mi opinión, probablemente la variedad de alta proporción de THC elegida, aunque le había ayudado a mitigar el dolor, había contribuido a provocar más rebrotes de su dolencia cardiaca. Tras algo de persuasión por mi parte, accedió a dejar de fumar cannabis y pasar a la vaporización y los aceites orales. Le receté aceite de cannabis médico con una proporción de CBD alto y THC bajo (en torno a 5/1) como base. Todavía necesitaba algo de THC porque el dolor de espalda era muy intenso, y antes del cannabis médico había sido dependiente de los opioides para el control del dolor. Para el dolor irruptivo agudo añadimos una variedad equilibrada vaporizada, con algo más de CBD que de THC (2/1), pero con el suficiente THC para superar el episodio con rapidez. Gracias a esto redujimos al instante su contenido de THC a la mitad.

Añadir un producto de aceite rico en CBD con suficiente THC para darle un trasfondo de alivio del dolor de acción más prolongada ayudó a Todd a dejar atrás el dolor y la inflamación, de modo que sufrió menos rebrotes agudos. El paso de fumar a vaporizar redujo los riesgos para sus pulmones y cualquier subproducto inflamatorio capaz de afectar negativamente al sistema cardiovascular. Tras todos estos cambios, la afección cardiaca de Todd se volvió estable, no hizo más viajes al hospital por culpa de palpitaciones, su dolor menguó, y en general se sintió mejor y menos aturdido.

La historia de Todd es un claro ejemplo de por qué, para cualquiera con problemas cardiacos, la supervisión atenta de un médico es fundamental a la hora de garantizar que el tratamiento sea seguro y efectivo.

* * *

Interacciones de las drogas/hierbas

Como todo lo que ingerimos, desde los aditivos alimentarios a los fármacos, las drogas o las hierbas, el cannabis y los cannabinoides de la planta se descomponen en el hígado por la acción de enzimas especiales. Así pues, es posible que tengan lugar interacciones drogas/hierbas con el cannabis y el CBD. No existen muchas interacciones clínicamente significativas (hasta ahora demostradas) del cannabis con otras drogas, pero siempre es mejor ser prudente, igual que cuando incorporamos una medicación nueva, aunque sean las pastillas anticonceptivas o cualquier fármaco de venta directa.

El THC y el CBD son los cannabinoides más estudiados en lo relativo a su metabolismo en el hígado. Los enzimas que los descomponen son los mismos que descomponen muchas otras drogas o hierbas. Analizar las numerosas y complejas posibilidades de interacción droga/hierba que implican al sistema enzimático del hígado (llamado «sistema citocromo P450») está fuera del alcance de este libro, pero puede afirmarse que el efecto que el cannabis, sobre todo en dosis elevadas, puede tener en otras drogas es incuantificable. En esencia, esto significa que el efecto se desconoce por la falta de estudios publicados sobre las miles de diferentes combinaciones droga/cannabis. Tal vez suene un poco alarmante, pero la mayoría de las drogas tienen el mismo problema. Las investigaciones sobre interacciones droga/hierba y droga/droga se centran principalmente en un número restringido de drogas de alto riesgo capaces de interaccionar entre sí y provocar un aumento o una disminución de los niveles sanguíneos que pueden ser importantes si esa droga tiene un índice terapéutico estrecho (grado de seguridad). En general, afortunadamente, el cannabis tiene un índice terapéutico amplio; por otro lado, solo sobre unas cuantas drogas se han publicado conclusiones sobre cómo interactúan con el CBD y/o el THC.

Estas son las interacciones clave droga/hierba que hay que conocer:

- **Warfarina**. El THC y el CBD pueden incrementar los niveles de warfarina.[14]
- **Alcohol**. Puede aumentar los niveles de THC si se toman a la vez.[15,16]
- **Teofilina** (fármaco utilizado en la EPOC / enfermedad pulmonar crónica, aunque no tan habitualmente ahora como hace diez años). El cannabis fumado puede reducir los niveles de teofilina.[17]
- **Clobazam**. En niños tratados con clobazam para la epilepsia, el CBD incrementa los niveles del fármaco.[18]
- **Agentes de inmunoterapia para cáncer de pulmón de células no pequeñas, cáncer renal y melanoma**. Según ciertos estudios observacionales retrospectivos llevados a cabo en Israel, hay una menor respuesta a la droga, pero ninguna diferencia en la supervivencia libre de progresión o en la supervivencia global.[19]
- **Tacrolimus**. Es un fármaco de inmunoterapia y contra el rechazo en el trasplante de órganos. En dosis muy elevadas (en el estudio publicado, más de 1000 mg de CBD), puede interaccionar con el CBD.
- **Otros fármacos contra el rechazo de órganos trasplantados, como Cellcept**. No hay pruebas publicadas, pero es parecido al tacrolimus.

- **Tamoxifeno.** Recopilación de datos en curso no publicados de un colega de Canadá que lleva a cabo ensayos clínicos. Sigue sin saberse si el THC reduce su respuesta.
- **Hierba de San Juan.** No hay estudios publicados sobre interacción específica con el cannabis, el THC o el CBD, pero la hierba de San Juan es uno de los suplementos herbarios más conocidos con respecto a las interacciones droga/hierba por su capacidad para inducir (incrementar la actividad de) enzimas y alterar diferentes niveles de drogas, por lo que en general no lo utilizo con el cannabis, sobre todo si el paciente está tomando otras medicaciones.

No hay informes publicados sobre ninguna interacción problemática entre el cannabis y otros medicamentos botánicos. Dicho esto, normalmente yo procuraría no mezclar sustancias de alto contenido en THC y kava debido a los efectos sedantes combinados. Por lo común, los otros productos botánicos y suplementos naturales abordados en este libro son los que he empleado junto con medicamentos de cannabis con miles de pacientes, basándome en el enfoque «empieza bajo, avanza despacio» y, en la mayoría de los casos, añadiendo una cosa cada vez.

Almacenamiento seguro, lejos de niños y mascotas

Como pasa con todas las medicinas y los medicamentos botánicos, es importante evitar que los niños o las mascotas ingieran cannabis sin querer. En los niños con determinadas afecciones, como los trastornos convulsivos resistentes a tratamientos u otras disfunciones graves del desarrollo, el cannabis puede ser muy efectivo en un entorno médico controlado y bajo la atención de un pediatra que conozca el funcionamiento del cannabis y el CBD. Sin embargo, para los niños sanos no es aconsejable.

El THC puede desorientar mucho a las mascotas debido al efecto en los centros del equilibrio de los animales, que con respecto a esto son más sensibles incluso que los cerebros humanos, por lo que es importante (sobre todo si tienes un labrador, es decir, ¡un triturador de basura!) tener el cannabis bien guardado. Por otro lado, el aceite de CBD de cáñamo sin THC apreciable puede contribuir a calmar a las mascotas inquietas y parece seguro, aunque si quieres probar debes consultar siempre al veterinario. Muchos de mis pacientes, tras haber obtenido fantásticos resultados, han dado CBD a sus mascotas, y he observado que en los perros (y algunos gatos) el CBD ha mitigado el dolor artrítico, la ansiedad por separación y la hiperactividad. El aceite de semillas de cáñamo también es una sustancia saludable que puede ayudar a su pelaje. En Estados Unidos y Canadá están apareciendo cada vez más productos de CBD, si bien actualmente en el Reino Unido el CBD no es legal como medicamento para mascotas ni como ingrediente alimentario (pese al hecho de ser legal para los seres humanos, ¡algo que me resulta gracioso!).

Para garantizar la seguridad de todo el mundo, guarda tus productos de cannabis en una caja de seguridad de la que solo tú tengas la combinación o la llave. Aconsejo comprar una caja lo bastante grande para contener paquetes de control de humedad para las flores de cannabis, en caso de que las consumas, amén de todos los demás productos. Como la luz ultravioleta (p. ej., de la luz del sol) degrada los productos de cannabis médico y de CBD, la caja también ha de ser opaca.

Efectos secundarios positivos del cannabis y del CBD

Aunque si se trata de cannabis con THC hay algunos ámbitos de precaución, son muy pocas las situaciones en las que no se pueden probar productos de CBD de cáñamo o de cannabis médico de alto contenido en CBD y bajo en THC. Para mí, es importante señalar los efectos secundarios positivos de la terapia medicinal basada en el cannabis, aquellos de los que yo he sido testigo en miles de pacientes:

- **Mayor asimilación de la conciencia plena (*mindfulness*) y la meditación.** En muchos estudios, incluido uno de Harvard sobre meditación de *mindfulness*, la gente debe seguir la práctica a rajatabla cada día durante más o menos ocho semanas para empezar a advertir un beneficio sostenido. Cuando las personas toman CBD o cannabis terapéutico como herramienta para ayudar a serenar su mente lo

bastante para participar en meditación u otras prácticas de relajación, son capaces de ceñirse a estas prácticas el tiempo suficiente que les permite percibir un beneficio para la salud mental y los niveles de estrés. Antes del cannabis o del CBD, ser fiel a una práctica durante más de unos días era imposible para la mayoría de los pacientes que sufrían dolor crónico, niveles tóxicos de estrés y/o ansiedad debido a cierta incapacidad para calmar sus sistemas el suficiente tiempo cada día y soportar la incomodidad de aprender las técnicas.
- **Una mejor relación entre médico y paciente.** Antes de venir a mi consulta en busca de cannabis terapéutico, muchos de mis pacientes consideraban que el sistema médico les había fallado por completo. Mediante el trabajo conjunto con el cannabis, han recuperado su confianza en los médicos y son capaces de colaborar con sus equipos asistenciales para mejorar los resultados sanitarios.
- **Una sensación de control interno y de esperanza.** Cuando nos enfrentamos a una enfermedad crónica grave que quizá sea incurable, el objetivo es la calidad de vida. Como el cannabis suele funcionar muy bien con síntomas previamente incontrolables, procura un alivio del sufrimiento y ayuda a los pacientes a recuperar una sensación de control sobre sus síntomas y su vida. Esto es algo que su experiencia con la enfermedad les ha arrebatado.
- **Disminución de la cantidad de pastillas.** El cannabis suele reducir de manera espectacular el volumen de medicamentos con y sin receta que la gente necesita a diario para afrontar síntomas como el dolor, la inflamación, la ansiedad, el sueño irregular, el estrés o la fatiga. En el mejor de los casos, esto ha incluido dejar totalmente los analgésicos, los opioides, las benzodiacepinas, los somníferos y otros fármacos con muchos efectos secundarios.
- **Pérdida de peso.** Tras comenzar con el cannabis médico, muchos de mis pacientes pierden peso, cosa que contradice esa idea común de que el hambre voraz derivada del cannabis hace que las personas engorden. Al parecer, las variedades de alto contenido en CBD pueden mejorar el control del azúcar en la sangre, hallazgo que está em-

pezando a verse respaldado por investigaciones preliminares sobre los efectos metabólicos positivos del CBD y otros cannabinoides en la prediabetes, la diabetes y el síndrome metabólico.
- **Aumento del ejercicio.** Cuando las personas experimentan menos dolor y una disminución de la inflamación, tienen más vitalidad y son capaces de empezar y mantener un programa regular de ejercicios.
- **Regreso al trabajo.** Contrariamente a la idea de que el cannabis vuelve a la gente perezosa, muchos de mis pacientes con discapacidad han sido capaces de reanudar su actividad laboral de alguna forma, sea a tiempo parcial o completo.
- **Espectacular mejora de la calidad de vida.** Cada semana, alguno de mis pacientes me dice que el cannabis le ha cambiado la vida. Suelen insistir en que escriba sobre sus casos, pues tienen unas ganas enormes de que su experiencia y sus resultados lleguen a la comunidad médica, sobre todo después de que el consumo del cannabis estuviera demonizado durante décadas.

En resumen, por lo general, los productos de cannabis médico y de CBD para el bienestar presentan un buen historial de seguridad, pese a que en los últimos cien años, en muchos países, se ha considerado una droga peligrosa. No obstante, como pasa con cualquier terapia, existen algunos riesgos, sobre todo con respecto a los productos que contienen THC, para ciertas personas y si encima se toman determinadas drogas, por lo que antes de empezar a consumir productos de cannabis siempre conviene consultar primero al médico.

SEGUNDA PARTE

7

Mejora del bienestar cerebral, el envejecimiento cerebral y los trastornos neurológicos

A primera vista, el alto rendimiento cognitivo y las enfermedades cerebrales neurodegenerativas como la demencia no parecen tener mucho en común. Sin embargo, los estados cerebrales óptimos y las enfermedades cerebrales neurológicas progresivas se hallan en los extremos opuestos del mismo espectro de salud cerebral. Por otro lado, cuanto más descubrimos sobre el cerebro y sus mecanismos, más claro parece que los factores que lo mantienen sano, feliz y con un buen funcionamiento (por su capacidad para amortiguar la inflamación y las toxinas, eliminar residuos y mantener equilibradas todas sus sustancias químicas) son los mismos que pueden volverse disfuncionales y provocar afecciones. En su forma más extrema, estas disfuncionalidades se aprecian en enfermedades como el alzhéimer, el párkinson y otros trastornos integrantes de un grupo de dolencias que los médicos llaman «neuropatológicas», esto es, un estado en que «el cerebro falla». Todas estas afecciones son ligeramente distintas, por supuesto, pero también presentan muchas semejanzas y, por lo visto, suponen cierta disfunción del sistema endocannabinoide, razón por la cual los cannabinoides vegetales parecen contribuir a aliviar muchas de ellas.

La esclerosis múltiple, incluida en este capítulo, se puede considerar una enfermedad tanto neurodegenerativa como autoinmune. Para los científicos, antes era un misterio el hecho de que pudiera ser ambas cosas, pero actualmente sabemos que el sistema inmunitario, el cerebro y el sistema nervioso están estrechamente conectados. Incluso la proteína denominada «beta amiloide», que inicialmente se creía la causa del alzhéimer, ahora se piensa que es una respuesta inmune que ha fallado. Los cannabinoides ejercen un efecto tanto en el sistema nervioso como en el cerebro mediante el viejo sistema endocannabinoide.

Además de mi labor médica con personas enfermas, también trabajo en el otro extremo del espectro, en la esfera del alto rendimiento cognitivo. He dirigido cursos de alto rendimiento y preparación para la resiliencia, con clientes que van desde directores ejecutivos que figuran en la lista Fortune 500 hasta deportistas profesionales y actores, cuya finalidad es maximizar su rendimiento cerebral. Empleamos diversas herramientas, entre ellas los electroencefalogramas (para guiar y personalizar el plan de bienestar basado en firmas cerebrales) y el entrenamiento cerebral con *neurofeedback*, además de la dieta, la relación mente-cuerpo, el estilo de vida y los medicamentos y suplementos botánicos. El CBD, en concreto el de cáñamo (pues en muchos países es el más accesible para los clientes), se ha convertido en el elemento principal de la «combinación de suplementos» que utilizamos, y los clientes continuamente hablan entusiasmados de lo mucho que los ha ayudado. Algunas personas afincadas en Estados Unidos y Canadá también han añadido estratégicamente a la mezcla cannabis con THC microdosificado, y los efectos han sido beneficiosos.

Así pues, tanto si actualmente estás padeciendo una enfermedad cerebral degenerativa (o ayudando a un ser querido que sí la padece) como si solo quieres optimizar tu función cerebral como prevención y mejorar tu envejecimiento cerebral, el CBD y el cannabis pueden ofrecerte algo.

La receta de zumo verde especial de mis pacientes

En muchas comunidades pequeñas de la Costa Oeste, muchos pacientes míos de noventa y tantos años llevan una vida sana e independiente, y cultivan sus propias verduras. Algunos también plantan cannabis, pero, en vez de utilizarlo para colocarse, por las mañana meten las hojas y algunas espinacas del huerto en un exprimidor y hacen un zumo verde soberbio, muy especial y no intoxicante, que, según aseguran, los mantiene rebosantes de salud.

Esto era antes de que yo recetara medicamentos de cannabis. Como estaba intrigada, empecé a investigar un poco por qué el cannabis crudo podía ser tan beneficioso para la salud. Y descubrí que al exprimir las hojas e incluso las flores, en realidad mis pacientes estaban obteniendo THCA, el precursor no intoxicante del THC. Por lo visto, el THCA tiene varios efectos salutíferos y ningún inconveniente (excepto que requiere estar mucho rato exprimiendo y mucho material, lo que uno seguramente solo puede permitirse si cultiva una buena cantidad de cannabis en el huerto de casa). No es exactamente una forma eficiente de utilizarlo, pero no deja de ser interesante, y teniendo en cuenta lo sana que estaba esa gente en su vejez, ¿cómo voy a cuestionar los resultados?

El THC aumenta el rendimiento cerebral y frena el envejecimiento cerebral

Un reciente estudio[1] ha analizado el cerebro y la función cognitiva de pacientes que estaban siendo tratados con cannabis médico para afecciones crónicas. La función cerebral fue examinada antes de empezar con el cannabis terapéutico; al cabo de tres meses, los resultados ponían de manifiesto que el rendimiento cognitivo había mejorado. Esta mejora concernía al desempeño cerebral y a patrones de activación en áreas de la corteza cingulada y los lóbulos frontales implicadas en la función ejecutiva. Los investigadores concluyeron que el cannabis no dañaba la función cerebral, sino que, según sugerían los resultados, daba lugar a una potencial normalización de la función cerebral cuando el desempeño no era óptimo. También observaron que los pacientes de cannabis terapéutico estudiados mejoraban en múltiples medidas relacionadas con la salud y el bienestar general, y también reducían el consumo de medicamentos potencialmente adictivos y dañinos para el cerebro, como los opioides y las benzodiacepinas. (Obsérvese que este estudio tenía que ver con el cannabis terapéutico, no con el recreativo y que se fuma, del que no se sabe que mejore ninguna función cognitiva.)

Hace poco, un estudio con ratones demostró que el cannabis puede retrasar mucho el envejecimiento cerebral,[2] al menos en ratones adultos, mientras que otro ha revelado un aumento en el aprendizaje y la memoria, así como un cambio en la estructura y las redes cerebrales hacia una edad mental más juvenil.[3]

En contraste con el efecto beneficioso en el cerebro adulto más viejo, tal como hemos visto antes, el THC puede tener el efecto contrario en el cerebro sano de los adolescentes y quizá de los de veintitantos años, acaso alterando un sistema endocannabinoide previamente bien equilibrado. La única excepción quizá se dé en los jóvenes con epilepsia y otros trastornos neurológicos, donde el cerebro no está funcionando con normalidad; en estos casos, el CBD con una dosis baja de THC puede ser de mucha ayuda. En los casos en que las medicaciones han fallado y un pediatra ha prescrito cannabis bajo estrecha supervisión, es posible que los beneficios superen a los riesgos.

Si actualmente no sufres ningún trastorno cerebral, pero tienes interés en el envejecimiento del cerebro sano y en el alto rendimiento cognitivo, ciertas pruebas preliminares sugieren que dosis bajas de cannabinoides resultan provechosas en etapas posteriores de la vida. Pueden incluso ayudar a restablecer los ritmos circadianos alterados en el envejecimiento avanzado.[4] (Los ritmos circadianos son los patrones fisiológicos diarios que controlan todos los aspectos de las funciones del cuerpo y el cerebro mediante un «marcapasos» cerebral denominado «núcleo supraquiasmático».)

Un enfoque basado en sustancias químicas vegetales para impedir e incluso anular el envejecimiento cerebral prematuro

Algunos investigadores han sugerido un enfoque fitoquímico (sustancia química vegetal) para combatir enfermedades asociadas al envejecimiento cerebral. Aunque puede sonar como una especie de paso atrás con respecto al uso de la ciencia moderna, resulta que los fármacos convencionales más útiles empleados en el alzhéimer, los inhibidores de la colinesterasa, son compuestos aislados de plantas; por ejemplo, una sustancia vegetal llamada «galantamina», presente en la campanilla de invierno. Según ciertas investigaciones con modelos celulares y animales, los cannabinoides como grupo son importantes para la neurogénesis, o crecimiento de células cerebrales nuevas, en el cerebro humano adulto, sobre todo en determinadas áreas, como el hipocampo. Aunque por sí mismo el THC en grandes cantidades puede dañar la memoria temporalmente, en realidad otros cannabinoides pueden reforzarla.[5]

Sabemos también que los terpenos (del cannabis y otras plantas) pueden atravesar la barrera hematoencefálica,[6] lo cual significa que son capaces de impactar directamente en el cerebro. Los terpenos, los flavonoides y compuestos vegetales similares pueden tener efectos neuroprotectores que tal vez resulten beneficiosos en diversos trastornos neuropsiquiátricos y neurodegenerativos.

En múltiples estudios[7] se ha demostrado que numerosas especies de salvia, y en concreto de salvia española, mejoran la cognición y quizá sean útiles en esas enfermedades anómalas de envejecimiento cerebral. En un estudio reciente se observó que la salvia ayuda a prevenir esas afecciones, mientras que en otro se descubrió que potenciaba la memoria y la atención en adultos sanos de edad avanzada.[8,9] Curiosamente, se cree también que las principales sustancias químicas vegetales responsables de estos efectos, los monoterpenos, son importantes productos bioactivos de la planta de cannabis, entre los cuales se incluye un monoterpeno específico denominado «alfa-terpeno»,[10] del que sabemos que refuerza la memoria.

Para aquellos de mis clientes que buscan bienestar y quieren incorporar suplementos naturales y productos botánicos para mejorar el rendimiento cerebral y combatir el envejecimiento, combino otras sustancias botánicas con el cannabis para darle al cerebro un impulso natural. Es algo que yo misma tomo para aumentar la concentración y la memoria, y como respaldo cognitivo general en las tensiones cerebrales habituales de la vida actual.

Cócteles de CBD, ¿alguien quiere?

Además de los efectos positivos directos en el envejecimiento del cerebro y la neuroprotección, el cannabis (y concretamente el CBD) también puede ser útil para promover hábitos más sanos, incluidos el abandono de costumbres nocivas, como el consumo excesivo de alcohol. En un estudio reciente, el tratamiento con CBD ayudó a disminuir los antojos y reducir la cantidad de alcohol ingerido, así como a proteger el hígado contra algunos de los efectos tóxicos del alcohol.[11] En los últimos años hemos observado el aumento de fiestas con CBD y cenas con cannabis en sitios como Canadá, California y Colorado, Nueva York y, más recientemente, Londres. Personalmente, he asistido a varias fiestas con CBD en las que la gente bebía muy poco o nada, y, en cambio, se daba un festín de bebidas y alimentos impregnados de CBD (con gran satisfacción para mí, pues suelo evitar el alcohol). En todas estas reuniones había personas que jamás habían probado el CBD ni el cannabis y que al final de la noche (sin haber bebido alcohol) aseguraban sentirse más relajadas y, en general, mejor que de costumbre tras haber consumido cada una, a lo largo de toda la noche, unos sesenta miligramos de CBD.

El CBD puede cambiar la manera en que socializamos, así como los instrumentos que utilizamos como lubricantes sociales. Cada vez hay más personas que están reduciendo el consumo de alcohol e incluso dejándolo del todo como parte de un nuevo estilo de vida ligado al bienestar. En un futuro inmediato, el CBD y el cannabis pueden sustituir al alcohol como sustancia preferida para socializar, y además casi sin aspectos negativos (al menos con el CBD de cáñamo y el cannabis bajo en THC y alto en CBD).

Los artistas y los creadores llevan siglos tomando cannabis para mejorar su imaginación y modificar sus estados cerebrales. El movimiento del CBD lo ha llevado a todo el mundo, como alternativa segura al cannabis del mercado irregular.

Cómo utilizar productos de CBD (de cáñamo) para el bienestar cerebral

- Usa un aceite de CBD de espectro amplio/completo.
- Busca CBC: este cannabinoide menor tiene potentes efectos antiinflamatorios y en los modelos celulares puede favorecer la neurogénesis (células cerebrales nuevas).[12]

- Busca estos terpenos beneficiosos:
  - alfa-pineno: puede ayudar específicamente a la memoria
  - beta-cariofileno: antiinflamatorio

Dosis inicial y ajuste

Con respecto al bienestar cerebral no existe una dosis estándar. Para que salga económico, quizá quieras empezar con una cantidad comprendida entre 6 mg y 10 mg de CBD, dos o tres veces al día con las comidas. Si tienes también otra razón para probar el CBD (como la fatiga crónica, el agotamiento, la ansiedad, etcétera), tal vez prefieras comenzar con una dosis más alta y consultar el capítulo dedicado a cómo abordar tu problema concreto, o probar un producto de alta tecnología que sea más absorbible, lo cual significa que te hará falta menos CBD para obtener el mismo resultado.

Recuerda esto: no existe una dosis específica perfecta que funcione para todos exactamente igual, pues el sistema endocannabinoide de cada persona y su equilibrio son únicos. Así pues, con respecto a cuánto CBD has de añadir a tu combinación para el bienestar cerebral, lo importante es el ajuste de la dosis, empezando con poca cantidad y despacio.

En cuanto al bienestar cerebral y al refuerzo del rendimiento de nuestro cerebro, el CBD muestra su máxima eficacia quizá cuando se toma como parte de lo que se denomina «combinación nootrópica». Este es el término empleado en la medicina del rendimiento máximo para designar un plan cuya finalidad sea respaldar el desempeño cerebral; por otro lado, puede incluir suplementos naturales y productos botánicos.

La combinación nootrópica para el bienestar cerebral: elementos sin cannabis a tener en cuenta

Estos productos botánicos se han utilizado, en algunos casos, desde hace miles de años para ayudar a la función cerebral, la cognición, la agilidad mental y el envejecimiento sano. Ciertos estudios más recientes han revelado los más que reales efectos beneficiosos que pueden tener en el cerebro,[13] y como la fitoterapia opera mediante sinergias, la combinación de hierbas acaso origine un beneficio mayor que el uso de una sola.

- **Gingko biloba.** Hierba medicinal china tradicional usada durante siglos para mejorar la memoria afectada por la mala circulación (puede reforzar el funcionamiento vascular, los vasos sanguíneos y la salud en el cerebro y el sistema nervioso).
- **Bacopa monnieri, o brahmi.** Hierba medicinal ayurvédica tradicional utilizada desde hace siglos en la India como neuroprotector y tonificante cerebral para mejorar la memoria y el aprendizaje y mitigar el estrés y la ansiedad. Contiene montones de sustancias químicas vegetales que contribuyen a este efecto, y es una de las hierbas más comunes entre la gente mayor que conocí durante mi estancia en la India. Suele tomarse junto con otras hierbas como la bufera (ginseng indio).
- **Huperzina A.** Extraída del licopodio chino, es un inhibidor natural de la colinesterasa, que imita el efecto del fármaco más utilizado (donepezilo) para tratar deterioros cognitivos en la demencia. Según algunos autores, puede igualar o incluso superar en eficacia a la versión farmacológica, y con menos efectos secundarios. Según ciertos estudios preliminares, es válida para aumentar la cognición en los pacientes de alzhéimer.[14, 15, 16]
- **Curcumina y pimienta negra.** La curcumina, extracto integral de la raíz de la cúrcuma, es neuroprotectora y antiinflamatoria, y puede ayudar a prevenir trastornos cerebrales degenerativos. Esto se debe a su capacidad para potenciar el factor neurotrófico derivado del cerebro (FNDC), que estimula el crecimiento y la supervivencia de las neuronas sanas (células cerebrales).

Una dieta para reforzar al cerebro

Además de tomar suplementos botánicos, hay diversos cambios dietéticos que pueden contribuir al funcionamiento adecuado del cerebro.

- Dieta mediterránea: dieta de IG (índice glucémico) bajo.[17,18]
- Más alimentos con ácidos grasos ricos en omega-3: pescado azul como el salmón y peces pequeños como las anchoas o los arenques.
- Sustituir el aceite vegetal mezclado por aceite de oliva virgen extra. El aceite vegetal mezclado y muy procesado puede provocar inflamación y carece de los flavonoides buenos y de otras sustancias presentes en el aceite de oliva que favorecen la salud del cerebro y del corazón.
- Seguir una dieta rica en alimentos como:
  - Ajo y los demás integrantes del género allium (alicina): tienen mucho azufre, son neuroprotectores y contribuyen a desintoxicar el hígado.
  - Uvas rojas, vino tinto, tomates: todos contienen resveratrol, un fuerte antioxidante y neuroprotector contra las toxinas, el estrés y la muerte prematura de las células cerebrales.
  - Té verde: fuente de galato de epigalocatequina, y potente antioxidante y neuroprotector contra placas cerebrales como los beta amiloides, que se observan en el cerebro con demencia; con solo una taza de té verde al día, se puede reducir en un ocho por ciento el riesgo de enfermedad de párkinson.
  - Pimientos picantes: contienen capsaicina, que mejora la comunicación intercelular en el cerebro y además es antioxidante y neuroprotectora.
  - Alimentos ricos en flavonoides, como las manzanas, las bayas, el chocolate negro y las frutas cítricas: los flavonoides cruzan la barrera hematoencefálica y pueden contribuir a la protección cerebral y tener efectos contra el envejecimiento.[19]
  - Una gran variedad de hierbas y especias culinarias: añade a tu dieta cuantas hierbas y especias sea posible, pues se cree que contribuyen al potencial antiinflamatorio y antioxidante que es neuroprotector para el cerebro; por otro lado, también ayudan a proteger contra toxinas ambientales, contaminantes y daño inducido por el estrés.

Cómo utilizar productos de cannabis médico para el bienestar cerebral

Prueba esto solo bajo supervisión de un médico y, naturalmente, si el cannabis terapéutico (que contiene THC) es legal donde vivas.

- De entrada, empieza con un aceite de cannabis de alto contenido en CBD. Es lo mejor para minimizar cualquier efecto secundario asociado al THC mientras aún se administran pequeñas microdosis de THC, que también pueden ser neuroprotectoras, junto con el CBD y otras sustancias químicas vegetales.
- Dosis inicial promedio: 5 mg de CBD 2x/día con un aceite de cannabis alto en CBD y bajo en THC, que supondrá una microdosis de THC si la proporción entre CBD y THC es de 20/1.
- Puedes permanecer en esta microdosis si el principal objetivo es utilizarla como suplemento junto con otros nootrópicos en una combinación; por otra parte, puedes incrementar la dosis cuando sea preciso si también quieres abordar otros síntomas o problemas de salud (véase el capítulo relacionado con tu problema concreto).
- Si experimentas un efecto secundario ligado al THC, como intoxicación, aumento del ritmo cardiaco o ansiedad, consulta el capítulo 5 para saber afrontar los efectos secundarios del THC y evaluar el modo de seguir (también debes comunicar a tu médico que has sufrido este efecto secundario).

Busca estos terpenos y cannabinoides menores beneficiosos:

- Alfa-pineno: puede reforzar específicamente la memoria.
- Beta-cariofileno: antiinflamatorio.
- El THCV es un supresor del apetito (¡nada de antojos!) y puede ayudar a regular un metabolismo sano (es decir, antiobesidad y antidiabetes tipo 2,[20] dos cosas que pueden afectar negativamente al envejecimiento cerebral).

Además, vale la pena tomar en consideración estos consejos:

- Considera la posibilidad de tomar un producto de acción prolongada y liberación lenta, como un parche transdérmico, para evitar los altibajos relacionados con el THC.
- Si estás tomando cannabis como parte de tu rutina vespertina de relajamiento, busca un producto rico en mirceno, un terpeno tranquilizador/sedante.

Cómo utilizar la vaporización de flores de cannabis para el bienestar cerebral

- Empieza con flores de alto contenido en CBD y bajo en THC, sobre todo si antes nunca has tomado THC (es decir, si eres inexperto en el uso del cannabis).
- Si tienes experiencia con el THC, puedes probar una variedad con más THC, conocida como «variedad equilibrada», pero ten cuidado con las posibilidades de intoxicación o el perjuicio al cabo de unas horas de vaporización, pues la reacción de cada persona es distinta.
- Empieza con una cantidad equivalente a una cabeza de fósforo, sobre todo si es una variedad con más THC.

De entrada, elección de una variedad para vaporizar

Escoge variedades de alto contenido en CBD y bajo en THC. Una buena proporción inicial entre CBD y THC oscilaría entre 15/1 y 20/1, como:

- **Avidekel.** Tiene aproximadamente 15-18 % de CBD, 0,8-1 % de THC.
- **ACDC.** Es una variedad con mucho CBD y poco THC: hasta el 30 % de CBD y en torno al 1 % o menos de THC (la proporción media entre CBD y THC es 24/1).
- **Cannatonic.** Esta variedad puede tener un nivel de THC de hasta el 6 %, que es un poco alto, aunque influye mucho en la manera de cultivarla y el subtipo específico. Si escoges esta variedad, asegúrate de que los niveles de

THC son del 3 % o preferiblemente inferiores, y de que el contenido de CBD es del 10 % o superior.
- **Cualquier modalidad de CBD.** Desde el punto de vista técnico, cualquier variedad de cannabis puede pasar a ser rica en CBD, incluidas variedades que en un principio tenían más THC (pierden una gran cantidad de este). No existe un término estándar para estos tipos de alto contenido en CBD, pero se los conoce como «modalidades de CBD» o «flores de CBD» (cuando es un producto de cannabis secado).

Trastornos neurológicos

Para mí, entender qué pasa y por qué cuando el cerebro funciona mal en las enfermedades neurodegenerativas, sobre todo el párkinson y la demencia, no tiene solo un interés profesional; también tiene mucho que ver con mi familia. Vi a mi padre luchar durante años contra una atroz enfermedad cerebral neurodegenerativa en una época en la que yo no sabía nada sobre el cannabis o el CBD. Lo que inicialmente se diagnosticó como «síndrome de posconmoción grave», tras un accidente de coche, al principio mejoró, y él recuperó una vida casi normal. Pero nunca del todo. Jamás se sintió del todo bien o igual que antes, y mi madre también lo notó; eran pequeñas cosas que fácilmente se podían pasar por alto.

Después llegó el diagnóstico de deterioro cognitivo leve, que al final se convirtió en una agresiva enfermedad neurodegenerativa, tal vez provocada por una serie de lesiones a lo largo de los años, así como por otros posibles factores de riesgo, como su historial familiar de demencias, acaso una exposición elevada a productos químicos agrícolas cuando era más joven o incluso a sustancias de limpieza en seco. La lista de potenciales factores de riesgo era muy larga y dificilísima de esclarecer. A la larga, mi padre desarrolló un trastorno neurodegenerativo complejo, que incluía un tipo de demencia que, al principio despacio y luego muy deprisa, le privó tanto de la función corporal como de la cerebral, además de dañarle con ciertos aspectos del párkinson, alucinaciones y delirio.

Fue desgarrador ver a mi elegante y divertido padre, a quien le encantaba la gente, su trabajo y la vida en general, perder sus capacidades una a una, observar que su mundo era cada vez más pequeño. Al final era incapaz de hablar, incluso de tragar. Yo había sospechado la existencia de algún problema muchos años antes de que le diagnosticaran algo, antes incluso de empezar a estudiar Medicina. Sin embargo, durante años se me dijo una y otra vez que los mejores especialistas no veían nada raro, y luego, cuando inequívocamente había un problema, que ya no se podía hacer nada. Si yo hubiera sabido lo que sé ahora, le habría mandado a hacer entrenamiento cerebral con *neurofeedback* tras su grave conmoción, como parte de su recuperación, y también le habría dado medicamentos de cannabis desde el primer día de su convalecencia, más de veinte años antes del inicio de su enfermedad terminal finalmente diagnosticada.

Si mi padre hubiera tenido acceso al cannabis como medicamento, así como a las otras herramientas para la salud cerebral de las que yo dispongo ahora, quizá hoy seguiría vivo, o al menos habría tenido una mayor calidad de vida en sus últimos años. Cuando empezó a sufrir los primeros síntomas de cambios cognitivos, allá por 2001, el cannabis terapéutico ya era una posibilidad en Canadá, pero ningún médico hablaba de él, no hablemos ya de atreverse a recomendarlo. La mayoría ni siquiera sabían que existía como opción. En aquella época, aunque era técnicamente legal tomar cannabis por razones médicas, la verdad es que no era una alternativa real. Menos mal que en los últimos veinte años hemos recorrido un largo camino, y ahora existen cada vez más pruebas de que, lejos de ser una droga peligrosa y tóxica para el cerebro, de hecho es neuroprotectora, sobre todo las variedades de bajo contenido en THC y alto en CBD. Esto significa que, si la consumimos de la manera correcta, protege realmente el cerebro y el sistema nervioso adulto contra una gran variedad de agresiones tóxicas y puede incluso ralentizar procesos relacionados con el deterioro cerebral prematuro.

El sistema endocannabinoide en las enfermedades cerebrales neurodegenerativas

El sistema endocannabinoide ha llegado a despertar verdadero interés como objetivo de tratamiento en enfermedades como el alzhéimer o el párkinson. Se debe a que estas afecciones cerebrales conllevan cambios en nuestros receptores cannabinoides.[21] Un ejemplo de estos cambios es la pérdida de receptores CB1 y la fabricación de demasiados receptores CB2.[22] Un exceso de receptores CB2 acaso esté relacionado con un componente disfuncional del sistema inmunitario en estas enfermedades. Actualmente, sabemos, como se ha mencionado antes, que las placas amiloides generadas en el alzhéimer son probablemente una respuesta inmune, y que la esclerosis múltiple es también una disfunción inmunitaria del sistema nervioso y el cerebro. En ambos casos, los cannabinoides como el CBD y el THC de la planta que actúan en nuestro sistema endocannabinoide parecen mitigar los síntomas de la dolencia e incluso son prometedores como tratamiento o cura para el futuro. Como los receptores CB1 parecen ser neuroprotectores,[23] su desaparición indica que algo va mal.

Esclerosis múltiple

Los expertos todavía discuten si la EM (esclerosis múltiple) es sobre todo una enfermedad cerebral degenerativa provocada por una inflamación o si debemos considerarla básicamente una enfermedad autoinmune. De hecho, se trata de una cuestión solo semántica, porque, en realidad, la EM es ambas cosas. Es una enfermedad autoinmune en la que el cerebro y el sistema nervioso se atacan a sí mismos (en especial a las vainas nerviosas); pero también se puede considerar una enfermedad neurodegenerativa en el sentido de que provoca degeneración o descomposición de las vainas nerviosas grasas, lo que origina daño neural. Se trata de un proceso llamado «desmielinización», en virtud del cual la afección arranca de las fibras nerviosas sensibles la vaina protectora grasa que permite a los nervios transmitirse señales entre sí para el funcionamiento normal del sistema nervioso y el cerebro.

En una forma de EM llamada «progresiva primaria», la degeneración es grave y rápida, mientras que otras más leves pueden ser estables durante muchos años antes de volver a progresar. Como los síntomas de la EM pueden variar mucho, suelen producirse durante años antes de que se emita un diagnóstico. Pueden incluir dolor, fatiga, debilidad o entumecimiento de diversas partes del cuerpo, problemas de visión, mareos, dificultades para andar y mantener el equilibrio, así como problemas de la vesícula y espasticidad muscular. Es posible que aparezcan sin avisar, y que causen dolor extremo y discapacidad durante los ataques.

Hoy en día sabemos que la EM supone una desregulación del sistema endocannabinoide.[24, 25, 26, 27, 28] Como pasa con las demás enfermedades cerebrales neuropatológicas analizadas en este capítulo, no se conoce ninguna cura farmacológica; por otro lado, incluso los mejores tratamientos médicos occidentales disponibles suelen ser insuficientes para controlar los síntomas.

Según múltiples estudios y amplias revisiones de datos, aparte de pruebas clínicas de muchos miles de pacientes, disponemos de pruebas concluyentes de que el cannabis mitiga lo que conocemos como «espasticidad», uno de los principales síntomas de la EM. La espasticidad es un síntoma muy discapacitante debido al cual los miembros y los músculos se notan pesados, moverse se torna difícil e incómodo y, en algunos casos, acaban apareciendo espasmos dolorosos. Por lo general, el efecto antiespasmódico (antiespasticidad) lo tiene el THC, pero mediante una buena cantidad de CBD se pueden neutralizar sus posibles efectos secundarios, por ejemplo en la cognición y la memoria, que ya son un problema en la propia EM.

Tanto el CBD como el THC reducen las sustancias inflamatorias en la microglía del cerebro (células auxiliares).[29] Probablemente, este es también un efecto importante, pues la inflamación cerebral desempeña un papel significativo en el proceso de la enfermedad y al parecer impulsa la progresión (es decir, hace que la enfermedad empeore con el tiempo).[30]

Según algunos investigadores, el CBD en dosis elevadas (por encima de las dosis promedio de cannabis médico) puede ser realmente capaz de al menos ralentizar,[31] o quizás incluso detener, el proceso de la enfermedad mediante su acción antiinflamatoria. Hay un espray de cannabis farmacéutico, el Sativex, elaborado a partir de la materia vegetal, que contiene una proporción pareja 1/1 de THC y CBD, que se puede usar legalmente para la EM en el Reino Unido y muchos otros países de la Unión Europea, así como en Australia, Canadá e Israel. Esta medicación es una excelente opción para muchas personas y un enorme paso como alternativa. Yo también se la he prescrito a algunos de mis pacientes. No obstante, la mayoría de mis pacientes preferían los aceites de cannabis de espectro completo y los productos de flores vaporizadas, en parte debido al coste (el cannabis terapéutico era mucho más barato que el fármaco, al menos en Canadá) y también al nivel de adaptación individual que podíamos lograr ajustando las proporciones de CBD y THC y, en la vaporización, utilizando diferentes variedades para distintos tipos de síntomas, como la fatiga o la depresión que sufren muchos enfermos de EM. La clave está en contar con tantas opciones medicinales cannabinoides como sea posible; por otro lado, me parece que los medicamentos cannabinoides de farmacia elaborados a partir de la planta aumentarán en número y variedad a medida que la ciencia del cannabis avance, una tendencia de la que ojalá todos los pacientes saquen provecho.

Numerosos estudios han demostrado que el cannabis, en diversas formas, es útil y efectivo en relación con muchos síntomas de la EM, entre ellos el dolor y la fatiga. Según mi experiencia clínica, el cannabis es práctico para aliviar esos síntomas y también para mejorar la calidad de vida y el sueño, y mitigar la ansiedad y la depresión asociadas a la EM: disminuye los efectos secundarios de los tratamientos y reduce las dosis de muchos medicamentos necesarios. He tratado a enfermos de EM cuyos síntomas mejoraron de manera espectacular y cuyos accesos parecían menos frecuentes tras tomar cannabis terapéutico sistemáticamente, durante varios meses.

Uso de cannabis y CBD en la EM

He aquí varias directrices generales, basadas en lo que, según mi experiencia, funciona mejor en mis pacientes de EM:

- Base diurna: aceite, tintura o cápsula de alto contenido en CBD y bajo en THC. Normalmente, empiezo con un producto oral o sublingual alto en CBD y bajo en THC como base terapéutica para las horas diurnas, 3x/día con las comidas. Puedes usar aceite de CBD de cáñamo, pero con mis pacientes de Canadá suelo emplear una variedad médica con receta que contiene en torno a 0,5-2 % de THC o una proporción 20/1 de CBD y THC, comenzando con una dosis de 5-10 mg y aumentándola lentamente para el alivio de los síntomas. Busca un producto etiquetado como «híbrido o sativa-dominante» con diversos terpenos efectivos para la inflamación (beta-cariofileno) y para levantar el ánimo (D-limoneno), así como con alfa-pineno para la memoria.

- Dolor nocturno, insomnio y espasmos musculares: por lo general, empiezo con una microdosis (1-2 mg) de un aceite con mucho THC y poco CBD, o de una proporción 1/1, que el paciente toma una hora antes de acostarse. El THC mitiga las alteraciones del sueño, los espasmos musculares y el dolor.
- Para un alivio inmediato de la espasticidad o la fatiga durante el día: en cuanto estás acostumbrado al THC (al cabo de 2-4 semanas de tomar el aceite con THC por la noche), intenta vaporizar una variedad equilibrada de cannabis secado (véase capítulo 5).

Enfermedad de Parkinson

Como pasa con otros trastornos neurodegenerativos, el párkinson y dolencias similares afectan al sistema endocannabinoide. Los cannabinoides constituyen un tratamiento prometedor, sobre todo debido a que las mejores opciones convencionales en terapia farmacológica están limitadas, no ralentizan el avance de la enfermedad y no suelen abordar adecuadamente los síntomas ni mejoran la calidad de vida en un grado apreciable. La primera investigación publicada sobre el uso de medicamentos de cannabis para tratar el párkinson es alentadora, y cada mes aumenta el número de estudios positivos. En múltiples trabajos se ha observado mejora sintomática con el cannabis terapéutico,[32] y son cada vez más los neurólogos convencionales que contemplan esta opción para sus pacientes.[33]

En un estudio reciente, se ha observado que muchos enfermos de párkinson ya estaban tomando cannabis como estrategia de autotratamiento,[34] aunque no siempre se lo decían a su médico, y que les resultaba útil para diversos síntomas, entre ellos los temblores, la rigidez y otros problemas ligados al movimiento y el modo de andar, la depresión, la ansiedad, las dificultades para dormir y el dolor, de modo que el aceite parecía ser lo más beneficioso (con menos efectos secundarios), y la vaporización lo más rápido para aliviar los temblores.

Las investigaciones están comenzando a reflejar mi experiencia clínica de que el cannabis médico con alto contenido en CBD suele ser capaz de aliviar muchísimo los síntomas del párkinson salvo los temblores: alteraciones del sueño, manifestaciones conductuales que oscilan entre leves y psicóticos, y diversos aspectos que afectan a la calidad general de vida.[35]

He observado un índice de éxito superior al de las estadísticas oficiales ajustando la proporción entre CBD y THC, y evaluando diferentes productos bajo estrecha supervisión durante un periodo de varios meses. Por ejemplo, para el autotratamiento sin guía de un médico, algunos de los efectos secundarios más habituales declarados eran los olvidos frecuentes y el mareo, cosas que se pueden minimizar con una minuciosa microdosificación y el incremento muy lento de las dosis, pues la enfermedad vuelve el sistema nervioso de la gente sumamente sensible a los cambios.

Cualquier añadido a la medicación de una persona, incluido algo natural como el cannabis, debe hacerse con mucha precaución y paciencia, con arreglo al enfoque «empieza bajo, avanza despacio». También he advertido que ceñirse durante el día a productos altos en CBD y bajos en THC funciona mejor, mientras que conviene reservar los productos con más THC para el alivio de los trastornos del sueño y la agitación, incluido el síndrome de las piernas inquietas, que suele ser un problema observado en los diagnosticados de párkinson y trastornos similares.

Demasiado THC diurno, sobre todo si la dosis es excesiva, antes de la cuenta, puede dañar el equilibrio y la coordinación, así como alterar la rigidez muscular demasiado deprisa, con lo que los músculos se relajan en exceso y son incapaces de ayudar a caminar. Tras empezar a tomar cannabis médico, especialmente en las primeras semanas, es importante mirar si la presión sanguínea es baja, pues el cannabis la reduce ligeramente, y las personas con párkinson ya suelen tener problemas para mantenerla dentro de los parámetros normales, por lo que corren peligro de desmayarse y caerse.

Debido a los efectos del párkinson en el equilibrio emocional, la depresión es un síntoma muy habitual, a menudo poco identificado y poco tratado. He observado que responde muy bien al cannabis, si bien para encontrar el mejor producto y la mejor variedad a veces se requieren varios intentos. Este síntoma contribuye muchísimo a la pérdida de calidad de vida, pues aumenta el aislamiento social y el abatimiento impuestos por la enfermedad.

Una de las razones por las que llegué a la medicina integrativa, y de ahí a la medicina del cannabis, es que se centraba en la calidad de vida. Esto es especialmente cierto en casos en los que no podemos curar, pero todavía podemos procurar consuelo y reducir el sufrimiento, por ejemplo, suavizar la depresión. La mejora en el estado de ánimo y la depresión gracias al cannabis ha sido uno de los cambios más profundos que he notado en mis pacientes. Tras empezar con el cannabis, se muestran menos reservados y son capaces de volver a conectar con sus seres queridos y sus cuidadores. Esta conexión suele verse alterada por el párkinson, ya que esta enfermedad provoca pérdida de expresión facial: el rostro «enmascarado», en el que es cada vez más difícil ver una sonrisa.

Uso de cannabis y CBD en la enfermedad de Parkinson

He aquí varias directrices generales, basadas en lo que, según mi experiencia, funciona mejor en mis pacientes con párkinson:

- Base diurna: lo mejor es el aceite de alto contenido en CBD y bajo en THC, debido a que se libera de forma más lenta (y, por tanto, tiene menos probabilidades de provocar presión sanguínea baja) y a que es más fácil de tomar que las cápsulas (para quienes tienen dificultades para tragar). Por lo general, comienzo con un aceite alto en CBD y bajo en THC como base de la terapia para las horas diurnas, 2-3x/día con las comidas. Puedes probar el

aceite de CBD de cáñamo o, si es posible, prueba (como hago yo en Canadá con mis pacientes) una variedad médica con receta que contenga alrededor de 0,5-1 % de THC, o un producto con una proporción 20-25/1 de CBD y THC, empezando con una dosis de 5 mg y aumentándola poco a poco para aliviar los síntomas, controlando efectos secundarios como los mareos, la presión sanguínea baja y el deterioro del pensamiento o la confusión. Busca un producto con diversos terpenos, buenos para la inflamación (beta-cariofileno) y para la depresión (D-limoneno), y también con alfa-pineno para la memoria.
- Dolor nocturno, insomnio y espasmos musculares: por lo general, comienzo con una microdosis de 1 mg de un aceite con mucho THC o una proporción 1/1 de CBD y THC, que el paciente toma una hora antes de acostarse para dormir mejor y reducir las alteraciones sueño/vigilia, el malestar nocturno, la agitación general y el síndrome de las piernas inquietas.
- Para un alivio inmediato de los temblores durante el día: una vez habituado al THC (tras 2-4 semanas de tomar el aceite con THC para la noche), intenta vaporizar una variedad equilibrada de cannabis secado (véase capítulo 5) siempre y cuando la presión sanguínea esté estable (mejor evitarlo si hay riesgo de desmayo).

Enfermedad de Alzheimer y demencia

El aumento de la esperanza de vida que se ha producido en el último siglo es, desde luego, una enorme «victoria» para los seres humanos, teniendo en cuenta que, según el gerontólogo doctor Ken Dychtwald, durante el noventa y nueve por ciento de la historia nuestra esperanza de vida fue inferior a dieciocho años. No obstante, este incremento de la duración de la vida ha traído consigo nuevos problemas de salud solo observados en la última etapa de la edad adulta. Por lo general, estos problemas afectan a personas de sesenta y tantos años o más, si bien, debido a ciertos factores genéticos y medioambientales, algunas afecciones mentales pueden manifestarse antes. La más conocida y temida de estas enfermedades del envejecimiento es el alzhéimer. Además, existen otras dolencias afines que provocan el resultado final común de la demencia, como la demencia con cuerpos de Lewy (que mi padre sufrió junto al párkinson) y la demencia vascular (que viene a ser la enfermedad cardiaca del cerebro y está muy influida por factores ligados al estilo de vida, como fumar o seguir una dieta deficiente).

Según ciertas estimaciones recientes, en el Reino Unido padecen demencia casi un millón de personas,[36] esto es, una de cada catorce personas de sesenta y cinco años o más. En Estados Unidos, los datos para 2019 se referían solo a la enfermedad de Alzheimer.[37] Quizá sea el problema de salud más costoso y difícil que afronta la generación del *baby boom* y para el que todavía no existe una cura ni una estrategia preventiva clara. De todos modos, cada vez más investigaciones están apuntando a que (¡lo has adivinado!) la disfunción tanto del sistema endocannabinoide como del sistema inmunitario acaso tenga algo que ver.

Partiendo de un enfoque de la medicina integrativa sobre las demencias en general, y del alzhéimer en particular, parece que cuanto antes empiezas a intervenir con medicamentos no farmacéuticos, mejor. Estos pueden retrasar o ralentizar el avance de la enfermedad o incluso revocar, quizá, los primeros cambios, tal como demuestra el doctor Dale Brednesen en su innovadora investigación centrada en el estilo de vida modificable y en factores metabólicos como la dieta, los suplementos, la hormona del estrés y los niveles de inflamación.

En cuanto a la estrategia preventiva de la medicina integrativa para el declive cognitivo (pensamiento y memoria) y la demencia, el cannabis, sobre todo las variedades de alto contenido en CBD, pertenece a la misma categoría que otros medicamentos naturales. Si estás experimentando cambios cognitivos leves que aún no constituyen demencia, consulta la sección de bienestar cerebral de este capítulo sobre cómo puedes utilizar CBD y cannabis terapéutico para mejorar la salud y la neuroprotección del cerebro.

Si tú (o un ser querido) ya estás en fases más avanzadas del alzhéimer u otra demencia, el cannabis aún puede ofrecer alivio. Yo he empleado medicamentos de cannabis, en forma de aceite, para ayudar a los pacientes a sobrellevar los cambios conductuales, de estado de ánimo y de sueño observados en la demencia, así como para disminuir el dolor crónico en quienes además desarrollan demencia. Es una manera holística de contribuir a mitigar múltiples síntomas en un paciente que quizá no siempre sea capaz de decirte qué le duele o de explicar con detalle por qué no puede dormir o autorregularse. Con estos métodos, a veces también se estimula el apetito para mejorar en todo lo posible la fuerza física y el estado de forma.

Como ocurre con otras enfermedades neurodegenerativas, los estudios sobre el cannabis en el alzhéimer son muy iniciales, aunque prometedores. Dicho esto, hay informes de la época victoriana sobre su utilización para tratar la demencia. En 1890, sir John Reynolds, presidente de la Asociación Médica Británica y médico de la casa real, escribió un artículo en *The Lancet* (una de las revistas médicas más prestigiosas del mundo, tanto entonces como ahora) en el que defendía el uso terapéutico del cannabis[38] y explicaba que durante treinta años lo había prescrito para afecciones que iban desde las migrañas y las neuralgias hasta (en efecto) la «demencia senil», esto es, el alzhéimer.

En épocas más recientes, diversos estudios humanos y de laboratorio están aportando pruebas de que el cannabis puede echar una mano en el problema de la demencia. Se ha observado que múltiples cannabinoides y otras sustancias químicas de la planta de cannabis, como el cannaflavin A, tienen la capacidad de eliminar las placas beta-amiloides que se generan en el cerebro de los enfermos de alzhéimer,[39,40] algo que ningún medicamento farmacéutico ha sido capaz de conseguir hasta la fecha. Otro estudio señala los efectos del CBD en la enfermedad de Alzheimer.[41] Todavía es muy pronto para hacer experimentos en seres humanos y encontrar la adecuada combinación de cannabinoides y dosis, pero es algo ilusionante; con el tiempo seguramente tendremos tratamientos, como mínimo, más efectivos.

En un nivel más práctico, diversos estudios han demostrado que el cannabis se puede emplear para tratar de manera efectiva los síntomas conductuales de la demencia, así como la pérdida de apetito,[42] mientras que en otro en que se usaba un aceite de cannabis médico con una proporción entre CBD y THC de aproximadamente 2/1 se ha observado que con el aceite no solo mejoraban los síntomas conductuales, sino también la rigidez corporal de los pacientes (parkinsonismo).⁴³ Hacían falta menos medicamentos, incluidos los opioides, que a menudo empeoran la memoria, el estado de ánimo y el equilibrio, y pueden provocar problemas intestinales graves, como estreñimiento. En cambio, estos pacientes toleraban muy bien el cannabis. Cada vez más médicos se plantean añadirlo a su caja de herramientas para los pacientes de residencias de ancianos que suelen sufrir demencia, amén de otras afecciones crónicas dolorosas.⁴⁴

Según ciertos informes moderadamente optimistas, aunque todavía carecemos de estudios controlados aleatorios, el riesgo de efectos adversos es bajo en su uso con la demencia, sobre todo habiendo pocas opciones efectivas.⁴⁵ En realidad, como el cannabis es un medicamento botánico complejo, puede que nunca veamos ensayos aleatorios controlados por placebo (RCT, por sus siglas en inglés), como los realizados cuando evaluamos un medicamento farmacológico, o que tardemos otra década en llevar a cabo y publicar estudios RCT sobre fármacos derivados de cannabinoides. La demora de otros cinco o diez años supondrá hacerles un flaco favor a las personas que podrían beneficiarse de esta opción para muchos síntomas de enfermedades en las que los medicamentos actuales se quedan cortos y se produce mucho sufrimiento.

Uso del cannabis y el CBD en el alzhéimer y la demencia

He aquí unas directrices generales basadas en lo que, según mi experiencia, mejor funciona con los pacientes a los que administro cannabis para controlar los síntomas de la demencia. Recomiendo trabajar con un médico especializado en el uso de cannabis terapéutico.

- Base diurna: lo mejor son las cápsulas o el aceite de alto contenido en CBD y bajo en THC, debido a que tienen una liberación más lenta que los productos inhalados. Por lo general, empiezo con un aceite rico en CBD y pobre en THC como base de la terapia para las horas diurnas, 2-3x/día con las comidas. Puedes probar un aceite de CBD de cáñamo o, si es posible, como hago yo en Canadá con mis pacientes, una variedad médica con receta que contenga en torno a 0,5-1 % de THC o un producto con una proporción de 20-25/1 entre CBD y THC, empezando con una dosis de 5-10 mg que aumentamos lentamente para aliviar los síntomas, y vigilando efectos secundarios como los mareos, la presión sanguínea baja y el empeoramiento del pensamiento y la confusión. Busca un producto con diversos terpenos, buenos para la inflamación (beta-cariofileno) y la depresión (D-limoneno), y también con alfa-pineno para la memoria.

- Dolor nocturno, insomnio y espasmos musculares: normalmente empiezo con una microdosis de 1-2 mg de un aceite o cápsula con mucho THC o una proporción 1/1 de CBD y THC que el afectado toma una hora antes de acostarse para mitigar las alteraciones del ciclo sueño/vigilia, lo que se conoce como conducta «del ocaso» (cuando las personas se sienten agitadas justo antes de ponerse el sol), o cualquier otro dolor concomitante o malestar nocturno. He observado que una pequeña cantidad de THC antes de ir a la cama permite a los pacientes dejar de tomar otros somníferos como los fármacos antipsicóticos, usados a menudo en la demencia cuando otros medicamentos no resultan efectivos. Estos somníferos y antipsicóticos tienen muchos efectos secundarios, y como a menudo empeoran los síntomas de la pérdida de memoria, la confusión o la demencia, es conveniente cualquier cosa que permita minimizar su uso.

Síndrome anticonmoción

Se trata de un síndrome bastante común que puede derivar de un golpe aparentemente leve en la cabeza, incluso cuando una tomografía computarizada (TC) o las imágenes por resonancia magnética (IRM) son normales. Suele suceder cuando alguien se desmaya o pierde el conocimiento en el momento de la lesión, o si a lo largo del tiempo se producen pequeñas conmociones sin que en el escáner se aprecie nada importante. Los síntomas pueden ser muy imprecisos y durar meses, incluso años, tras la lesión craneal. Estos van desde dolores de cabeza a fatiga crónica, confusión mental, agitación y dificultades para tener un estado de ánimo estable en una persona antes equilibrada. Los pacientes venían a verme con este problema, igual que los clientes de nuestro centro de bienestar cerebral en Bali, diciendo que no podían explicarlo bien, pero que nunca se habían sentido igual desde la lesión, o que habían empezado a mejorar, pero que no tenían el ancho de banda o el vigor de otro tiempo. Es muy frustrante, pues en ninguna resonancia ni en ningún análisis de sangre se observa nada anómalo, por lo que los médicos suelen decirles que, simplemente, deben convivir con ello.

Si todo esto nos suena, puede ser útil añadir cannabis de la manera descrita en la sección de bienestar cerebral, junto con otros suplementos y cambios en el estilo de vida, como hacer a diario una práctica sencilla de meditación. Puedes agregar un aceite o producto de CBD (y si la fatiga crónica, los dolores de cabeza, la ansiedad, el equilibrio emocional u otros síntomas específicos constituyen un problema, consulta el capítulo dedicado a ello). También hemos observado que, además del CBD, el entrenamiento cerebral con *neurofeedback* puede ayudar al cerebro a volver a un estado de equilibrio cuando otros métodos no han surtido efecto.

8

Superación del estrés, el desgaste y la fatiga

El estrés forma parte de la vida, pero el tipo de estrés crónico incesante de bajo nivel que experimentamos en la vida moderna puede causar estragos en nuestro sistema nervioso, nuestra capacidad para producir energía y, en general, en todo nuestro ser. El cerebro y el cuerpo fueron diseñados y evolucionaron para afrontar el peligro grave y las tensiones efímeras, como cuando uno escapa de un tigre y luego se relaja una vez que la amenaza ha pasado. De hecho, en la naturaleza, los animales no padecen enfermedades de estrés crónico como los seres humanos, pues procesan las amenazas en el cerebro de manera distinta. Tan pronto el peligro ha pasado, superan un episodio estresante sin verse atrapados en ninguna espiral.[1] En la actualidad, las constantes amenazas mentales diarias que experimentamos son más difíciles de afrontar por parte del sistema nervioso y pueden sembrar el caos tanto en el sistema del estrés como en el sistema cannabinoide, provocando en el cerebro y el cuerpo cambios que pueden causarnos una sensación de cansancio, agotamiento, irritabilidad y confusión mental.

El CBD y el cannabis pueden ayudarnos a recuperar el equilibrio. Como el sistema endocannabinoide está estrechamente implicado en el manejo del estrés crónico, si pierde el equilibrio, los cannabinoides de las plantas pueden ser de gran ayuda. Pero antes de hablar de cómo emplear el cannabis y el CBD para mitigar el estrés, el desgaste y la fatiga crónica, es importante entender qué es exactamente el desgaste y cómo nos afecta.

Síndrome de desgaste y estrés tóxico

Actualmente, la Organización Mundial de la Salud identifica el síndrome de desgaste como una enfermedad diagnosticable. Podría sonar a algo que solo experimentan ejecutivos muy bien pagados, pero este nivel de estrés extremo no es ninguna broma; por otra parte, el número de personas que sufren desgaste va en aumento. En los primeros años de la última década, gran parte de mi labor ha consistido en ayudar a personas (y organizaciones) a superarlo. Yo misma tuve que afrontar una forma leve de desgaste (en realidad, dos veces, pues al tener una personalidad triple tipo A, ¡la primera vez no aprendí!). Este capítulo podría ser un libro por sí mismo, pero me centraré sobre todo en el cannabis y el CBD, así como en algunos otros métodos del programa que utilizo con personas que sufren desgaste, fatiga crónica o estrés tóxico. Como pasa con otras cuestiones de salud, el cannabis y el CBD no son una panacea instantánea para el desgaste y la fatiga crónica (o una cura para algo, si vamos a eso), sino parte de un enfoque holístico. No obstante, considero que su uso es una de las herramientas más valiosas para ayudar a las personas a restablecer el equilibrio en estas condiciones y a reducir los síntomas para que pueda iniciarse la recuperación, sobre todo cuando ya ha habido varios intentos fallidos.

Entonces, ¿qué es exactamente el síndrome de desgaste?

Para los investigadores, el síndrome de desgaste es un estado de agotamiento mental y/o físico provocado por un estrés excesivo y prolongado. También cabe definirlo como un conjunto de síntomas resultantes de los efectos a largo plazo del estrés crónico negativo incontrolado en el cuerpo y en el cerebro. Estos síntomas pueden ir desde fatiga constante, pese a dormir ocho horas, ansiedad y estado anímico bajo hasta sensaciones de estar menos motivado, más escéptico o menos realizado en el trabajo. Hace unos veinticinco años, la investigadora Christina Maslach empezó a darse cuenta de que esto era un problema creciente y creó un cuestionario para medir el desgaste. En la actualidad, existe toda una publicación de investigación médica (una revista de médicos e investigadores, por así decirlo) dedicada al síndrome de desgaste. Estamos conectados continuamente a nuestros aparatos, y hay menos tiempo para que el cerebro y el cuerpo descansen, así como para el sueño reparador. Si esto se combina con la sobreestimulación de nuestro cerebro debido al tiempo de pantalla y a la presión que sufrimos para ser laboralmente más productivos, tenemos la tormenta perfecta para una epidemia de desgaste.

Cualquier persona puede sufrir desgaste. He tratado a toda clase de pacientes, desde amas de casa a ejecutivos y médicos. Si lo has padecido una vez, es muy probable que te vuelva a ocurrir, por lo que es muy importante romper el ciclo de una vez por todas. Aquí es donde el cannabis y el CBD quizá puedan ayudar.

Lo que parece el desgaste: las tres etapas

La etapa 1 es la fase de activación del estrés, cuando las glándulas suprarrenales bombean cada vez más hormonas del estrés y el conjunto del sistema nervioso entra en modo de máxima alerta, lo que origina síntomas como irritabilidad, insomnio, olvidos frecuentes, palpitaciones cardiacas, falta de concentración y tendencia a la distracción. Los pacientes acaso atraviesen periodos con más vigor del habitual. Quizá se vuelvan muy sensibles a la cafeína y descubran que esta les provoca palpitaciones y les pone muy nerviosos, aunque esto luego va seguido de una crisis.

La etapa 2 se conoce como la «fase de conservación de la energía», cuando el sistema nervioso y las células están perdiendo fuerza y se toman medidas para mantener la vitalidad tanto del cerebro como del cuerpo. El cerebro entra en modo «protección y retirada», lo que da lugar a problemas como la procrastinación, fines de semana de tres días para recuperarse y prepararse para la próxima semana laboral, menor deseo sexual, cansancio persistente por la mañana, alejamiento social de los amigos y/o la familia, más necesidad de cafeína para sentirse normal, sensaciones escépticas o resentidas en el trabajo y menor satisfacción laboral (si el desgaste está relacionado con la ocupación), una mezcla de sensaciones de ansiedad seguidas de depresión (montaña rusa de estados anímicos).

La etapa 3 se conoce como la «fase del agotamiento», cuando los sistemas corporales de afrontamiento del estrés y las glándulas suprarrenales no son capaces de seguir el ritmo y los niveles de cortisol son demasiado bajos en los test médicos funcionales, en contraposición a lo altos que eran en la etapa 1. Esto puede provocar una creciente y persistente fatiga general, así como depresión cerebral, y también dificultades en otros sistemas corporales, como el intestino, y síntomas como la tristeza crónica o la depresión, problemas estomacales o intestinales crónicos (incluidos síntomas tipo SII, síndrome del intestino irritable), agotamiento al despertar (pese a haber dormido ocho horas o más), fatiga crónica diaria persistente mental y/o física, dolores de cabeza diarios crónicos, así como diagnóstico de síndrome de fatiga crónica (SFC) o de encefalomielitis miálgica (EM).

> El SFC/EM se suele asociar al desgaste, pero en una persona que esté perfectamente también puede ser atacada por una fiebre vírica. Es un trastorno complejo del sistema nervioso, del sistema inmunitario y de las mitocondrias (energía celular), pero el cannabis y el CBD, así como los otros suplementos y sugerencias de este capítulo, son buenas herramientas con las que empezar. El síndrome del intestino permeable también puede influir en el SFC/EM, y en algunos casos también el síndrome de desgaste inducido por estrés tóxico. Así pues, asimismo, curar el intestino es importante para muchas personas; por otro lado, es algo que debe evaluar un profesional de la salud familiarizado con el intestino y con la medicina integrativa o funcional (véase también el capítulo 15).

Estrés bueno vs. estrés malo

Se experimenta estrés bueno, cuando el estrés se limita a un periodo breve de tiempo y el episodio nos deja una sensación de logro, de alegría o de dominio, como la tensión física de disputar una carrera o hablar en público por primera vez y conseguir una respuesta positiva de la audiencia.

Por otro lado, el estrés malo es prolongado, emocionalmente extenuante y/o físicamente agotador, y a la larga incluso peligroso para el sistema nervioso y el sistema inmunitario. Es persistente y empieza a causar estragos en el equilibrio hormonal y en el equilibrio del sistema endocannabinoide. Desencadena una serie de problemas, como:

- Fatiga crónica
- Insomnio
- Confusión mental
- Infecciones frecuentes y más tiempo para la recuperación
- Mala memoria y dificultades para retener información
- Síntomas de ansiedad sin ningún motivo, y nuevo inicio de depresión
- Trastornos autoinmunitarios

En realidad, un poco de estrés mejora el rendimiento…

Allá por 1908, dos psicólogos sabelotodo descubrieron la relación entre los niveles de estrés y nuestro desempeño. Asimismo, apuntaron a que cierto grado de estrés mejora nuestro funcionamiento tanto físico como mental: se trata de llegar al nivel adecuado de estrés bueno y asegurarse de que no pasa a ser del tipo malo. Esta regla adoptó su nombre: ley de Yerkes-Dodson.

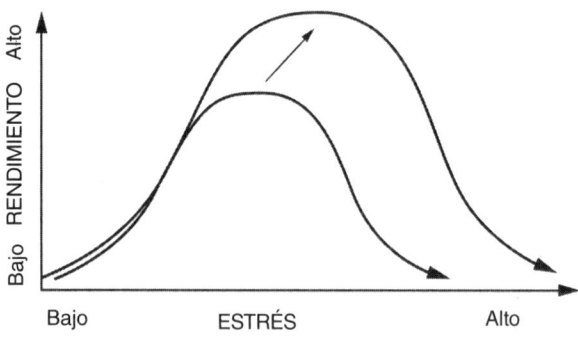

Este modelo pone de manifiesto que hay un nivel de estrés en el que una persona rinde al máximo desde el punto de vista mental y físico. Este punto óptimo donde el estrés es algo bueno es lo que yo llamo «zona próspera». Pero si acumulas cada vez más estrés crónico constante, la carga llega a ser demasiado elevada para nuestros sistemas de equilibrio del cerebro y el cuerpo, y el estrés bueno empieza a convertirse en estrés malo, lo que se traduce en síntomas de desgaste.

Mediante herramientas entre las que se incluyen el CBD y el cannabis como parte de un programa holístico antidesgaste, podemos modificar la cantidad de estrés que el cerebro es capaz de manejar sin abandonar la zona próspera. En la actualidad, ciertas investigaciones están respaldando la idea de que el CBD quizá sea capaz de reducir la carga total de estrés (denominada «carga alostática»),[2] que si aumenta mucho provoca disfunción, desgaste o, en el caso extremo, afecciones como el TEPT, cuando el sistema nervioso pierde la capacidad para tranquilizarse por sí mismo.

Por lo visto, ciertas pruebas con ratones demuestran que la capacidad del CBD para reducir el estrés responde a su efecto en la neurogénesis en el hipocampo cerebral,[3] es decir, la construcción, en esta área,[4] de nuevas neuronas implicadas en la memoria y la regulación del estrés. Nuestro sistema endocannabinoide (SEC) también está involucrado en la codificación y la influencia en los recuerdos relacionados con el estrés[5], así como en el cambio en el modo de recordar experiencias estresantes. Así pues, equilibrarlo mediante instrumentos como el CBD significa ser capaces de funcionar al máximo, desde el punto de vista mental, físico y emocional, bajo más presión sin acabar desgastado o con fatiga crónica gracias a la optimización de respuesta al estrés y la ampliación de la zona próspera.

Enfoque del desgaste por parte de la medicina occidental: no te pasa nada

Los científicos son conscientes de esta curva del rendimiento/estrés desde hace más de cien años. Montones de estudios demuestran el efecto perjudicial del estrés crónico en la salud tanto mental como física, si bien la mayoría de los médicos aún no tienen el memorándum sobre el síndrome de desgaste y cómo tratarlo. Suelen dar consejos como «tómate unas vacaciones y ya está» o «el estrés es algo normal, todo el mundo lo sufre, así que hemos de convivir con él». Los análisis de sangre salen normales y al paciente se le dice «no te pasa nada», o se asegura que no existen cosas como el síndrome de desgaste, la fatiga suprarrenal o la fatiga crónica... Se dice que todo esto es psicológico.

Ello se debe a que lo que nos enseñan en la Facultad de Medicina sobre estas cuestiones, o acerca de la medicina del cannabis y el sistema endocannabinoide, está simplemente desfasado. Para las personas con desgaste es un periplo muy frustrante; por otro lado, es la historia de todos y cada uno de los pacientes que han terminado en mi consulta. Para ellos suelo ser el primer profesional de la medicina que «lo capta» y no cree que estén locos o exagerando. El hecho de que reconozcan tus síntomas supone un enorme alivio emocional, sobre todo porque puedes hacer algo al respecto: ¡el desgaste no es una condena a cadena perpetua!

* * *

Historia de Annette

Muchos pacientes que venían a mi consulta sufrían desgaste grave y debilitante y/o fatiga crónica. Para ellos, el medicamento de cannabis fue el catalizador que necesitaban para recuperar su vida. Annette fue una de estas personas. Llegó con una lista de problemas que ella describía como «de un kilómetro de largo». Había visitado a todos los especialistas imaginables y le habían diagnosticado síndrome de fatiga crónica, depresión, ansiedad, insomnio, SII y también algunas afecciones con dolor crónico. Para todas esas dolencias estaba tomando montones de fármacos, aparte de otros medicamentos para los efectos secundarios. Pese a haber seguido una terapia clínica máxima, no había mejorado. También había probado psicoterapia cuando un médico le dijo que «todo está en tu cabeza».

Sin embargo, cuando entrevisté a Annette por primera vez, quedó claro que, lejos de mostrarse negativa ante el mundo o de querer bajar los brazos, se sentía frustrada por no tener el ánimo necesario para hacer lo que quería. Tuve la impresión de que «fatiga crónica» y «desgaste» eran un diagnóstico más preciso que simplemente «depresión», aunque ella, desde luego, exhibía síntomas concordantes con la depresión como parte de su desgaste. Cuando le dije esto, se mostró muy esperanzada y entusiasmada, pues no se sentía deprimida, aunque descubrió que no tener energía era deprimente: una reacción normal, ¡estamos todos de acuerdo!

Comenzamos con un aceite diario de alto contenido en CBD y bajo en THC, al que añadimos una microdosis de un aceite de THC para conciliar el sueño. Al cabo de seis semanas, se encontraba mucho mejor y dormía más profundamente, pero cuando se despertaba aún se notaba «como si la hubiera atropellado un camión», y tardaba varias horas en ponerse en marcha (una de las razones por las que tuvo que dejar su empleo y solicitar un subsidio por discapacidad, pues tenía que llamar continuamente para avisar de que estaba enferma o llegaba muy tarde). A primera hora de la mañana, añadimos una dosis pequeña de 1-2 inhalaciones vaporizadas de un producto equilibrado sativa-dominante que no le hacía sentirse colocada ni alterada, sino que la ayudaba a activar su sistema nervioso con normalidad por primera vez desde hacía más de cinco años. Para Annette, esto fue como un milagro, sobre todo porque había probado muchos fármacos y pastillas que no le habían servido de nada.

* * *

El desgaste puede pillarte por sorpresa

El desgaste es un problema que puede producirse de maneras distintas: despacio a lo largo de años de un estrés crónico que apenas percibes, o como una tonelada de ladrillos que un día te cae encima, al parecer sin venir a cuento, a menudo tras una tensión importante, de modo que te hundes exhausto. Si el problema principal es la fatiga crónica, acaso empiece con un virus. En mi caso, contraje dengue por segunda vez cuando estaba en Bali (la primera había sido en Tailandia, seis años antes), y las semanas posteriores el virus me provocó fatiga y confusión mental debilitante. Por suerte, fui capaz de tratar estos síntomas de forma satisfactoria mediante todas las herramientas de este capítulo, y al cabo de menos de tres meses estuve plenamente recuperada. Si no hubiera podido dedicarme por completo a mi recuperación, creo que me habría pasado tres años en la cama, como algunos clientes míos que habían sufrido fatiga crónica posviral antes de acudir a mi consulta. Otras personas con fatiga crónica mejoran en cuanto se aborda el problema del intestino permeable, algo que los médicos integrativos llevamos años observando, pero de lo que solo recientemente se han publicado pruebas preliminares.[6]

De todos modos, con independencia de la causa del desgaste o de la fatiga crónica, lo que más asusta es pasar, casi de la noche a la mañana, de ser una persona vigorosa y con buen funcionamiento a estar postrado en cama y no recordar lo que has leído una hora antes. El lado positivo de haberlo experimentado yo misma es que entiendo mucho mejor lo que están sufriendo mis pacientes y clientes, y sé cómo ayudarlos a volver a la normalidad, superar el desgaste y recuperar sus niveles de energía y resiliencia frente al estrés.

Lo que sucede realmente en el desgaste: el cerebro pierde su interruptor de apagado

A las personas con desgaste siempre les explico que es como si un interruptor automático diferencial que controla cosas como los niveles de energía o la función cerebral se activara incorrectamente y tú no pudieras volver a encenderlo. Hay otra manera de decirlo: el cerebro se queda atascado en una hipervigilancia constante, o reacción de «lucha o huida», y pierde su botón de apagado. Cuando a los nuevos pacientes con desgaste les pregunto cómo se relajan, se serenan, se dejan ir. Y les pregunto: «Entonces, ¿cómo está tu interruptor de apagado?». Ellos suelen responder muy serios: «¿Qué interruptor de apagado?».

Si tu benévolo modo «lucha o huida» está encendido todo el rato, le dice al hipotálamo que dé instrucciones a las glándulas suprarrenales para que bombeen más hormonas del estrés, como el cortisol. Estas mismas hormonas vuelven atrás y deambulan por el cerebro, activando la amígdala (la parte del cerebro que aumenta la intensidad de las emociones de tristeza, miedo y enojo) e impidiendo que el cerebro deposite nuevo aprendizaje y nuevos recuerdos en el hipocampo. Esto también desequilibra tu sistema endocannabinoide, que, según estamos descubriendo ahora, ayuda a controlar la respuesta al estrés mediante el eje HHS (hipotalámico-hipofisario-suprarrenal, véase más adelante)[7] y el cortisol a través de receptores cerebrales en el hipotálamo. En realidad, el modo «lucha o huida» crónico desenfrenado modifica físicamente las áreas cerebrales que controlan y frenan la respuesta al estrés, como el hipocampo, la amígdala y la CPFVM (corteza prefrontal ventromedial). Estos cambios son tan significativos que, de hecho, se ven en una imagen por resonancia magnética.

Así pues, está claro que ayudar a restablecer el equilibrio en el cerebro modulando el SEC (y, por tanto, nuestra respuesta al estrés) mediante CBD[8] y cannabinoides de la planta de cannabis es de lo más prometedor. El empleo de CBD es también muy seguro, pues, por lo visto, este efecto modulador puede producirse sin necesidad de incorporar THC. Algunas investigaciones innovadoras con ratones han llegado a la conclusión de que el CBD tiene por sí mismo capacidad para controlar la respuesta al estrés mediante el eje HHS, al actuar en un tipo de receptor de la serotonina llamado 5-HtR1A.

Se cree que otro factor del desgaste y presente en todo el espectro de la fatiga crónica (incluido el SFC/EM) está relacionado con el hecho de que nuestras centrales eléctricas celulares, conocidas como «mitocondrias», se vuelvan disfuncionales y no produzcan energía celular de manera normal. Los cannabinoides también son reguladores de estas fábricas de energía en cada una de las células, al tiempo que controlan una proteína cerebral denominada FNDC (factor neurotrófico derivado del cerebro),[9] responsable de producir células cerebrales nuevas y potenciar la función cerebral amén de proteger el cerebro contra toxinas y lesiones. Tal vez por eso tantas personas que prueban productos de CBD para el bienestar, incluso en dosis bajas, aseguran experimentar un gran cambio en sus niveles de energía y de claridad mental: ¡son básicamente sustancias químicas vegetales contra el envejecimiento del cerebro!

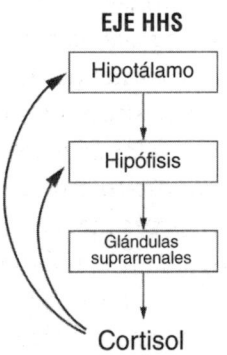

EJE HHS

HHS se refiere a hipotalámico-hipofisario-suprarrenal; este eje es la principal vía controlada por el cerebro para liberar hormonas del estrés desde las glándulas suprarrenales, situadas en la parte superior de los riñones. El sistema endocannabinoide está implicado en la regulación del eje HHS en el nivel cerebral.

El CBD al rescate: adaptógeno antidesgaste

Como comentamos en el capítulo 1, podemos considerar el cannabis una planta de energía, con fuertes efectos en el cuerpo y el cerebro, incluso en dosis relativamente pequeñas. Sin embargo, a diferencia de las otras plantas de energía citadas, el cannabis, y sobre todo los productos de alto contenido en CBD y bajo en THC, se puede utilizar para ayudar a restablecer la homeostasis y a equilibrar el sistema de respuesta al estrés. Por eso uno de los cometidos de nuestro sistema endocannabinoide es compensar el estrés, y al parecer el CBD y otras sustancias químicas de la planta de cannabis colaboran con el SEC a tal fin. En medicina botánica, los medicamentos vegetales que actúan en nuestro cuerpo para ayudarle a adaptarse mejor al estrés crónico se conocen como «adaptógenos», que pueden echarnos una mano para regular los niveles de cortisol, principal hormona del estrés. Para ser calificados como adaptógenos, también deben ser seguros (toxicidad baja), no intoxicantes y no adictivos, requisitos que cumple el CBD.

Además de productos de cannabis y de cáñamo ricos en CBD para el bienestar, también suelo recomendar otros adaptógenos para ayudar al cuerpo a recuperar el equilibrio y gestionar el estrés. Entre ellos incluyo una hierba india denominada «bufera», diferentes tipos y combinaciones de hongos medicinales (chaga, reishi, cordyceps, melena de león) y varias hierbas chinas, como la schisandra o el eleuterococo, por citar algunos.

Cómo utilizar productos de CBD para el bienestar (CBD de cáñamo) en el desgaste y la superación del estrés

- Prueba un aceite de CBD de espectro completo (o de espectro amplio).

- Si la fatiga es un gran problema, busca terpenos estimulantes:
  - alfa-pineno: bueno para la memoria.
  - D-limoneno: huele a limón y tiene efectos tanto ansiolíticos como antidepresivos, por lo que se considera un terpeno equilibrador del estado de ánimo.

Dosis inicial y ajuste

Toma 10 mg de CBD a primera hora de la mañana, a mediodía / primera hora de la tarde (12 h – 14 h) y en la cena, es decir, un total de 30 mg/día. Mantén esta dosis durante 1-2 semanas y supervisa tus síntomas para determinar cómo te sientes:

- ¿Está mejorando el nivel de estrés?
- ¿Está mejorando la fatiga?
- ¿Qué pasa con otros síntomas, como la irritabilidad, la confusión mental, la sensación de agobio?
- ¿Qué hay del estado de ánimo?
- ¿Es todavía malo a cierta hora del día?
- ¿Aún tienes dificultades para conciliar el sueño o permanecer dormido?

Puntúa tu nivel de energía cada día por la mañana, por la tarde y por la noche (después de cenar) en una escala que va de 0 a 10, donde 0 = sin ansiedad, 10 = insoportable / peor ansiedad imaginable, y anota los resultados en tu rastreador de síntomas.

Puedes incrementar poco a poco la dosis cada semana teniendo en cuenta que, para observar un efecto completo, quizás hagan falta semanas/meses. Si alcanzas un total de 60 mg diarios de CBD, permanece en este nivel durante otras 4-6 semanas antes de volver a aumentarlo (como en ciertas personas los efectos del CBD pueden tardar semanas, esto evitará subir la dosis sin necesidad).

Recuerda: no hay una dosis perfecta específica que funcione en todo el mundo exactamente de la misma manera, pues el sistema endocannabinoide de cada persona es único. Por tanto, en lo relativo a cuánto CBD hay que tomar, la clave es el autoajuste, empezando con una dosificación baja y lenta.

> **ÍNDICA VS. SATIVA**
>
> La mayoría de las variedades de aceites de CBD son híbridas, pero si notas que el aceite de CBD de cáñamo que has elegido te hace sentir más cansado o fatigado, quizá se deba a que es rico en mirceno, acaso demasiado sedante para las horas diurnas si padeces fatiga crónica. Mira la etiqueta; si este es el caso, busca otra marca de aceite con un perfil bajo en mircenos para su consumo durante el día.

Cómo utilizar productos de cannabis médico para el desgaste, el estrés y la fatiga crónica

Prueba esto solo bajo supervisión médica y, como es lógico, si el cannabis terapéutico (con THC) es legal donde vives.

- Empieza con un aceite de cannabis de alto contenido en CBD como base. Este es el mejor producto inicial de toma oral para el desgaste y la fatiga crónica.
- Si se trata de desgaste, fatiga y THC, ¡menos es más!
- Dosis promedio inicial diurna: 5 mg x3/día para un total de 15 mg. La dosis de THC dependerá del producto, pero comienza con 1 mg de THC máximo diurno (es decir, un aceite que tenga una proporción de THC y CBD de 1/20 te dará 1 mg de THC por cada 20 mg de CBD).
- Sigue aumentando la dosis hasta notar que mejoran los síntomas.
- Como la mayoría de las personas con desgaste y fatiga crónica tienen sistemas «cansados pero conectados», sobre todo en la etapa 1 y la etapa 2, el sueño suele verse alterado aunque haya agotamiento (con un sueño ligero no reparador y falta de sueño profundo). Para estos problemas del sueño, prueba una dosis adicional de 2 mg de THC una hora antes de acostarte: utiliza un aceite con THC etiquetado como «índica», rico en mirceno y CBN (véase capítulo 11).

Cómo usar la vaporización de flores de cannabis para el síndrome de desgaste

- Se puede utilizar cannabis vaporizado como un complemento de los aceites, sean de cannabis o de CBD de cáñamo.

Como pasa con los aceites, empieza con flores de alto contenido en CBD y bajo en THC. Entre las variedades de cannabis con una proporción de CBD y THC en torno a 20/1, se incluyen:

- Avidekel. Tiene aproximadamente 15-18 % de CBD, 0,8-1 % de THC.
- ACDC. Es una variedad con mucho CBD y poco THC, hasta un 20 % de CBD y en torno a un 1 % o menos de THC (la proporción promedio de CBD y THC es 24/1).
- Cualquier modalidad de CBD. Desde el punto de vista técnico, cualquier variedad de cannabis puede pasar a ser rica en CBD, incluidas variedades que en un principio tenían más THC (pierden una gran cantidad de este). No existe un término estándar para estos tipos con alto contenido en CBD, pero se las conoce como «modalidades de CBD» o «flores de CBD» (cuando es un producto de cannabis secado).
- Si esto no tiene efecto, puedes probar una variedad con algo más de THC, por ejemplo, una con una proporción 1/5 entre CBD y THC, o una variedad equilibrada con cantidades idénticas de CBD y THC, esto es, 1/1.
- Comienza con una cantidad equivalente a una cabeza de fósforo, sobre todo si es una variedad con más THC.
- Para algunas personas es un buen sustituto del alcohol: te ayuda a serenarte por la noche, antes de tu ejercicio de meditación o relajación; si sufres desgaste o fatiga crónica, recomiendo eliminar el alcohol y la cafeína por completo durante tres meses.
- Si la ansiedad es una característica destacada de tu síndrome de desgaste, también he utilizado cannabis vaporizado de alto contenido en CBD para sustituir los ansiolíticos con receta y ayudar satisfactoriamente a los pacientes

a desengancharse de drogas como las benzodiacepinas (esto debe hacerse bajo supervisión médica).
- También puedes usar flor de cannabis antes de acostarte: te ayudará a dormir mejor y a relajar la mente agitada. Prueba una variedad con mucho mirceno (véase capítulo 11) si solo te cuesta conciliar el sueño, pero no tienes problemas con el sueño ligero, la fragmentación del sueño o el despertar prematuro a una hora muy temprana (en estos casos, lo mejor es el aceite, pues dura más).
- He observado que el cannabis vaporizado es utilísimo en pacientes con fatiga matutina abrumadora. Todavía no ha aparecido publicado, pero es algo que he visto una y otra vez, especialmente desde que han acudido a mí muchos pacientes con fatiga crónica. Esta fatiga puede tener diversos orígenes, entre ellos la EM, la fibromialgia y el dolor crónico. Por otro lado, pocas cosas los han ayudado; los fármacos no, desde luego, ¡aunque los han probado todos! Esta fatiga matutina les arrebata todo el día, pues cuesta mucho hacer las sencillas cosas necesarias para salir por la puerta, no digamos ya pensar en algo más exigente, como las tareas domésticas, cocinar, hacer ejercicio, relacionarse con los demás o ir a trabajar. Tiendo a buscar lo que se suele etiquetar como «variedad equilibrada sativa-dominante» (con una proporción 1/5 de THC y CBD para empezar), rica en limoneno y alfa-pineno, y les digo que hagan 1-2 inhalaciones a primera hora, cuando están aún en la cama. Con frecuencia, esta técnica les da el impulso de energía que necesitan para volver a vivir alguna clase de vida. También parece que, tan pronto como el cerebro está más activado, todo pasa a ser un poco más fácil y se desarrolla positivamente.

9

Cómo afrontar la ansiedad y el TEPT

*L*a mayoría de la gente ha experimentado alguna vez en su vida eso que llamamos «ansiedad». Para muchos, es un compañero fiel. Con independencia de si aparece en forma de constricción en la garganta, opresión en el pecho, una sensación de no estar cómodo ni a gusto dentro de tu piel, una suerte de miedo general o incluso un estómago revuelto, la ansiedad es un funcionamiento mental (FM) fastidioso.

Así pues, ¿de dónde viene realmente y por qué parece estar alcanzando niveles de epidemia en la vida moderna? En parte, la respuesta es cultural: vivimos en un mundo sobreestimulado, hiperconectado (continuamente pegados al móvil, al ordenador, a la televisión y las redes sociales...) y, sin embargo, en la vida «real» solemos estar desconectados unos de otros.

Nuestro actual ritmo de vida habría vuelto locos a nuestros abuelos: muchos de nosotros memorizamos más cosas en un día que ellos en una semana. Preferimos que una hora más de productividad invada nuestro rato de relajación, y lo hacemos a diario, sin pausa. Esto tiene un efecto en nuestro sistema nervioso y, como cabe imaginar, también en nuestro querido sistema endocannabinoide, cuyo cometido es contribuir a relajarnos y a protegernos contra el estrés y la ansiedad.

La buena noticia es que, al margen de tu grado actual de ansiedad, puedes tenerla bajo control. Y una noticia aún mejor es que el CBD y el cannabis pueden echar una mano.

Ansiedad: la magnitud del problema

Solo en el Reino Unido, diversos datos estadísticos recientes han demostrado que uno de cada seis adultos ha experimentado algún «problema neurótico de salud» (o sea, ansiedad) en los últimos siete días. Tres millones de personas del Reino Unido cumplen los criterios para tener un diagnóstico de trastorno de ansiedad,[1] que es el nivel de ansiedad más grave. El gran número de personas con síntomas hace de la ansiedad uno de los problemas más habituales para nuestro bienestar, en todas las etapas de la vida.

Pueden aparecer síntomas de ansiedad en cualquier parte del cuerpo, de muchas maneras distintas. Algunas personas quizá la experimenten como una sensación de sentirse agobiadas, cuando pequeñas cosas que deberían ser sencillas acaban siendo casi imposibles de manejar. Para otras acaso sea algo físico, en forma de nudo en la garganta, corazón acelerado, opresión en el pecho, sudor o visión de túnel, que pueden aparecer al azar, de improviso. Y aún para otros es algo más cerebral que se manifiesta como una cháchara mental constante difícil, o casi imposible, de silenciar.

Pese a haber cada vez más ansiolíticos en el mercado, la situación no mejora. La opción de las pastillas puede ser un arreglo temporal a corto plazo, pero trae consigo efectos secundarios significativos, incluso angustiosos, y los resultados a largo plazo son decepcionantes. Por desgracia, estos medicamentos no ayudan mucho al sistema nervioso a recuperar el equilibrio, por lo que a veces los necesitas cada vez más para seguir funcionando, de modo que el sistema sigue estando continuamente en situación límite.

La ansiedad se suele sufrir en secreto, sobre todo en la comunidad del bienestar, donde la gente considera que debe tenerlo todo resuelto antes de enseñar a los demás. De hecho, cuento con centenares de clientes que son «practicantes de bienestar», profesores de yoga y meditación e instructores. Ellos también sufren ansiedad y tienen lo que yo llamo «culpa yóguica»: no han solucionado del todo su propia ansiedad, pese a ganarse la vida enseñando técnicas para superarla. Sin embargo, la realidad es que derrotar a la ansiedad es un proceso con días buenos y días no tan buenos, y nadie está completamente equilibrado todo el tiempo. Agregar CBD a su caja de herramientas ha ayudado a muchas personas a resolver esa ansiedad «del momento», que puede surgir de pronto y necesita remediarse enseguida (sobre todo en forma vaporizada de acción rápida). Mientras tanto, sus prácticas rutinarias mente-cuerpo, como la meditación, van erosionando las deficiencias más crónicas del sistema nervioso. Algunos lo han incorporado incluso a su práctica, de modo que ahora están apareciendo en todas partes clases de yoga con CBD por el mismo motivo: es el compañero ideal para el yoga y la meditación.

Si se toman como es debido, el cannabis y el CBD proporcionan una manera efectiva de recuperar un sistema nervioso tranquilo y equilibrado; pese a algunas preocupaciones recientes sobre seguridad surgidas de ciertos organismos reguladores, yo todavía creo que son seguros, o como mínimo más que muchos otros fármacos y suplementos para la ansiedad, especialmente en las dosis más habituales.

Por sí solos, o aún mejor combinados con algunas técnicas de relajación y cambios en el estilo de vida, el CBD y el cannabis médico alto en CBD y muy bajo en THC bien administrados son capaces de aliviar incluso la ansiedad muy intensa. Con esta ayuda, puedes recuperar tu vida al eliminar de ella lo que puede ser un problema incapacitante que afecte a todo, desde tus relaciones, tu trabajo y tu vida social hasta funciones corporales como las deposiciones o los síntomas del SII. De este modo, el CBD y el cannabis terapéutico son como un asistente de meditación herbal que ayuda al cerebro a permanecer en un estado más tranquilo el tiempo suficiente como para empezar a entrenarlo con técnicas mente-cuerpo, que en última instancia recogerán los beneficios a largo plazo de la victoria sobre la ansiedad.

Idea de la medicina integrativa sobre la ansiedad

Según la medicina integrativa, la ansiedad (y sus parientes cercanos, la depresión y el desgaste) es un problema de regulación del sistema nervioso central. Existe un desequilibrio en la homeostasis necesaria para mantener un sistema nervioso tranquilo, así como una incapacidad para regresar al punto de partida después de que un episodio estresante haya estimulado el sistema de «lucha o huida». En resumidas cuentas, se trata de bajar las revoluciones.

Las causas son multifactoriales; una palabra sofisticada para decir que el asunto es complicado. No existe una explicación única para la ansiedad; entre las múltiples causas, se incluyen muchos factores, desde la vida acelerada a las tendencias de cada personalidad individual pasando por los genes, la alimentación o el entorno.

Este proceso de activación permanente se mantiene durante meses, o años, en los que se modifican de forma gradual las sustancias químicas del cerebro, por ejemplo agotando el GABA, que es un neurotransmisor inhibitorio. La disminución del GABA, junto con diversos cambios relacionados con otras sustancias químicas cerebrales y el sistema endocannabinoide, hace que estemos cansados casi siempre; por su parte, con el tiempo, las vías cerebrales cambian y acabamos programados para la ansiedad. Si el proceso evoluciona sin obstáculos durante varios años seguidos, el sistema nervioso termina en un estado constante de hiperactivación. En otras palabras, la ansiedad se convierte en la nueva normalidad del cerebro.

Cómo actúa el cannabis sobre la ansiedad en el cerebro

Así pues, ¿qué tiene que ver esto con el cannabis y el CBD? Bueno, el sistema endocannabinoide contribuye a regular todas las sustancias químicas cerebrales (neurotransmisores), incluido el GABA. Desempeña un importante papel en el reequilibrio del alterado e hipervigilante sistema nervioso.

Los cannabinoides del cerebro también reducen nuestra respuesta de «lucha o huida»,[2] disminuyen el estrés mental tanto físico como percibido, y ayudan a recuperar el sueño profundo. Así, todo acaba consistiendo de nuevo en ciertos tipos de cannabis y CBD que ayudan al sistema endocannabinoide a recobrar el equilibrio y serenar el sistema nervioso. Hemos de romper lo que yo denomino «espirales de ansiedad» en el cerebro, debido a las cuales bajan los niveles de GABA, el cerebro se queda atascado en «ir» todo el rato, y el sistema límbico (el área cerebral encargada de la memoria emocional y el miedo) se vuelve ultrasensible. El cerebro empieza a considerarlo todo una amenaza (a sentirse en el límite), el sueño profundo se esfuma, y la marcha acelerada del sistema nervioso es cada vez más difícil de parar.

Los medicamentos de cannabis y los productos para el bienestar, sobre todo los de alto contenido en CBD, pueden ser los catalizadores que empiecen a revocar esos cambios. Sus efectos inmediatos te permitirán lograr una victoria rápida, lo cual te ayudará a sentirte lo bastante tranquilo como para ser capaz de convencer a tu cerebro de que debe comenzar a hacer (¡y siga haciendo!) otras cosas realmente útiles, como técnicas de meditación y relajación, que sirvan para desbaratar definitivamente el ciclo de ansiedad.

«Fallos» del cannabis y el CBD para la ansiedad en las tiendas y los dispensarios recreativos

Como ahora los consumidores pueden adquirir cannabis recreativo legal en tiendas de Canadá, de algunos estados de Estados Unidos, de Ámsterdam y de Uruguay, cada vez hay más personas que intentan automedicarse la ansiedad. Sin embargo, en muchos casos, no tienen la información ni los conocimientos necesarios para emparejar debidamente sus síntomas con el apropiado producto de cannabis de un dispensario no médico.

He recibido muchas llamadas telefónicas frustradas de amigos, y he oído también historias de pacientes, a quienes han vendido un producto de cannabis totalmente inadecuado para su situación médica o de bienestar, lo que se ha traducido en confusión, accidental consumo excesivo de THC o simplemente sensaciones extrañas.

A una amiga mía, un bienintencionado vendedor adolescente le dijo que vertiera una botella de tintura de THC en una botella de agua y «se lo bebiera como quisiera». Por desgracia, mi amiga, que nunca antes había tomado THC, en realidad había pedido un aceite de CBD para la ansiedad. El consejo del dependiente le provocó un ataque de pánico en toda regla y una visita al hospital, ¡pues creía estar padeciendo un ataque al corazón!

Si puedes acceder a muchos productos de cannabis para la ansiedad, pero no tienes ninguna pista sobre cómo empezar, espero que este capítulo te ayude a encontrar el producto correcto y evitar fallos.

* * *

HISTORIA DE ALEX: ME ANGUSTIA INCLUSO MEDITAR

Alex acudió a mi consulta en busca de ayuda. Lo había probado casi todo para combatir su ansiedad, que adoptaba diversas formas: ansiedad general, que era un elemento constante, con una ansiedad adicional acelerada cuando se encontraba en un espacio público concurrido, que a veces degeneraba hasta convertirse en un verdadero ataque de pánico. Debido a esto, salía cada vez menos de casa, por lo que estaba más aislada. Curiosamente, la petición de ayuda al médico le provocaba más episodios de ansiedad, al tener que obligarse a sí misma a ir a una cita y sentarse en la agitada sala de espera. Llegó a faltar a tantas citas que su médico la amenazó con darla de baja como paciente.

Alex debía tomar benzodiacepinas a diario, que pueden provocar dependencia, solo funcionan unas cuantas horas cada vez y tienen un montón de efectos secundarios, entre ellos repuntes de la ansiedad y desagradables síndromes de abstinencia. También estaba tomando un inhibidor selectivo de la recaptación de serotonina (SSRI, por sus siglas en inglés, un medicamento de la misma familia que el Prozac utilizado tanto en la ansiedad como en la depresión) para las horas diurnas, y, por si esto fuera poco, somníferos para conciliar el sueño y permanecer dormida. Había padecido problemas de ansiedad desde que tenía memoria.

Alex había probado con la meditación, que había agravado tanto su ansiedad que no pudo seguir practicándola. Como era profesora de yoga, esto la desanimó especialmente y aumentó su sentimiento de culpa. También había hecho algunos cursos de terapia cognitiva conductual (TCC), que la ayudaron algo, pero, como su sistema nervioso estaba tan al límite casi siempre, costaba mucho romper los bucles de ansiedad «del momento» y utilizar sus técnicas de TCC.

Había oído decir que el CBD y el cannabis terapéutico podían irle bien, pero tenía miedo de probar por su cuenta debido a una mala experiencia con el cannabis siendo adolescente, cuando un simple porro le provocó un grave ataque de pánico y tuvo que ir al hospital porque creía que se moría. Aquello le había dejado huella, y Alex temía que pudiera volver a pasarle lo mismo si probaba alguna forma de cannabis.

Uno de sus objetivos, además de controlar mejor sus ataques de ansiedad y así poder hacer vida social, era dejar las benzodiacepinas. Se notaba enganchada, y estaba en lo cierto, pues esto es precisamente lo que sucede si se consumen estas pastillas durante mucho tiempo. Su médico no la había avisado del peligro que corría cuando empezó a recetárselas. Aparte del asunto del hábito, depender de las pastillas durante el resto de su vida no concordaba con su deseo de abordar la ansiedad de una manera más natural. Además estaban los efectos secundarios, como el síndrome de abstinencia o la incapacidad de pensar y funcionar si se saltaba una dosis. Además de las cápsulas para la ansiedad, también quería dejar los somníferos: por las mañanas se sentía rara, y aunque la mayoría de las noches la dejaban fuera de combate, después nunca se notaba descansada de veras. Esta clase de pastillas dificultan el sueño de ondas lentas,[3] el sueño de fase 1 y el sueño REM,[4] pero lo alarmante es que muchos de mis pacientes nuevos no tenían ni idea de esto, pese a que les estaban recetando esos fármacos desde hacía años. Cuando se enteran de estos efectos adversos,[5] por lo general se quedan estupefactos, se enfadan y se sienten confusos, y la mayoría dicen que, si lo hubieran sabido, nunca habrían empezado a tomarlos. De todos modos, como estos pacientes aún necesitan realmente ayuda para dormir, creo que el producto adecuado de cannabis procura una alternativa con poco riesgo.

La primera vez que vi a Alex, en una consulta por videollamada, estaba sentada en su salón con su gato, Max. Enseguida me confesó que incluso la espera de esa cita le había provocado tanta ansiedad que había estado a punto de cancelarla, y que solo la había mantenido porque podía verme desde su casa y evitar el viaje a la intimidante consulta del médico.

Empezamos a hablar del gato. Me encanta conocer a las mascotas de mis clientes cuando hablo con ellos por videoconferencia. Ha acabado siendo habitual empezar este tipo de visitas hablando de los animales, que durante la sesión suelen permanecer en el regazo del dueño. Además de ser algo agradable, observo que me permite desarrollar enseguida una sintonía y unas relaciones más sólidas con mis pacientes, lo cual contribuye a que los resultados sean mejores.

Indagué en el historial completo sobre la ansiedad de Alex, su vida en general y sus antecedentes médicos. Tras evaluarla y escuchar su relato, llegamos a la conclusión de que no había motivo alguno para no probar el cannabis. Le aseguré que emplearíamos formas de alto contenido en CBD y muy bajo en THC, para que no se produjera otra mala reacción, como la que había tenido de adolescente, y que lo supervisaríamos juntas para encontrar las mejores variedades. Le expliqué que había sufrido aquel ataque de pánico porque había fumado una forma de cannabis con mucho THC y poco CBD, común en el mercado irregular recreativo, pues las dosis elevadas de THC pueden provocar efectivamente ansiedad. Por otro lado, las microdosis de THC combinadas con un montón de CBD pueden ser muy efectivas para tratar este trastorno.

También le expliqué que esa experiencia suya de empeoramiento de la ansiedad con la meditación era un fenómeno ya conocido en la medicina integrativa, pero con un poco de entrenamiento, en el que se introducirían meditaciones sencillas y breves tras tomar una dosis del aceite de alto contenido en CBD, yo confiaba en que ella superaría este problema y volvería a disfrutar de la meditación; por primera vez desde hacía años, se sintió verdaderamente entusiasmada y esperanzada.

Comenzamos con un aceite de bajo contenido en THC y alto en CBD (proporción de 25/1) y una dosis muy pequeña (2 mg) de aceite con THC índica para dormir. Al cabo de seis meses, había dejado las benzodiacepinas, tomaba la dosis más baja posible de SSRI y había prescindido de los somníferos. Además, era capaz de levantarse para hacer cada día una práctica de meditación de quince minutos, que ahora estaba realmente disfrutando, y empezaba a ver que tranquilizaba sus pensamientos. Estaba considerando la posibilidad de inscribirse en cursos de formación de profesores de meditación. Se sentía en condiciones de salir de casa y quedar con amigos para cenar, e incluso había encontrado novio.

＊＊

Historia de Dan: el misterioso efecto del cannabis

A Dan me lo derivó su médico de cabecera para que le ayudara con la ansiedad, pero por una razón algo distinta. Tras dejar los medicamentos convencionales debido a los efectos secundarios y a que prefería algo más natural, llevaba años automedicándose con cannabis para su trastorno de ansiedad.

Había estado tomando una combinación de cannabis del mercado irregular y de un cannabis doméstico cultivado por unos amigos. Esto dio lugar a un juego de adivinanzas sobre la variedad y el contenido de THC y CBD. A veces se le decía el nombre de la supuesta variedad, pero no podía confirmarse con una prueba de laboratorio, ya que no era un producto de cannabis médico regulado. Dan no tenía ni idea de las cantidades de THC y CBD, o de si había también contaminantes químicos y otras porquerías.

Por todas estas razones vino a verme. Antes que nada, quería saber qué estaba tomando para asegurarse de que era algo seguro y no contaminado. En segundo lugar, quería reproducir el mismo efecto cada vez. Había fumado cannabis durante años, y recientemente había pasado a vaporizar, tras oír que era más seguro que fumar. No obstante, incluso con la vaporización de cannabis no terapéutico, los resultados seguían siendo irregulares en relación con sus síntomas de ansiedad. Hasta cuando el cannabis funcionaba bien para la ansiedad inmediata, a veces una o dos horas después Dan se sentía peor que antes. De modo que era una especie de ruleta de cannabis, en la que se apostaba sobre si la variedad que había conseguido sería efectiva para su ansiedad, cuánta necesitaría y qué efectos adversos experimentaría.

Dan también estaba interesado en conseguir cannabis médico prescrito legalmente, con variedades y dosis específicas, después de que un amigo, consumidor asimismo de cannabis desde hacía tiempo, pasara a tomar cannabis terapéutico recetado por un médico con resultados espectacularmente mejores para su dolor crónico sin sentirse colocado ni alterado.

Se trata de una historia habitual, pues la mayor parte del cannabis callejero contiene mucho o muchísimo THC y muy poco CBD. Esto es importante cuando hablamos de ansiedad, pues el THC tiene lo que se denomina un «efecto bifásico»: para la mayoría de la gente, en pequeñas dosis es bueno para la ansiedad, sobre todo si se toma una variedad con mucho CBD. No obstante, en dosis más elevadas acaso tenga el efecto contrario y provoque realmente ansiedad tras un periodo inicial en que haya podido aliviarla.

Así pues, alguien puede fumar o vapear flor de cannabis de alto contenido en THC y sentirse al principio menos ansioso, pero una o dos horas después quizá se encuentre peor que antes. Como la reacción de ansiedad no se produce inmediatamente después de la inhalación, es frecuente que este patrón no se perciba, por lo que se toma aún más THC en un intento de volver a poner fin a la ansiedad, cosa que provoca una montaña rusa de niveles de ansiedad y de estados de ánimo que suele ser muy desconcertante y estresante. En cualquier caso, como esto no le pasa a todo el mundo con las mismas dosis y cantidades de THC, es posible que dos personas tomen la misma cantidad y respondan diferente.

Si el cannabis conseguido en el mercado irregular tiene más CBD y menos THC, la gente puede fumar o vapear la misma cantidad y aliviar la ansiedad sin ulteriores repuntes, de modo que cada vez puede ser un verdadero juego de adivinanzas, ¡lo que por sí mismo origina más ansiedad en un círculo vicioso!

Tras explicarle esto a Dan, y tan pronto como él hubo superado su escepticismo inicial respecto al «menos es más» en relación con el THC para la ansiedad, mostró gran interés en probar diferentes variedades. Escogimos una variedad con mucho CBD y poco THC para vapear, y lo añadimos a una base de aceite con mucho CBD y muy poco THC para ayudar a calmar el sistema nervioso durante todo el día, en vez de confiar en el vapeo cuando los niveles de ansiedad ya estaban disparados. Funcionó bastante bien; a partir de ahí, Dan fue capaz de autoajustar satisfactoriamente las dosis sin más repuntes de la ansiedad, lo que incrementó su sensación general de calma y le procuró una mayor claridad mental.

También le costaba conciliar el sueño; tardaba hasta dos horas, cuando lo normal eran diez o quince minutos a lo sumo. Sin embargo, una vez que se quedaba dormido permanecía así sin problemas, por lo que añadimos la llamada «variedad calmante rica en mircenos índica dominante», que vaporizaba antes de acostarse como parte de una rutina vespertina de relajación en la que se usa mi protocolo de restablecimiento de los ritmos circadianos. Esto incluye un registro de meditación discretamente dirigido, llevar gafas de bloqueo de luz azul, dejar las pantallas, la cafeína y los estimulantes, y no cenar tarde.

Con todos mis pacientes, el cannabis y sobre todo el CBD pueden ser catalizadores y herramientas excelentes si se utilizan debidamente, pero no constituyen una solución mágica ni un remedio universal. Lo mejor es combinarlos con otros enfoques holísticos para lograr el control y alivio máximos a largo plazo: una pieza de un gran cuadro.

* * *

Las pruebas de la ansiedad

Según numerosos estudios y grandes revisiones de datos, como pruebas clínicas con pacientes reales, se tienen pruebas «entre buenas y sólidas» de que el CBD ayuda a aliviar la ansiedad. De hecho, los usos del CBD y el cannabis en la salud mental son algunas de las indicaciones más investigadas. Por lo visto, los efectos ansiolíticos del CBD proceden de muchas vías cerebrales, una de las cuales parece afectar a la serotonina, nuestra hormona de la felicidad.[6]

En la actualidad, hay en marcha muchos estudios con seres humanos sobre los efectos beneficiosos del cannabis, especialmente el CBD, en afecciones relacionadas con la ansiedad, entre ellos uno según el cual el CBD funciona tan bien como los fármacos con receta más comunes contra la ansiedad grave inducida por el estrés, pero con menos efectos secundarios.[7] Una revisión de estudios de 2017 puso de manifiesto que el CBD tiene inequívocos efectos antipánico[8] en los seres humanos, y en otra se observó que no solo es una sustancia efectiva contra la ansiedad, sino que también puede amortiguar los efectos adversos del THC.[9,10] En un estudio de 2019 se vio que el CBD era efectivo para la ansiedad, las alteraciones del sueño y la mala calidad del sueño en la mayoría de los pacientes, con efectos adversos muy raros o leves en algunos, lo cual está muy por encima de la eficacia de los mejores tratamientos farmacológicos. Si estos resultados correspondieran a un medicamento convencional recién descubierto, ¡sería catalogado como «fármaco milagroso»![11]

Existen muchos más estudios con modelos animales, pues así es como todos los científicos podían estudiar hasta hace poco debido a las restricciones sobre el uso de cannabis y CBD en seres humanos al considerarlos «droga de tipo 1 sin valor médico». Afortunadamente, desde la revolución del cannabis y el CBD de los últimos años, las investigaciones aumentan de un mes a otro.

TEPT

El TEPT, o trastorno de estrés postraumático, se produce tras un trauma y tiene un diagnóstico distinto del de la ansiedad. No obstante, también cabe considerarlo una forma de ansiedad muy grave, en la que el cerebro pierde su capacidad para regresar a un estado tranquilo de partida porque se encienden los circuitos del miedo, el estrés y el arousal, y no se apagan. El TEPT tiene lugar cuando la experiencia del trauma básicamente se queda incrustada en el cerebro. Aunque sufrir cierta forma de episodio traumático es algo bastante común (más de dos tercios de la población general ha pasado por algún trauma significativo en algún momento de su vida),[12] no todos los afectados tienen TEPT. Tras un trauma derivado de un desastre natural, un accidente o una agresión (como víctima o como testigo), es normal estar asustado, triste, ansioso o desconectado. Sin embargo, si estas sensaciones no desaparecen y la percepción de peligro va a más y no a menos, y si encima empiezas a tener malos recuerdos y pesadillas en que se revive el trauma una y otra vez, pareces encajar en el diagnóstico de TEPT.

La posibilidad de que alguien desarrolle TEPT o no a partir de una experiencia traumática depende de cómo el cerebro procesa el trauma, así como de la propia naturaleza de este. Si el trauma supone una amenaza para tu vida o tu seguridad personal, o es grave o prolongado, aumenta el riesgo de TEPT, pues este tiende a crear estrés más grave en la capacidad del cerebro para procesar sucesos y volver a un punto de referencia normal al cabo de unas cuantas semanas. En vez de esto, los afectados por TEPT conservan una sensación permanente de peligro y amenaza que no son capaces de controlar ni de racionalizar. Entre otros factores de riesgo que aumentan la probabilidad de que el cerebro se atasque en un trauma están: que sea inesperado o irremediable, que no haya control sobre lo que está pasando; ciertos factores personales, como experiencias traumáticas previas (sobre todo en la infancia); un historial familiar de TEPT, depresión, ansiedad y otras enfermedades mentales; antecedentes de abuso de sustancias; o un historial de agresiones físicas o sexuales. Si sospechas que tienes TEPT, que a veces puede pasar desapercibido durante años en forma leve, te recomiendo que pidas ayuda a un experto en traumas, un psicólogo o un médico especializado.

En mi consultorio médico, donde practico medicina de cannabis, solía colaborar con psiquiatras que me derivaban pacientes con TEPT. Añadíamos cannabis con mucho cuidado para ayudarlos en sus alteraciones del sueño y sus pesadillas, para que les costase menos seguir otras terapias de recuperación. Tiempo atrás, en muchas ocasiones, estos pacientes habían recurrido al alcohol antes de acostarse para reducir las pesadillas y los recuerdos negativos. Lo usaban como una forma de automedicación, que era parcialmente efectiva porque el alcohol reduce el sueño REM, que es cuando se producen las pesadillas. En cuanto introdujimos una pequeña dosis de aceite índica de alto contenido en THC para antes de ir a la cama, el volumen de alcohol descendió de manera espectacular.

La mayoría de los pacientes con TEPT que acudían a mi consulta por cannabis no lo habían probado antes. Muchos eran agentes de policía y veteranos de las fuerzas armadas, por lo que, tras estar toda su carrera escuchando que debían evitarlo, ¡para ellos el cannabis era un verdadero acto de fe! El cannabis y otras sustancias vegetales psicoactivas, incluida la psilocibina de ciertos tipos de hongos, se están estudiando cada vez más y utilizando con éxito bajo guía psicoterapéutica para ayudar a la gente a recuperarse del TEPT y el trauma. La medicina occidental aún no ha inventado fármacos para esto. Tenemos mucho que aprender sobre estas plantas a medida que vayan siendo legales para su uso médico y más populares. Actualmente, es algo en lo que estoy implicada desde una perspectiva académica, pues he visto de primera mano los increíbles efectos que puede tener el cannabis si se emplea como es debido.

Cannabis para el TEPT

He observado que el cannabis terapéutico con CBD es útil, desde el punto de vista clínico, para ayudar a las personas con síntomas de TEPT. Esto se ve respaldado por datos de investigaciones preliminares, según los cuales el cannabis alivia los síntomas tanto diurnos como nocturnos.[13] Las cápsulas o el aceite de THC que se toman bajo supervisión médica antes de ir a la cama pueden ayudar a reducir la respuesta de miedo en el cerebro para neutralizar las pesadillas y los malos recuerdos, y también pueden combatir el insomnio. Debido al efecto bifásico del THC en la ansiedad, el cannabis terapéutico con THC debería tomarse solo bajo la supervisión de un médico para garantizar que ayuda, que no hace ningún daño.

Para información adicional, véanse las referencias.[14, 15, 16, 17, 18, 19, 20]

Cómo utilizar productos de CBD para el bienestar (CBD de cáñamo) en los casos de ansiedad

- Prueba un aceite de CBD de espectro completo o de espectro amplio.
- Busca terpenos calmantes:
  - Linalol: huele a flores, como la lavanda.
  - Mirceno: huele a tierra/picante, como el lúpulo, y es uno de los terpenos más comunes.
  - Terpinoleno: huele a fresco, como una mezcla de flores y pino.
  - D-limoneno: huele a limón y, como tiene efectos tanto ansiolíticos como antidepresivos, se considera un terpeno equilibrador del estado de ánimo.

Dosis inicial y ajuste

Toma 10 mg de CBD a primera hora de la mañana, al mediodía / primera hora de la tarde (12 h- 14 h) y en la cena, es decir, un total de 30 mg/día. Mantén esta dosis durante 1-2 semanas y evalúa cómo te sientes.

- ¿Está mejorando el nivel de ansiedad?
- ¿Todavía es malo a determinada hora del día (p. ej., peor por la noche)?
- ¿Aún te cuesta conciliar el sueño o permanecer dormido?

Puntúa tu nivel de ansiedad cada día por la mañana, la tarde y la noche (después de cenar) en una escala de 0 a 10, donde 0 = sin ansiedad, 10 = insoportable / peor ansiedad inimaginable, y anota los resultados en tu rastreador de síntomas.

Ve subiendo lentamente la dosis cada semana hasta que la ansiedad disminuya. Al cabo de una o dos semanas en la dosis inicial, intenta aumentar en 5 mg una de las dosis diarias en función de cuándo es peor la ansiedad; por ejemplo, si empeora a última hora de la tarde o por la noche, incrementa la dosis del mediodía, mientras que si relajar la mente antes de ir a la cama todavía es un problema, aumenta la dosis de la cena.

Si llegas a un total de 60 mg diarios de CBD, quédate en este nivel otras 4-6 semanas antes de incrementar de nuevo (como en algunas personas los efectos del CBD pueden tardar semanas, esto evitará el aumento innecesario de la dosis).

Recuerda: si hablamos de ansiedad, no hay una dosis perfecta específica que funcione para todo el mundo. Como el equilibrio del sistema endocannabinoide de cada persona es único, la clave está en el autoajuste.

Para el mantenimiento: agregación de elementos sin cannabis

En cuanto alcanzas una dosis de CBD que te va bien, puedes empezar a añadir otros neutralizadores de la ansiedad para conseguir efectos incluso mejores y empezar a reconfigurar realmente las vías cerebrales de la ansiedad más a largo plazo.

- Una meditación antiansiedad. Recomiendo explorar varias técnicas de meditación sencillas para ver cuál encaja mejor contigo. Después practícala empezando solo con cinco minutos cada día y añadiendo un minuto cada varios días hasta llegar a los veinte, una cantidad a la que la mayoría de las personas se pueden adaptar sin demasiada dificultad.
- Hierbas calmantes como el lúpulo, la raíz de valeriana, la escutelaria, la manzanilla.
- Sustituye el café por té tulsi (también conocido como «albahaca santa») para tener una energía más natural sin empeorar la ansiedad con la cafeína.

- Suplementos naturales tranquilizantes, como la L-teanina, el inositol.
- Un ritual nocturno, después de cenar, para relajar el sistema nervioso. Ahí podemos incluir música suave, bajar las luces, practicar respiración relajante o estiramientos ligeros / yoga, así como dejar a un lado las pantallas y las redes sociales.
- Una rutina en los primeros minutos del día para despertar tranquilo. Esto acaso incluya no mirar el correo electrónico ni las redes sociales nada más despertar, una minipráctica de dos minutos de respiración consciente, y dedicar tiempo a un desayuno saludable con ingredientes tranquilizantes, nutritivos y sustentadores del GABA.

Cómo utilizar productos de cannabis médico para la ansiedad

Prueba esto solo bajo la supervisión de un médico y, desde luego, si el cannabis terapéutico (con THC) es legal en el lugar donde vivas.

- Comienza con un aceite de cannabis de alto contenido en CBD para las horas diurnas. El mejor producto inicial oral para la ansiedad es una variedad rica en CBD y muy pobre en THC.
- Busca terpenos calmantes para la ansiedad.
- Empieza con 5 mg tres veces al día: a primera hora de la mañana, al mediodía / a primera hora de la tarde (12h - 14h) y a la hora de cenar, o sea, un total de 15 mg/día. Nota: esto es inferior a la dosis de los productos de CBD para el bienestar porque los aceites de cannabis médico tienen un poco más de THC que el CBD de cáñamo. De lo cual se deduce que funcionan mejor en dosis más bajas, debido a la microdosificación de THC.
- Permanece en esta dosis entre unos días y una semana, y supervisa tus síntomas con cuidado.
- Tras este periodo inicial, procura aumentar una de las dosis diarias en 5 mg, en función de cuándo es peor la an-

siedad; por ejemplo, si empeora a última hora de la tarde o por la noche, incrementa la dosis del mediodía, mientras que si relajar la mente antes de acostarte es todavía un problema, sube la dosis de la cena.
- Como en estos aceites hay también una pequeña cantidad de THC, ve ajustando y aumentando la dosis unos cuantos miligramos cada semana en la medida que sea necesario para aliviar la ansiedad.
- Cuando llegues a un total de 30 mg diarios de CBD (que también incluirá una pequeña dosis de THC si tu cannabis terapéutico contiene un 0,5 % de THC o más), permanece en esta dosis durante otras 4-6 semanas antes de volver a aumentarla en función de cómo te sientas (todos somos diferentes).
- Si aún no observas mucha mejora en la ansiedad tras este periodo, vuelve a incrementar la dosis poco a poco cada semana.
- Al cannabis médico puedes también añadirle un aceite de CBD de cáñamo o un producto de CBD de cáñamo de acción prolongada sin THC, como un parche transdérmico, para procurar un contexto de más CBD sin que haya THC adicional por haber incrementado la dosis del aceite de cannabis terapéutico.

Cómo utilizar la vaporización de flores de cannabis para la ansiedad

Se puede usar cannabis vaporizado como un complemento de los aceites, sean de cannabis o de CBD de cáñamo.

Comienza con flores de alto contenido en CBD y bajo en THC, útiles para ayudar a interrumpir los ataques agudos de ansiedad y de pánico que pueden producirse de repente. Esta es la mejor manera de empezar si antes nunca has tomado THC.

Como ocurre con los aceites, empieza con flores con mucho CBD y poco THC. Entre las variedades de cannabis con una proporción de CBD y THC en torno a 20/1 se incluyen:

- Avidekel. Tiene aproximadamente 15-18 % de CBD, 0,8-1 % de THC.

- ACDC. Es una variedad con mucho CBD y poco THC, hasta el 20 % de CBD y alrededor del 1 % o menos de THC (la proporción media de CBD y THC es 24/1).
- Cualquier modalidad de CBD. Desde el punto de vista técnico, cualquier variedad de cannabis puede pasar a ser rica en CBD, incluidas variedades que en un principio tenían más THC (pierden una gran cantidad de este). No existe un término estándar para estos tipos con alto contenido en CBD, pero se los conoce como «modalidades de CBD» o «flores de CBD» (cuando es un producto de cannabis secado).
- Si esto no tiene efecto, puedes probar una variedad con más THC, conocida como «variedad equilibrada», con igual cantidad de CBD y THC.
- Comienza con una cantidad equivalente a una cabeza de fósforo, sobre todo si se trata de una variedad con más THC.
- Para el estrés y la ansiedad en general, vaporizar flores de CBD es una manera más segura y efectiva de reducir la intensidad que tomar un vaso de vino, por ejemplo.
- Se pueden emplear las flores de cannabis como sustituto de los ansiolíticos para ayudar a desengancharte de las benzodiacepinas (bajo supervisión médica).
- También se pueden vaporizar antes de efectuar una práctica de meditación o relajación para ayudar a la mente a estar tranquila.
- Puedes tomarlas antes de acostarte para que te ayuden a dormir mejor y a relajar una mente agitada, usando una variedad tradicionalmente etiquetada como «índica» o «de hoja ancha», con alto contenido en mircenos (véase capítulo 11).

Para información adicional, véanse las referencias.[21, 22, 23, 24, 25, 26]

10

Tratamiento del desánimo y la depresión

La reaparición del cannabis en la fitoterapia moderna llega en una época de creciente reconocimiento y sensibilidad hacia la salud mental. Cada vez identificamos más la salud mental como un gradiente, no como un estado binario entre estar perfectamente bien o sufrir una enfermedad mental. En la época de mis padres, se consideraba que una persona, o bien estaba normal, o bien padecía un colapso mental, sin nada en medio. La salud mental no era objeto de discusión y estaba muy estigmatizada.

Antes de empezar a recetar cannabis, yo ya era algo conocida como médica integrativa y tenía un montón de pacientes interesados en un enfoque de la salud mental más holístico, menos centrado en los fármacos. Debido a eso, con los años, la salud mental llegó a ser una parte importante de mi práctica médica y un ámbito de especialización, lo que incluía el tratamiento de pacientes con depresión y estado anímico bajo, así como ansiedad, insomnio, trastornos ligados al estrés y al desgaste. Estas dolencias están todas relacionadas, y en el mundo real a veces resulta difícil separarlas entre sí. Muy a menudo, mis pacientes sufrían más de una a la vez. No obstante, teniendo en cuenta los fines de este libro, las he separado para ofrecer la guía más útil; este capítulo se centrará sobre todo en la depresión y el equilibrio emocional, aunque también abordará el trastorno bipolar.

En el tratamiento de problemas de salud mental complejos y diagnósticos múltiples, yo solía prescribir *mindfulness* [atención/conciencia plena] y técnicas de respiración, junto con medicamentos y suplementos. Sin embargo, era evidente que los pacientes en un estado depresivo no tenían generalmente la motivación cerebral ni los recursos mentales para seguir una técnica a rajatabla el suficiente tiempo que permitiera obtener beneficios. Reparé en que necesitaban un resultado más rápido para llegar a un punto en que el *mindfulness* y las técnicas de respiración pudieran ayudarlos.

Cuando se trató de utilizar otros enfoques sin fármacos en la salud mental, y sobre todo en la depresión, lo que descubrí fue que no era cuestión de que el paciente tuviera disciplina mental ni de que simplemente lo intentara con más ahínco. Si sufres una mezcla de ansiedad y depresión u otros problemas de salud mental, aunque quieras meditar, hacer ejercicio o participar en alguna terapia conductual cognitiva, es como si en el cerebro hubiera una barricada.

He observado que el cannabis es muy útil precisamente con estas barricadas, pues procura un medio que ayuda a conseguir este ímpetu inicial para el cambio que quizá les haya sido esquivo a los pacientes durante toda su vida.

Cuando empecé a usar medicamentos de cannabis y CBD para proporcionar a mis pacientes esta victoria rápida, ellos fueron gradualmente capaces de ceñirse a las terapias no farmacológicas más sutiles, de acción más lenta, como las prácticas mente-cuerpo, la meditación o el ejercicio físico. Como al final obtuvieron alivio, su ancho de banda mental aumentó de forma natural, lo mismo que su creencia en que era posible mejorar. Tras estar años librando una ardua batalla y pensando que ya lo habían probado todo, el cambio podía ser realmente transformador. Por no hablar de las maravillas que aquello hacía en su autoestima y la confianza en sí mismos, maltrechas después de años de fallidos intentos por alcanzar las cosas que tan desesperadamente querían.

Siempre digo que el cannabis no es una solución mágica (¡nada lo es!), pero muchos de mis pacientes dirían que es lo más parecido a eso que ellos hayan podido comprobar. Tras tomar todos los fármacos convencionales disponibles, el cannabis suele ser lo primero que los ayuda a controlar sus síntomas sin horrendos efectos secundarios, lo que les da ese ímpetu inicial para enderezar su vida.

Cuando los médicos hablan de los «peligros» del cannabis terapéutico, una cosa que me molesta es que se centran en la euforia como efecto adverso. Es verdad que el cannabis con THC puede levantar el estado de ánimo en muchas personas con depresión. No obstante, si no están abusando del THC, toman también CBD y no tienen un historial de psicosis o manía (dos ámbitos en los que, en mi consulta, evito del todo el THC), realmente no creo que un poco de euforia sea un efecto secundario preocupante. De hecho, muchas personas con depresión crónica, y también otras con síntomas más leves o un estado anímico bajo crónico, quizás en realidad tengan un sistema endocannabinoide que se ha vuelto disfuncional en su cometido de equilibrar el estado de ánimo. Una pequeña dosis de THC combinada con CBD puede que los ayude a normalizar la función del SEC, no a empeorarla. Por otro lado, alguien que no ha experimentado nunca depresión tal vez piense que el THC no está haciendo mucho en lo referente a elevar el estado anímico (yo soy una de estas personas).

Depresión y equilibrio del estado anímico

La depresión, sea una melancolía leve o un trastorno grave hecho y derecho, es un problema muy habitual. Pese a ello, muchas personas todavía la sufren en silencio debido al estigma que la rodea. En el Reino Unido, donde vivo, la salud mental en general y la depresión en particular casi nunca son temas de los que se hable abiertamente. Aunque las cosas están empezando a cambiar, a menudo solo se comentan estos asuntos cuando, en voz baja, se hace referencia a alguien que ha atravesado una crisis mental repentina cuando no parecía tener ningún problema. Muchos de mis seres más queridos han sufrido depresión, por lo que sé de primera mano lo debilitante que puede ser y la frecuencia con que ciertos consejos bienintencionados hacen más mal que bien.

Idea de la medicina integrativa sobre la depresión

En mi consultorio, a lo largo de una década he tratado a miles de pacientes con depresión mediante un planteamiento integrativo. Ya cuando era médica interna y en formación en la facultad, me parecía claro que la depresión no era simplemente una deficiencia de SSRI, es decir, no se resolvería tan fácilmente gracias al maravilloso medicamento que los médicos esperaban que sería el Prozac cuando salió al mercado. La depresión es algo mucho más complicado y multifactorial, y además cada depresión es diferente. Por eso no existe un remedio mágico para curar a todo el mundo. Se debe a que la depresión es como el TDAH o la fatiga crónica: es un punto final común que tiene desencadenantes y factores coadyuvantes distintos en cada persona. En algunas, puede ser consecuencia de un trauma durante la infancia temprana. En otras, tal vez esté influida por un intestino permeable o derive de una serie de pérdidas o incluso de un traumatismo craneal. Suele ser una combinación de muchos factores que se traduce en que el cerebro se queda atascado con los frenos pisados, como me gusta decir. Cuando el cerebro se siente amenazado, entra en modo «protección y retirada», en virtud del cual disminuye la activación en el lóbulo frontal izquierdo, lo cual provoca los síntomas tan conocidos para cualquiera que haya experimentado depresión en cualquiera de sus formas:

- Dificultades para estar motivado.
- Retraimiento social.
- Espirales de pensamiento negativo.
- Sensaciones de agobio con respecto a la toma de decisiones, lo que conduce, por defecto, a no hacer nada.
- Cambios en el apetito; antojos de carbohidratos o, por el contrario, nada de hambre.
- Escasa vitalidad.
- Pensamiento lento.
- Incapacidad para encontrar placer o alegría en las pasiones, las aficiones o la vida en general.

Según cierta teoría, estas son señales de que el cerebro no se siente seguro y está intentando conservar energía porque percibe que quizás exista una amenaza: una forma de autoprotección cerebral, por así decirlo. Las razones por las que de entrada alguien está deprimido son diversas. En el periodo previo a un episodio inicial, suelen estar involucrados ciertos factores estresantes significativos. En la depresión recurrente, la vulnerabilidad a la repetición parece aumentar debido a un proceso denominado «*kindling*» [encendido]. Esto significa que el cerebro está más rígido y atascado, y es menos capaz de liberarse de las redes cerebrales de la depresión y de adaptarse y cambiar. Asimismo, la depresión conlleva un empeoramiento del sueño reparador profundo de ondas lentas.[1]

Cómo el cannabis y el CBD pueden ayudar en la depresión

Si se utiliza como es debido, el cannabis puede ser útil en muchos aspectos de la depresión, entre ellos el desánimo, el estrés, la ansiedad y el sueño. Como de costumbre, el cannabis no es un remedio para la depresión, sino una herramienta que cabe emplear en el contexto de un planteamiento holístico más amplio junto a cambios en el estilo de vida, trabajando, entre otras cosas, en la conexión del cerebro con el intestino. No obstante, varios estudios preliminares están empezando a desentrañar el misterio de cómo el cannabis ayuda al cerebro deprimido a recuperar el equilibrio y volverlo más flexible. Por ejemplo, cuando el cerebro está deprimido comienza a fabricar menos cantidad de una sustancia química denominada «factor neurotrófico derivado del cerebro (FNDC)». Esto es malo, pues el FNDC es el superhéroe químico que favorece la formación de células cerebrales nuevas y el aprendizaje cerebral, lo que se conoce como «neurogénesis». El FNDC es como una sustancia química contra el envejecimiento del cerebro. Si los niveles bajan, el cerebro se vuelve menos flexible a la hora de adaptarse a los cambios, lo cual significa que la depresión quizá se atrinchere y sea más difícil superarla (esto acaso explique el efecto *kindling* mencionado antes).

Actualmente creemos que la liberación de FNDC está relacionada con la función del sistema endocannabionoide sano,[2] lo cual significa que, si dicho sistema se torna disfuncional, puede convertirse en un factor que fastidie al FNDC, y viceversa. Según diversos estudios con ratones, el CBD reduce la neuroinflamación y mejora la neurogénesis (esto es, ¡más FNDC!),[3] dos factores cruciales para combatir la depresión en el cerebro. También hay muchos estudios con animales según los cuales el CBD actúa como un antidepresivo de acción rápida y constituye un tratamiento efectivo para los animales deprimidos. Además de influir en la depresión, el CBD también reduce el comportamiento agresivo en los ratones.

Aunque nos falta todavía mucho para entender exactamente cómo actúa el SEC en la regulación del estado de ánimo, varios estudios preliminares han demostrado que es fundamental para el equilibrio de la condición anímica y la regulación emocional; por otro lado, sabemos que la desregulación del SEC está implicada en las tres principales áreas de trastornos mentales: trastornos de ansiedad, trastornos depresivos y esquizofrenia/trastornos psicóticos. Hasta ahora, en investigaciones formales sobre la depresión en seres humanos, no se han evaluado productos de CBD de cáñamo por sí solos.

Para información adicional, véase referencias.[4,5,6,7,8,9]

Depresión bipolar y esquizofrenia: riesgos del consumo de cannabis

Una de las preguntas más frecuentes de mis pacientes y otros colegas médicos es: ¿es verdad que el cannabis provoca psicosis o manía?

La relación entre el consumo de cannabis y la psicosis, la esquizofrenia y la manía bipolar es compleja. Uno de los factores que complican la situación es que, en los estudios publicados sobre estos trastornos, el tipo de cannabis es callejero con alto contenido en THC y poco en CBD (en el mejor de los casos). Y los estudios se basan en datos de consumidores de cannabis recreativo, no pacientes de cannabis terapéutico. En estos individuos, aparte de ser recreativo, el cannabis se fumaba, y su consumo no estaba supervisado. No tiene nada que ver con cómo yo utilizo el cannabis como profesional: consumo médico cuidadoso, supervisado, de productos principalmente de alto contenido en CBD y bajo en THC y dosificación oral (es decir, de acción más prolongada) como base de la terapia. Comparar uno y otro método es como comparar peras con manzanas. En mi consulta, prescribo cannabis médico a los pacientes, incluidos los que sufren trastornos de ansiedad y depresión, y no he tenido nunca un solo caso de psicosis o manía tras el inicio del cannabis terapéutico. De todas maneras, no utilizo productos con mucho THC en pacientes que tengan antecedentes personales (incluidos los parientes de primer grado) de psicosis, esquizofrenia, trastorno esquizoafectivo o episodios maniacos bipolares. A estos pacientes les recomiendo productos con mucho CBD y muy poco THC, solo bajo la estrecha supervisión de un médico y en colaboración con el psiquiatra. Aquí podemos usar productos de CBD de cáñamo para el bienestar, pues desde luego solo tienen trazas de THC.

Es importante no descartar la posibilidad de que el consumo de cannabis incremente el riesgo de psicosis en individuos genéticamente vulnerables, pues de las investigaciones realizadas hasta la fecha parece deducirse cierto peligro, bien que de pequeña magnitud. Sin embargo, también es importante destacar que el riesgo parece ser el THC, no los productos de CBD de cáñamo. En un estudio, por ejemplo, el consumo de cannabis callejero fumado de alto contenido en THC y la psicosis inducida por el cannabis incrementaban el riesgo de transformación de esta en esquizofrenia, y los consumidores más jóvenes parecían mostrar un índice de transformación superior. Según otra teoría basada en estudios actuales disponibles, el consumo de cannabis recreativo con mucho THC y poco CBD puede predisponer a un subgrupo vulnerable de la población a la esquizofrenia,[10] o quizás acelerar el desenmascaramiento de la enfermedad (es decir, ya la padecen, pero puede activarse o aparecer antes).[11] Partiendo de las investigaciones conocidas hasta la fecha, también parece haber una relación dosis-respuesta (esto es, una conexión)[12] entre fumar cannabis con mucho THC y el riesgo de esquizofrenia, sobre todo entre jóvenes genéticamente vulnerables.[13] Los únicos tipos de cannabis incluidos en estos estudios eran modalidades de alto contenido en THC y bajo en CBD, que casi nunca se usan en grandes dosis con criterios médicos y, por supuesto, no constituyen la base terapéutica principal de las enfermedades mentales.

Sin embargo, en otros estudios con personas que ya sufrían esquizofrenia o trastorno bipolar se ha observado una relación positiva entre el consumo de cannabis del mercado informal con mucho THC y ciertas disminuciones atenuadas en la densidad de la sustancia gris,[14] es decir, quienes fumaban cannabis presentaban menos merma de la sustancia gris en las neuroimágenes (por resonancia magnética). Hablando en plata, esto significa que gracias al cannabis su cerebro funcionaba mejor, no peor, lo cual contradice la creencia popular y los resultados de muchos otros estudios. De todos modos, era solo una asociación, no una relación causa-efecto, por lo que necesitamos más estudios que investiguen la cuestión a fondo para estar seguros de lo que esto significa. En otro trabajo se observó que el consumo adolescente (en sus dos etapas, hasta los doce años y desde los trece a los diecinueve) de cannabis estaba vinculado a una mejor función cognitiva en la esquizofrenia, aunque no en el trastorno bipolar;[15] así pues, nuevamente cada trastorno cerebral puede ser diferente en relación a cómo responde al cannabis, así como al tipo de cannabis, la cantidad de CBD y THC y otros contaminantes.

La doctora Lili Galindo, amiga y colega, psiquiatra e investigadora, se ha pasado los últimos siete años estudiando la relación entre cannabis y esquizofrenia, y precisamente están empezando a publicarse sus últimos hallazgos,[16] que clarifican algo las razones de que algunas personas sufran paranoia u otros efectos emocionales negativos debido al THC del cannabis; lo que pasa es que quizá cada una tiene una variante distinta del receptor CB1 que se acopla a un tipo específico de receptor de la serotonina. Este dúo especial de receptores se denomina «heterómero CB1-5HT2A». Quienes más provecho sacan de estos son los mismos que tienen más vulnerabilidad o más riesgo de desarrollar o desencadenar el inicio de un trastorno psicótico como la esquizofrenia cuando toman THC, sobre todo de forma habitual, en cantidades elevadas y a edades tempranas, antes de que el cerebro esté plenamente desarrollado. En su estudio más reciente, la doctora Lili y su equipo han encontrado pruebas preliminares de que el cannabis mitiga el deterioro cognitivo debido a los efectos secundarios de fármacos utilizados para tratar la esquizofrenia, es decir, para algunas personas esquizofrénicas el cannabis con THC puede aliviar, efectivamente, algunos de los síntomas y de los efectos adversos de la medicación, así como mejorar su calidad de vida. Se trata de una idea revolucionaria en el ámbito de la salud mental y del cannabis terapéutico.

En cualquier caso, lo que sí está bastante claro es que el CBD parece tener efectos antipsicóticos en el cerebro (esto es, protege contra la psicosis) mediante diferentes vías:

- En un estudio de 2018, varios investigadores analizaron los efectos del CBD en diferentes áreas cerebrales de personas con riesgo elevado de psicosis. Los participantes

recibían una única dosis oral de 600 mg de CBD y a continuación eran sometidos a un escáner cerebral mientras realizaban una tarea de aprendizaje verbal. Los resultados revelaban que el CBD normaliza la función cerebral en las regiones específicas implicadas en la psicosis.
- En otro estudio se comparaba el fármaco amisulprida para la psicosis con el CBD como tratamiento para la esquizofrenia aguda.[17] Los dos métodos producían mejora clínica, pero el CBD tenía muchos menos efectos secundarios. Curiosamente, también revelaba un aumento del endocannabinoide anandamida. Este cambio en el nivel de la anandamida estaba significativamente asociado a la mejora clínica.
- En un pequeño grupo de personas sanas, el pretratamiento con CBD evitaba los síntomas psicóticos agudos de una dosis elevada de THC. Este estudio también ponía de manifiesto que, partiendo de neuroimágenes por resonancia magnética, el CBD tenía un efecto contrario al del THC en la función cerebral.
- Según una revisión sistemática de 2015 sobre el CBD en la revista *Schizophrenia Research*, el CBD puede contrarrestar síntomas psicóticos y deterioro cognitivo asociados al consumo de cannabis con THC.[18] Además, el CBD es capaz de reducir el riesgo de desarrollar psicosis relacionadas con el consumo de cannabis (de alto contenido en THC).

En conclusión, parece que el CBD es útil para tratar psicosis en la esquizofrenia, el trastorno bipolar y otras dolencias afines, y también ayuda a amortiguar los efectos del THC. Asimismo, parece que, por razones genéticas, ciertas personas son más susceptibles de sufrir los efectos negativos del THC en el estado de ánimo o de desarrollar psicosis, si bien, por lo general, el riesgo es todavía muy bajo. Aunque el CBD no baste por sí solo, combinado con terapia farmacológica acaso sea útil para reducir la necesidad de dosis elevadas de fármacos antipsicóticos más fuertes, que tienen muchos efectos adversos. Según varios estudios, el cannabis, recetado adecuadamente, puede mejorar tanto la función cerebral como la calidad de vida en pacientes con esta clase de trastornos cerebrales, muy resistentes a los tratamientos y muy discapacitantes.

Mi iniciación en el movimiento contracultural

Tras la Facultad de Medicina, con el doctorado en la mano, y antes de comenzar mi periodo de residente (que es tu primer empleo como médico en formación antes del ejercicio privado), decidí viajar por Asia durante tres meses. Iba sin ningún plan; solo con una mochila, una guía de Lonely Planet y algunos consejos de otros mochileros sobre lugares interesantes que aún estaban fuera de los circuitos convencionales.

Acabé en un retiro alternativo de yoga en una playa de Tailandia, y me vi a mí misma en el centro del movimiento contracultural en el que la gente había sustituido empleos de nueve a cinco por una existencia en sencillas chozas de paja, dedicando el tiempo a hacer yoga y meditación, y creando algún tipo de arte…, ¡así como tomando LSD los martes por la mañana! En aquella comunidad tan creativa de occidentales que habían optado por abandonar el mundo del trabajo tradicional de nueve a cinco, el cannabis, para bastantes de sus miembros, era un elemento esencial de su cultura, mucho más que el alcohol; de hecho, muchos ni siquiera bebían.

En Tailandia, el cannabis se cultivaba en la selva, sin fertilizantes, y no dejaba a la gente supercolocada. No obstante, muchas personas creían ciegamente que las ayudaba a equilibrar su estado anímico y a potenciar su creatividad, y consideraban que era el mejor medicamento para aliviar la depresión crónica, una dolencia muy frecuente en la comunidad. Algunos me explicaron que el cannabis los había ayudado a dejar el alcohol, que era lo que muchos habían utilizado antes para automedicarse de sus síntomas de depresión, con efectos secundarios considerablemente peores, entre ellos la adicción.

Esas personas eran *hippies*, no científicos, pero sus historias me intrigaban; aparte de que ese mismo tema siguió surgiendo en mis conversaciones con un montón de gente que conocí aquellos meses mientras deambulaba alrededor de mi pequeña cabaña de la playa. Esto me empujó a replantearme mis propias ideas acerca de que el cannabis fuera universalmente malo para el estado de ánimo y la depresión. Por otro lado, tuve que preguntarme por qué el alcohol era un intoxicante legal y socialmente aceptado, pese a sus conocidos efectos negativos en el cerebro, sobre todo un cerebro aquejado de depresión.

Como científica, me pareció curioso que esa hierba de la selva tailandesa pareciera ser tan distinta de esa que tomaban los porreros empedernidos que había visto fumar en Canadá cuando era adolescente, esa que solía dejar a la gente somnolienta y hundida en el sofá, aunque se tratara de la misma planta.

Al cabo de los años, cuando empecé a usar el cannabis como medicina, me enteré de que la hierba local de la selva tailandesa, conocida como «kancha», era una variedad de cannabis con mucho CBD y una proporción mayor de lo que tradicionalmente se identificaba como «sativa-dominante». Era una planta muy distinta de la típica cannabis índica de alto contenido en THC a la que, entonces, tenía acceso la mayoría de la gente en Canadá.

Curiosamente, igual que en la India, en Tailandia la planta de cannabis llevaba años siendo utilizada como fibra textil y como medicamento, antes de su prohibición en 1934. Probablemente, llegó a Tailandia desde la India; diversas variedades locales cambiaron y se adaptaron con el tiempo por las diferencias de clima y humedad. Seguramente, la elevada humedad de Tailandia fue uno de los factores que originó las variedades únicas de cannabis presentes en la playa, pues la planta debía fabricar sustancias químicas ligeramente distintas para combatir los mohos y amoldarse al clima.

El despertador bong (pipa de agua)

Mucho antes de comenzar a usar cannabis en mi consultorio, algunos amigos míos lo consumían por su cuenta para controlar su salud mental. Al principio, me mostraba muy escéptica ante las afirmaciones que hacían, pues aún creía, como la mayoría de los médicos y de la gente, que el cannabis era una droga ilegal y nociva sin valor medicinal alguno. También tenía miedo de que empeorase su salud mental, sobre todo en lo relativo a problemas como la depresión.

Cuando empecé con mis consultas, como iba a estar un mes cambiando de apartamento, tuve que alquilar una habitación. Aún debía dinero a la facultad, mi novio estaba fuera y no quería dormir sola en un hotel tanto tiempo (¡era la época anterior a Airbnb!), de modo que Chloe, una amiga de la universidad, me ofreció una habitación en una gran casa compartida situada en las afueras de la ciudad, donde vivían un grupo de artistas, cineastas, músicos y creadores.

Cultivaban sus propias verduras, e incluso algunas plantas de cannabis, que una chica utilizaba para fabricar bálsamos tópicos para los dolores menstruales. A tal fin, secaba las plantas colgándolas de las vigas de su dormitorio, lo que llenaba la casa de un agradable aroma.

Mi habitación estaba en el sótano; nunca olvidaré la primera mañana que pasé allí. Mientras yacía en la cama intentando aprovechar algunos minutos más de sueño, fui consciente de un fuerte sonido de gorgoteo. Pensé que quizás habría algún problema en las tuberías, y acto seguido alcé la vista y vi a Chloe sentada en el extremo de la cama y dándole una enorme calada a una pipa de agua. «¡Buenos días!», dijo animada, y me dio una taza de té verde.

Durante la época que pasé allí, el despertador bong se convirtió en un extraño pero divertido ritual matutino. Al parecer, mi habitación estaba donde se almacenaba la hierba, y Chloe tomaba un poco cada mañana para activarse y manejar su estado de ánimo. En el pasado, varios médicos le habían diagnosticado diversas afecciones, entre ellas trastorno límite de la personalidad y depresión, que había intentado controlar de manera convencional mediante fármacos; sin embargo, tras persistir en ello mucho tiempo, había comprobado que las pastillas no eran demasiado efectivas. Por eso se había decidido por su propia solución: una pequeña cantidad de cannabis vaporizado (en la pipa de agua) y mediante un aceite oral, junto con una dieta estricta y saludable, las horas de sueño necesarias, y rutinas de ejercicios que al parecer le iban muy bien y mantenían alto su nivel de funcionamiento sin ningún efecto secundario. Tenía una carrera y una vida social satisfactorias, y creía que el consumo de cannabis para medicarse estaba relacionado con este éxito. En la actualidad sabemos que el trastorno límite de personalidad, pese a tan campanudo nombre, seguramente no tiene nada que ver con la personalidad, sino que en realidad es un trastorno neuroendocrino que señala el mal funcionamiento de los sistemas de respuesta al estrés y ciertas alteraciones de la serotonina,[19] lo cual acaso explique por qué los cannabinoides pueden ser de ayuda.

En su momento, pensé que aquello era solo una excusa para colocarse cada mañana antes de ir a trabajar, pero desde entonces he tratado con cannabis terapéutico a centenares de pacientes con depresión y trastornos del ánimo, y muchos de ellos con síntomas parecidos han observado que usar el vaporizador a primera hora de la mañana es un método de lo más práctico para activarse uno de inmediato, pues los aceites tardan más en surtir efecto. Esto ha permitido a algunos llegar al trabajo puntualmente y reducir de forma espectacular sus días de baja médica. Como toman una variedad de bajo contenido en THC, no se notan alterados, están normales sin más; por otro lado, para algunos, cierta cantidad de THC parece ser un factor importante en la gestión de los estados de ánimo.

No obstante, ¡los despertadores de pipa de agua desde luego no tienen la aprobación de la doctora Dani!

Cómo utilizar productos de CBD para el bienestar (CBD de cáñamo) en la gestión del estado de ánimo

- Por sí solo, el aceite de CBD no es un tratamiento probado para la depresión, pero como la depresión y la ansiedad suelen solaparse, de entrada el CBD sin duda contribuye a mitigar el componente de la ansiedad. El CBD parece funcionar como antidepresivo en animales, pero todavía no tenemos estudios sobre el CBD con seres humanos solo para este fin. En mi práctica clínica, utilizaba un producto de cannabis terapéutico de bajo contenido en THC (pero aún con más THC que el cáñamo) como punto de partida: por otra parte, en algunas personas añadir algo más de THC (junto con el CBD) era muy útil cuando se escogía la variedad correcta.
- Utiliza un aceite de CBD de espectro completo o de espectro amplio.
- Busca terpenos estimulantes, equilibradores del estado de ánimo:
    - D-limoneno: huele a limón y tiene efectos tanto an-

siolíticos como antidepresivos, por lo que cabe considerarlo un terpeno equilibrador del estado de ánimo.
- Alfa-pineno.
- Beta-cariofileno.

Dosis inicial y ajuste

Toma 10 mg de CBD a primera hora de la mañana, al mediodía / primera hora de la tarde (12 h -14 h) y a la hora de cenar, es decir, un total de 30 mg/día. Mantén esta dosis entre unos días y una semana, y evalúa tus síntomas minuciosamente para determinar cómo te encuentras:

- ¿Mejora tu estado de ánimo?
- ¿Todavía es malo en ciertos momentos del día (p. ej., peor por la noche)?
- ¿Tienes dificultades para conciliar el sueño o permanecer dormido? En tal caso, puedes sacar provecho de las ayudas para dormir; véase capítulo 11.

Puntúa cada día tu nivel anímico y de vitalidad, por la mañana, por la tarde y por la noche (después de cenar) en una escala de 0 a 10, donde 0 = sin motivación / estado de ánimo bajo grave, y 10 = motivado, feliz y satisfecho, y anota los resultados en tu rastreador de síntomas.

Puedes seguir aumentando lentamente la dosis cada semana. Si llegas a un total de 60 mg diarios de CBD, permanece ahí durante otras 4-6 semanas antes de volver a subirla (como los efectos del CBD pueden tardar semanas o incluso meses en empezar a surtir efecto, esto evitará aumentos de dosis innecesarios).

Recuerda esto: no existe una dosis específica perfecta que funcione en todos los casos de la misma manera. Como el equilibrio del sistema cannabinoide de cada persona es único, la clave está en el ajuste. En el caso de la depresión, el CBD de cáñamo quizá no funcione para todo el mundo. Por lo visto, ayuda a algunos, mientras que en otros no parece tener demasiado efecto y, además, quizá dependa también de la dosis. Por tanto, es mejor trabajar con un profesional de la salud que conozca el cannabis, al tiempo que se exploran otros tratamientos para la depresión, tanto naturales como convencionales.

Según algunos casos clínicos (no disponemos de estudios amplios), si hay un diagnóstico de trastorno bipolar, el CBD puede ayudar a reducir los efectos secundarios de otros medicamentos que se deben tomar a diario para tratar la dolencia; de todos modos, antes de ingerir cualquier suplemento nuevo, incluso CBD, mejor consultar al médico y pecar de precavido. Es también importantísimo que, en tales casos, el CBD utilizado proceda de una empresa que evalúe sus productos y tenga un certificado de análisis (véase capítulo 5) para garantizar que no están contaminados con THC, pues esto podría resultar peligroso (sobre todo cuando no se hace bajo supervisión especial) si padeces psicosis o episodios maniacos (véase también capítulo 6 para precauciones y avisos).

Elementos sin cannabis para aliviar la depresión y el estado anímico bajo

Además del cannabis médico, utilizo otros métodos naturales, como suplementos, productos botánicos y estrategias mente-cuerpo, que pueden ayudar en la depresión y el desánimo crónico:

- Compasión o meditación del amor benevolente. Este tipo de meditación despierta el lóbulo frontal izquierdo, que en la depresión está indolente o abatido. En Internet se pueden encontrar muchas versiones guiadas; yo hago una versión grabada para mis clientes, que les sirve de ayuda.
- Veinte minutos de ejercicios de cardio la mayoría de los días de la semana. Está demostrado que esto aumenta los niveles de serotonina, potencia las endorfinas y los endocannabinoides naturales, y además incrementa el FNDC (factor neurotrófico derivado del cerebro) y disminuye el nivel de cortisol, principal hormona del estrés.
- Suplemento de ácidos grasos omega-3 derivados de pescado. La depresión tiene un componente inflamatorio, y con el tiempo el ácido graso EPA (ácido icosapentaenoico) del pescado puede ayudar en dosis comprendidas entre 1 y 4 g/día.

- Zinc. Se puede probar junto con terapias naturales o también añadir a un fármaco SSRI para que funcione mejor en dosis más bajas. Dosis: 20-30 mg/día.
- Vitaminas B y ácido fólico. Hacen falta para ayudar a fabricar neurotransmisores sanos del estado de ánimo; por otro lado, en los adultos deprimidos es habitual la falta de vitamina B12 y otras deficiencias de vitamina B, así como deficiencias de folatos. Dosis: complejo B 100 mg/día; ácido fólico 1 mg/día en un suplemento.
- Vitamina D. 10.000 IU/semana pueden beneficiar al estado de ánimo, sobre todo porque los niveles muy bajos o bajos de vitamina D pueden provocar depresión. Este es un problema muy mal atendido en países alejados del ecuador, como el Reino Unido, Canadá o Estados Unidos.
- Hierba de San Juan. Esta hierba es efectiva en personas aquejadas de depresión entre leve y moderada (eficacia similar a la del SSRI según algunos estudios), pero solo cuando el producto es de buena calidad y ha sido extraído y estandarizado de la forma adecuada. No es un buen medicamento botánico para pacientes que toman otras cosas, pues pueden producirse muchas interacciones farmacológicas, pero, hasta ahora, desde el punto de vista clínico, no se ha observado ningún problema en la combinación con cannabis terapéutico bajo en THC y alto en CBD, si bien esta posible combinación todavía no ha sido abordada por ninguna investigación formal.

> Los aceites de CBD de cáñamo y de cannabis terapéutico, de alto contenido en CBD y bajo en THC, no deberían ser muy sedantes. Si te hacen sentir cansado, mira la etiqueta para ver si el producto lleva mucho mirceno, un terpeno que acaso sea demasiado sedante para las horas diurnas en ciertas personas, y comprueba también que el producto no esté etiquetado como «índica», aunque técnicamente la mayoría son híbridos.

Cómo utilizar los productos de cannabis terapéutico para la depresión

Prueba esto solo bajo supervisión médica y, por supuesto, si el cannabis terapéutico (con THC) es legal donde vives.

- Empieza con un aceite o cápsula con alto contenido en CBD. Escoge una variedad con mucho CBD y muy poco THC.
- Toma 5 mg de CBD a primera hora de la mañana, 5 mg al mediodía / primera hora de la tarde (12 - 14 h) y 6 mg a la hora de cenar, es decir, un total de 15 mg/día. Esto es menos que la dosis de productos de CBD para el bienestar porque los aceites de cannabis terapéutico tienen un poco más de THC que el CBD de cáñamo. Gracias a la microdosificación de THC, conseguimos que el funcionamiento sea mejor en dosis inferiores.
- Incrementa la dosis poco a poco mediante el método «empieza bajo, avanza despacio» y bajo la supervisión y el consejo de tu médico, pues la dosificación de la depresión es diferente para cada persona y debe ser controlada a lo largo del proceso.
- Si tienes el sueño alterado, habla con tu médico sobre ayudas para dormir y lo que puede ser conveniente para ti (véase capítulo 11).
- Si al cabo de 4-6 semanas parece que un producto no surte efecto, a poder ser escoge otro elaborado a partir de una variedad diferente (busca terpenos más estimulantes, por ejemplo).

Cómo utilizar la vaporización de flores de cannabis para el estado anímico bajo

- Sobre todo si eres novato con el THC, empieza con una flor de alto contenido en CBD y bajo en THC (una proporción entre CBD y THC de 20/1) que quizás esté etiquetada como sativa-dominante con pocos terpenos de la variedad mirceno y muchos terpenos de la variedad D-limoneno para un potencial estimulante máximo.
- Empieza con una cantidad equivalente a una cabeza de

fósforo, y si tienes dificultades con la motivación matutina, el estado anímico bajo y la fatiga, efectúa una sola inhalación a primera hora de la mañana.
- Si esto no resulta efectivo, puedes probar la misma técnica con una variedad nueva que contenga más THC y una proporción similar de terpenos, conocida como «variedad equilibrada» (es decir, la misma cantidad de CBD y THC), pero solo si no hay contraindicaciones, como el riesgo de manía o psicosis, o antecedentes de esquizofrenia o trastorno bipolar.

11

Mejora del sueño

Hace tiempo, el sueño se consideraba una función humana básica que hacíamos sin más, y que incluso dábamos por sentada. En las últimas décadas, sin embargo, el sueño ha llegado a ser tremendamente disfuncional en el conjunto de la sociedad, y a estar cada vez más medicalizado. Según datos recientes, unos dieciséis millones de adultos del Reino Unido pasan noches en blanco y una tercera parte sufren verdadero insomnio;[1] el doble de esta cifra tiene el sueño alterado. El escenario es parecido en todo el mundo occidental. Los problemas del sueño no tienen que ver solo con las horas nocturnas. El insomnio y las alteraciones del sueño suelen ser consecuencia de la hiperactivación y la desregulación del sistema nervioso durante veinticuatro horas. Si abordamos el problema de dormir mal pensando solo en lo que pasa antes de acostarnos, seguramente no llegaremos al fondo del problema definitivamente, al margen de cuántos somníferos o suplementos tomemos.

Parte del problema es que casi todos los que vivimos en ciudades (e incluso muchos que viven en zonas menos urbanas) existimos en lo que yo denomino un «entorno contrario al sueño». Prácticamente, todos los aspectos de la cultura actual contradicen los ciclos naturales sueño-vigilia de la luz frente a la oscuridad, el sueño y el descanso. Nuestra vida está organizada para mantener al cerebro continuamente concentrado y estimulado, aun ya avanzada la noche, después de que se haya puesto el sol. Por la noche, en vez de relajarnos como hacían nuestros antepasados, nos damos más cuerda: nos sentamos frente a pantallas de televisión, teléfonos u ordenadores con filtro de luz azul, o salimos a hacer vida social y consumimos alcohol y cafeína para mantenernos alerta. Y luego esperamos que el sistema nervioso sea capaz de desconectarse al instante, en cuanto se le requiera, nada más la cabeza toque la almohada. Como, lógicamente, esto no ocurre, queremos dormir a toda costa porque sabemos que nos levantaremos medio atontados, necesitaremos cafeína, y vuelta a empezar. Muchas personas aceptan como normal sentirse cansadas durante el día por no haber dormido bien.

No debe extrañar que el insomnio y las dificultades para dormir se hayan convertido en una epidemia, que también provoca un sinfín de problemas de salud física y mental durante las horas diurnas. En la primera visita y en los programas grupales, a mis pacientes y clientes les pregunto cuándo fue la última vez que se despertaron de forma natural, con la sensación de haber descansado; y la mayoría responden que no se acuerdan. Suelen decir que de lo que sí se acuerdan fue de ese día en sus últimas vacaciones cuando iniciaron el día sintiéndose de veras como nuevos. Sin embargo, muchos de ellos ni siquiera entonces lograron dormir bien.

¿Dónde está la clave? Por qué es importante dormir

Acumular deuda de sueño debido a falta crónica de sueño reparador afecta gravemente al funcionamiento del cerebro, y debilita la capacidad intelectual, es decir, la cognición y el pensamiento crítico. Dormir mal siquiera una noche daña la memoria en un grado similar al de la borrachera. La deuda de sueño modifica hasta la manera en que el cerebro ve el mundo. Por ejemplo, al parecer, las personas que duermen mal son más sensibles a las señales negativas del entorno frente a las positivas, lo cual seguramente lleva al cerebro a interpretar el entorno de una forma más sombría y amenazante.[2]

El sueño alterado puede llegar a tener efectos negativos en la relación con tu pareja. Según un estudio realizado con más de mil personas casadas, las alteraciones del sueño son un importante indicador de la salud del matrimonio, con independencia de la edad y el género.[3] Desde una perspectiva de la vanidad, en múltiples estudios se ha comprobado que contribuye al aumento de peso.[4, 5] Esta obstinada grasa alrededor de la cintura que no se reduce mediante ejercicios físicos ni dieta acaso también resulte de los efectos de alteraciones en el cortisol (hormona del estrés), debidas, en parte, a dormir mal.[6] Sufre incluso la piel, tal como se ha observado en un estudio sobre el envejecimiento de la piel y el sueño, en que las personas con problemas para dormir mostraban cada vez más señales de envejecimiento cutáneo en comparación con quienes dormían bien.[7]

Dejar algo vs. tomar algo para dormir

Como médica integrativa especializada en problemas relacionados con el sueño y la fatiga, siempre digo que para recuperar el sueño saludable no hay que empezar añadiendo algo (es decir, una pastilla o un suplemento), sino prescindiendo de algo. Si queremos dormir mejor, ya es hora de replantearnos las pantallas ante las que nos ponemos por la noche (¡incluso en la cama!), que entorpecen la producción de la hormona del sueño (melatonina) en el cerebro. Hemos de examinar nuestra relación con la cafeína, que fragmenta el sueño y por la mañana nos hace sentir agitados. A ciertas personas que son ultrasensibles a la cafeína o sufren ansiedad, uno o dos cafés a media mañana pueden afectarles al sueño por la noche. Hemos de poner en entredicho el vaso de vino (¡o tres!) que bebemos para relajarnos tras un largo día, pues en última instancia desbarata el sueño REM reparador que precisamos. Y asimismo algo de una importancia crucial: debemos analizar la ausencia de relajación, meditación y de un rato de aflojamiento del sistema nervioso en nuestra rutina nocturna.

Sin embargo, la realidad es que además de esos cambios de estilo de vida (no siempre fáciles de hacer), muchas personas también necesitan tomar algo que las ayude a restablecer sus patrones de sueño, o al menos encarrilarlos y romper el ciclo de estimulantes como la cafeína para despertar por la mañana y de tranquilizantes como el alcohol para conciliar el sueño por la noche.

Un paciente mío, Dough, llegó a mi consulta derivado por su médico de cabecera: sufría insomnio. Aseguraba haberlo intentado todo, incluida la meditación, los somníferos o la melatonina. No obstante, tras indagar en su historial y sus hábitos de sueño, descubrí que solía tomar una bebida energética antes del almuerzo para animarse. Los otros médicos que le habían visitado habían pensado que esta fuente de cafeína estaba demasiado lejos de la hora de acostarse, las once de la noche, para que pudiera afectar a su sueño; pero yo había tenido antes casos similares de metabolizadores de cafeína ultralentos.

Mediante un enfoque del sueño basado en la medicina integrativa, a los pacientes con alguna dificultad para dormir, les quitaba todas las fuentes de cafeína durante seis meses. Tardé algo en convencerle, pero al final Doug accedió a suprimirlo todo durante el periodo de prueba. Además le daba una dosis pequeña de THC (2 mg), que agregaría a la melatonina (en vez del somnífero recetado), si tras una semana sin cafeína aún tenía problemas para conciliar el sueño. Para estabilizar sus niveles de energía sin recurrir a las bebidas hipertónicas, iniciamos la toma de un suplemento botánico que llevaba cordyceps, hongo melena de león y raíz de regaliz.

Dos semanas después de haber eliminado la cafeína por completo, durante muchas noches Doug solo tomó la melatonina y no necesitó en absoluto el cannabis ni los somníferos. Los días en los que todavía era difícil relajarse por la noche, tomaba la microdosis de aceite de cannabis con THC, con buenos resultados. Además, añadimos aceite de CBD para las horas diurnas para que redujera sus niveles generales de estrés. Al cabo de seis meses, Doug estaba durmiendo bien la mayoría de las noches por primera vez desde hacía muchos años, su vitalidad diurna había aumentado, e incluso percibía una mejora en la memoria y la capacidad para concentrarse en el trabajo.

El enfoque de la medicina occidental sobre el insomnio

Cuando acuden al médico con problemas para dormir, la mayoría de las personas reciben como principal herramienta diversos consejos básicos sobre higiene del sueño, donde se incluyen múltiples prácticas, como establecer una rutina regular antes de acostarse, quitar distracciones de la habitación, no ponerse ante pantallas antes de ir a la cama y, por la noche, suprimir la cafeína y el alcohol, así como las comidas pesadas. Esto acaso sea efectivo en los casos leves, pero para muchas personas tales cambios no bastan para resolver el problema. Como alternativa, a los pacientes se les proporcionan somníferos con receta, que es el enfoque radical del insomnio: nos deja noqueados al instante, mientras permite que sigamos con el entorno y el resto de los hábitos perjudiciales para dormir.

Aparte de los somníferos, para conciliar el sueño mucha gente confía en antihistamínicos de venta directa, o en una copa de vino durante la cena. Por desgracia, en realidad, estas «ayudas para dormir» sin receta desbaratan la arquitectura normal del sueño (patrones) y dan lugar a un sueño fragmentado y de mala calidad. Esta automedicación contribuye al círculo vicioso de despertar cansado por la mañana, a lo que sigue el temido bajón de energía de las cuatro de la tarde, y luego más cafeína, estimulantes, alcohol y otras sustancias solo para igualar los niveles de energía y superar la semana.

Cuando los canna-escépticos (entre ellos, otros médicos) me hablan de las pruebas de la relación entre el cannabis y el sueño, señalando que solo son preliminares en lo que concierne a literatura publicada, les recuerdo enseguida que muchos somníferos recetados de forma habitual, amén de otras ayudas para dormir de venta libre, han sido aprobadas solo para su consumo a corto y medio plazo, o bien se trata de fármacos con un uso «fuera de indicación», es decir, en un principio el medicamento servía para tratar otra clase de dolencia, como pasa con algunos fármacos antipsicóticos utilizados para dormir. Persiste un gran debate en la investigación, así como entre los médicos, sobre los efectivos y peligrosos que son los somníferos diarios a largo plazo, lo cual, como es lógico, depende también del fármaco empleado. Según algunos estudios, ciertos pacientes que toman somníferos con receta explican que duermen mejor incluso al cabo de varios meses de haber iniciado el tratamiento, que tienen un nivel aceptable de efectos secundarios y que se han exagerado los perjuicios. En otros estudios humanos sobre somníferos recetados (clasificados como «fármaco hipnótico sedante») se ha llegado a la conclusión de que, incluso cuando estos medicamentos se consumen de forma ocasional (menos de dieciciocho pastillas prescritas al año), se triplica el riesgo de muerte al tiempo que empeoran los resultados de la salud mental, al margen de otros problemas médicos o enfermedades.[8, 9, 10, 11, 12, 13, 14]

De todos modos, partiendo de mis años de experiencia clínica en los que he atendido a miles de personas con dificultades para dormir, estas pastillas se recetan en exceso y pueden hacer más mal que bien; sea como fuere, en muchos casos no son especialmente efectivas y provocan importantes efectos adversos, sobre todo si se toman a diario. Pese a todo, quizás esto sea mejor que no dormir nada, aunque si es posible probar métodos más naturales, creo que es clave elegirlos como primera opción, o al menos consumirlos junto con los somníferos para reducir sus dosis, sus efectos secundarios y sus riesgos potenciales.

A diferencia de otros somníferos, los cannabinoides utilizados para dormir y para otros síntomas relacionados, como el dolor crónico o la ansiedad, no parecen incrementar el riesgo de mortalidad. En todo caso, si se usan de forma apropiada, incluso pueden contribuir a aumentar la longevidad, debido a sus ventajas neuroprotectoras, especialmente en las personas mayores y en los individuos con un sistema endocannabinoide disfuncional, de bajo rendimiento o desregulado.

Cuando hace falta tomar algo para dormir

Así pues, además de prescindir de hábitos comunes de la vida actual que alteran el sueño, a veces es necesario plantearse la conveniencia de tomar algo para dormir mejor. El cannabis es una opción, aunque ni mucho menos la solución milagrosa que restablecerá al instante el descanso perfecto de manera definitiva. No obstante, se puede tomar en dosis pequeñas para contribuir a recuperar y favorecer el sueño que se ha vuelto disfuncional por razones como:

- Síndrome de fatiga crónica y sistema nervioso «cansado pero conectado».
- Dolor crónico que nos mantiene despiertos.
- Ansiedad y estrés tóxico que nos impiden conciliar el sueño.

- Insomnio que se resiste a otros enfoques, que han fracasado.

Antes de probar con el cannabis, suelo comenzar con productos botánicos de bajo riesgo, suplementos de ayuda para dormir y estrategias sin pastillas. No obstante, casi todos los pacientes con problemas para dormir ya están enganchados a somníferos con receta muy fuertes, como las benzodiacepinas Ambien o Zopiclona. En muchos casos han intentado dejarlos, una y otra vez en vano. Diversas estrategias conductuales, como las TCC (terapias cognitivas conductuales) para el sueño y las ayudas herbales para dormir ajenas al cannabis, no siempre bastan para recuperar los patrones de sueño; por otro lado, a menudo la gente ha padecido tantos fracasos que es muy importante mejorar el sueño con relativa rapidez. Sobre todo cuando hay otros problemas crónicos en los que el cannabis quizá también sea útil, una buena opción es el cannabis en dosis bajas o muy bajas: es el que he utilizado en mi consulta de forma satisfactoria con centenares de pacientes.

El objetivo es no necesitarlo cada noche una vez que el sueño está de nuevo encarrilado. Tras un periodo inicial (3-12 meses) de toma nocturna, ahora muchos de mis pacientes solo consumen una minúscula dosis diaria de aceite de cannabis uno o dos días a la semana. En este periodo, además del cannabis, trabajamos con métodos no farmacológicos, al tiempo que incorporamos «hierbas para dormir» como la pasiflora, la escutelaria, la valeriana y el lúpulo, que funcionan en sinergia con dosis bajas de cannabis.

Mi protocolo de sueño ha llegado a ser tan popular y eficiente que ahora comienzo todos mis programas de resiliencia y superación del desgaste con el plan de siete días de reajuste de los ritmos circadianos antes de abordar cualquier otro problema, pues el sueño es la base de la respuesta sana al estrés y la reducción de la ansiedad diurna, así como de los niveles de fatiga. Por tanto, me atrevo a decir que el cannabis no es la solución milagrosa para el sueño que algunos esperaban, pero sí procura otra herramienta útil cuando el producto adecuado se toma con moderación y en el contexto oportuno.

La única excepción a la regla de que no hace falta tomar

cannabis cada noche es la disfunción del sueño sumada al dolor crónico. En estos casos, donde la causa del dolor crónico (p. ej., enfermedades degenerativas de la columna, como la estenosis espinal) no tiene cura, los pacientes suelen seguir tomando una pequeña dosis de cannabis nocturno a diario, o casi a diario, en vez de analgésicos o somníferos; y comprueban que es más efectivo para el dolor y el sueño, y tiene menos efectos secundarios.

El sistema endocannabinoide y el sueño

Se ha observado que el sistema endocannabinoide modula el sueño y regula la estabilidad de sus diversas fases.[15] Por ejemplo, sabemos que el bloqueo del receptor CB1 favorece la vigilia (es decir, reduce la somnolencia).[16] Por otro lado, el THC activa parcialmente el receptor CB1, lo cual puede mejorar el sueño NREM. El sueño NREM es la fase en que no se sueña, e incluye el periodo de sueño profundo que necesitamos cuando el cerebro y el cuerpo reparan células, tejidos y el sistema inmunitario. Aún estamos estudiando todas las maneras mediante las cuales el sistema endocannabinoide controla los ciclos del sueño; hasta ahora solo hemos rascado la superficie.[17]

CBD vs. THC para dormir

En ciertas personas, el CBD por sí solo puede favorecer la vigilia, mientras otras refieren que un aceite de CBD de cáñamo sin THC las ayuda a conciliar el sueño y a sentirse mejor por la mañana. ¿Por qué esta diferencia? Para las diversas respuestas, hay varias razones posibles, entre ellas, las disparidades en el sistema endocannabinoide que regula el sueño en cada persona, los diversos tipos de problemas para dormir, o las divergencias en cuanto a la dosis y el producto.

Por ejemplo, si el problema del sueño tiene que ver con la fase en que se sueña (REM), puede que el CBD tenga un efecto diferente que sí tiene más que ver con la fase donde no se sueña (NREM). El escenario quizá vuelva a cambiar si la dificultad principal es solo la de quedarte dormido. El efecto del CBD en el sueño acaso dependa también de lo descansado que está uno: en alguien que duerme mal, la proporción entre el sueño

REM y el NREM en la fase 4 cambia para compensar la deuda de sueño, y es posible que el CBD altere esto. En resumidas cuentas, lo que cabe deducir es que, cuando estás privado de sueño, el cerebro lo contrarresta con más sueño profundo y menos sueños, algo en lo que, al parecer, el CBD influye de distintas maneras. Como no hay estudios en los que se utilice solo CBD para comparar personas que duermen mal con personas descansadas, todavía no tenemos una respuesta clara para la diferencia así establecida.

Desde una perspectiva investigadora, el efecto exacto del CBD por sí mismo (sin THC) en el sueño aún no está clara. El THC ha sido ampliamente estudiado y es más conocido por sus efectos favorecedores del sueño, que al parecer reciben de nuevo la ayuda de cannabinoides menores y de terpenos calmantes y sedantes, como los mircenos de ciertas variedades, a menudo etiquetadas como «índica». En la mayoría de los casos, si tomamos cannabis terapéutico para dormir, menos es más. Una dosis pequeña de THC quizás ayude a dormir, pero si la cantidad es excesiva puede provocar sensación de resaca o aturdimiento matutino, así como disminución de la memoria a corto plazo y de la vitalidad al día siguiente. Estos efectos son más probables si eres novato con el THC: en los consumidores expertos, este aturdimiento tal vez desaparezca,[18] pero sigue siendo conveniente tomar la dosis efectiva más baja. Por lo visto, el THC en dosis elevadas puede reducir el sueño REM (en el que se sueña), que al parecer es importante en la consolidación de la memoria (es decir, te libras del material que no necesitas y conservas la información que es importante después de cada día). Acaso sea esta la explicación de por qué el THC antes de ir a la cama ayuda a los afectados por TEPT a disminuir sus pesadillas, que se producen en la fase del sueño REM. Si no tienes TEPT, sin embargo, no querrás salir perdiendo sueño REM ni alterar los ciclos normales del sueño. Parece que dosis muy bajas (menos de 10 mg) de THC no afectan negativamente al sueño REM ni a las otras fases.

La mayoría de mis pacientes que necesitan THC para dormir toman bastante menos que 10 mg/noche, a no ser que haya alguna razón añadida, como el dolor grave resistente a los fármacos. En ciertas personas, demasiado THC durante un periodo largo puede provocar agotamiento, sobre todo si no se toma junto con una fuerte dosis de CBD, que tiende a amortiguar este efecto (por tanto, hace falta precaución si alguien ya sufre mucha fatiga diurna, como pasa con la EM o el síndrome de fatiga crónica). De nuevo, la clave del cannabis médico para el sueño es que, aunque el THC pueda ser responsable de una mayor somnolencia, el uso complementario de CBD para neutralizar los efectos adversos potenciales es una buena forma de proceder, al menos de entrada. Cuando el CBD se toma en combinación con THC, no suele hacer que la gente se sienta más despierta (aunque de vez en cuando sí lo hace), sino que simplemente ayuda al THC a funcionar bien y a tener menos probabilidades de perturbar el sueño REM.[19]

* * *

Historia de Steve

Steve vino a mi consulta en busca de ayuda respecto al consumo de cannabis terapéutico para sus problemas de sueño, pues llevaba años fumando cannabis callejero como somnífero, cosa que a su médico de cabecera le preocupaba. Cuando repasamos su historial sanitario, vi que Steve tenía buena salud, en general, pero también un empleo estresante (abogado de empresa); su jornada solía prolongarse hasta muy tarde. Por motivos de trabajo viajaba a través de husos horarios, lo que solía alterar su sueño aún más. Durante varios años, había estado fumando una pequeña cantidad de cannabis unos cuantos días a la semana para conciliar el sueño. En respuesta a las sucesivas preguntas, dijo que también había probado un aceite de cannabis muy potente y de alto contenido en THC adquirido en un dispensario no médico, pues era más fácil llevarlo encima en los viajes, pero señaló que por la mañana se levantaba aturdido. Si no consumía cannabis, tomaba un vaso de vino para relajarse y quedarse dormido. Sin el cannabis, solía tardar hasta dos horas, sobre todo tras un día largo con cambio de husos horarios. Una vez que cerraba los ojos, por lo general dormía bien, si bien el vino fragmentaba y desbarataba sus ciclos normales de sueño, por lo que a la mañana siguiente se notaba cansado.

Decidimos probar el cannabis vaporizado con una dosis pequeña de flores (una proporción de THC y CBD en torno a 3/1) para eliminar o al menos reducir al mínimo el riesgo potencial del humo para los pulmones. También le hice tomar 3 mg de melatonina cuando atravesara husos horarios o si algo alteraba su hora normal de acostarse. La combinación de cannabis vaporizado en dosis bajas cuando fuera preciso y la melatonina funcionó a la perfección sin efectos secundarios diurnos. Al cabo de algunos meses, Steve ya estaba abierto a otras estrategias no farmacológicas, entre ellas la meditación de atención plena (*mindfulness*). Decidió realizar esta práctica durante diez minutos diarios, lo cual, con el tiempo, como observó él mismo, le fue ayudando a desconectar su mente laboral tras un día agitado y a dormir mejor.

* * *

Investigaciones publicadas sobre el cannabis y el sueño

Los datos de las investigaciones publicadas sobre los cannabinoides y el sueño suelen ser confusos y poco claros. Una de las razones es que casi todos los estudios importantes, al menos con seres humanos, se han llevado a cabo utilizando fármacos sintéticos con THC como la nabilona. Y resulta que esta versión farmacológica del THC por sí sola, más que el extracto completo de la planta, puede influir muchísimo en los resultados, sobre todo porque se eliminan los otros terpenos y cannabinoides menores, que, al parecer, contribuyen al efecto séquito. Esto deja al THC, la sustancia psicoactiva más potente, a solas en la pastilla, algo que, desde la perspectiva de la medicina botánica, como es lógico suele provocar más efectos adversos y ser menos efectivo, como mínimo según mi experiencia clínica con numerosos pacientes. Otro problema es que muchos de estos estudios se iniciaron para indagar en factores ajenos al sueño, de modo que los datos relativos al sueño eran un subproducto (en términos científicos, un «punto final secundario») más que el objetivo principal de la investigación, lo que también afecta a los resultados.

Estudios con animales

En modelos animales como las ratas, hasta ahora los efectos del CBD en el sueño han sido variados. En un estudio se observó que el CBD inoculado en el cerebro (en un área denominada «hipotálamo lateral»)[20] suprimía el sueño y aumentaba el nivel de alerta, pero en otro en el que se inyectó en la misma región se advirtió un incremento de una sustancia cerebral favorecedora del sueño llamada «adenosina». Estos dos hallazgos se contradicen entre sí. En otros estudios con animales, la confusión se repite: el CBD, sobre todo en dosis elevadas, ayuda a dormir, pero en ciertos casos aumenta la alerta y reduce el sueño (en concreto, el sueño REM).[21] Sin embargo, en otros estudios con ratas se observó que el CBD mitigaba la alteración de la fase REM[22] causada por la ansiedad. Si se comprobara que esto es así en estudios a gran escala con seres humanos, podría significar que el CBD quizás ayuda realmente a normalizar el sueño si las dificultades para dormir se deben a la ansiedad (o al otro extremo del espectro, el TEPT). En personas con ansiedad, desde luego existen innumerables informes sobre consumo satisfactorio de aceite de CBD tanto para aliviar la ansiedad como para ayudar a dormir, algo que he observado en repetidas ocasiones.

Estudios con seres humanos

En las personas con problemas de sueño concretos, el CBD puede ser útil. Por ejemplo, en un pequeño estudio de cuatro pacientes con párkinson, se observó que el CBD reducía la disfunción del sueño REM asociada a la enfermedad, por lo que dormían mejor.[23] En otro estudio que analizaba el efecto del CBD en personas con ansiedad o mala calidad del sueño, se advirtió que este mejoraba en dos terceras partes de las personas e incluso un mayor número de ellas experimentaban una disminución de la ansiedad. Así pues, si tus problemas de sueño tienen que ver con la ansiedad, el CBD quizá sea beneficioso.[24] Puede que también sea prometedor en los trastornos del sueño REM (p. ej., el sonambulismo, la representación de sueños) y en la reducción de la fatiga diurna, aunque hacen falta más estudios que respalden estos hallazgos preliminares.

En otro estudio con dos mil personas en que se analizó el fármaco Sativex derivado de la planta de cannabis (proporción 1/1 entre CBD y THC) se observó que este mejoraba el sueño además de otros síntomas.[25] Otra investigación examinó los efectos del CBD *vs.* THC en el sueño de voluntarios sanos; y comprobó que el THC por sí mismo era sedante (favorecía el sueño), mientras que el CBD por sí solo tenía propiedades favorables a la alerta, de modo que contrarrestaba el efecto sedante de 15 mg de THC cuando los individuos recibían ambos (THC seguido inmediatamente de CBD).[26]

Otros investigadores, tras estudiar el efecto del THC aislado (no el extracto completo de aceite de cannabis con terpenos y otros cannabinoides) en el insomnio, han observado que ayudaba a conciliar el sueño. No obstante, dosis superiores (20-30 mg) provocaban una sensación de resaca a la mañana siguiente.[27] Partiendo de mi experiencia, el THC aislado tiende a originar más sensaciones de resaca que el extracto completo de aceite de cannabis. He tenido pacientes que no toleraban el THC aislado o sintético (como la nabilona o el dronabidol), pero reaccionaban bien ante un extracto completo de aceite de cannabis con THC, sin sufrir efectos adversos. Esta es la belleza de la sinergia herbal: las sustancias químicas actúan conjuntamente para producir un efecto más leve y equilibrado que el que se obtiene solo sacando el THC y metiéndolo en una pastilla sin nada más.

¿Qué hay de la apnea del sueño? Según ciertos estudios a pequeña escala con fármacos que llevan THC sintético, el THC quizá produce algún beneficio a corto plazo, pero para ver resultados a largo plazo se necesitan más investigaciones.[28]

Otros datos suministrados por individuos que consumían cannabis para dormir mejor permitían llegar a la conclusión de que, en términos generales, el cannabis con THC sí parecía mejorar el sueño, así como reducir el cansancio diurno.[29,30] No obstante, como pasa con los demás estudios anteriores, las conclusiones eran limitadas por factores como los reducidos tamaños de las muestras o las enormes variaciones en el tipo de cannabis o cannabinoides utilizados.

Cómo utilizar productos de CBD (de cáñamo) para el bienestar en la mejora del sueño y el descanso

Como ya hemos dejado claro, utilizar solo CBD sin otros cambios de estilo de vida y esperar que esto te deje noqueado igual que un somnífero no es realista. He conocido personas que consumen CBD con esta finalidad y tienen la sensación de dormir mejor, pero esto parece funcionar con aquellos cuyo sueño se ve sobre todo afectado por la ansiedad y/o el estrés. En cualquier caso, considero que es más beneficioso consumir CBD junto con otras «hierbas para dormir», que se deberían tomar, más o menos, una hora antes de ir a la cama, mientras que el aceite de CBD habría que administrarlo durante el día para disminuir los niveles de ansiedad y estrés. Es fundamental abordar la mayoría de los problemas del sueño a lo largo del ciclo entero de veinticuatro horas, no solo inmediatamente antes de acostarse uno, pues los niveles cerebrales de estrés y de ansiedad pueden dañar el relajamiento normal del sistema nervioso o provocar subidas en los niveles de las hormonas del estrés, lo cual crea lo que yo denomino «barreras cerebro-sueño».

Dosis inicial

Busca un aceite de CBD de espectro completo o de espectro amplio rico en mircenos, que suele ser sedante y calmante. Como por sí solo el CBD inmediatamente antes de acostarte te hace sentir más alerta, lo mejor es tomarlo a lo largo del día para disminuir el estrés y la ansiedad cerebral. Empieza con 5-10 mg a primera hora de la mañana, repite la dosis al mediodía/primera hora de la tarde (12-14 h) y nuevamente a la hora de cenar, es decir, un total de 15-30 mg/día. Si estás tomando CBD para la ansiedad o alguna otra indicación, consulta el capítulo pertinente para más detalles sobre el ajuste.

Recuerda: no existe una dosis perfecta específica que funcione exactamente igual para todos. Como el equilibrio del sistema endocannabinoide de cada persona es único, la clave es el autoajuste. Adopta una estrategia «empieza bajo, avanza despacio», y experimenta tomando el aceite en distintos momentos de la noche para ver cuál le gusta más a tu cuerpo. Puedes supervisar tu sueño y lo descansado que te notas mediante una aplicación en el móvil; y si tienes aversión a la tecnología, lleva un diario y usa simplemente papel y lápiz.

Cómo utilizar productos de cannabis terapéutico para dormir

Si ya has probado productos de CBD de cáñamo para el bienestar y te parece que no te han servido de mucho, añade las «hierbas para dormir» y la práctica de meditación de exploración corporal. Si aún necesitas ayuda, sobre todo si también tienes otro síntoma o problema en el que el cannabis médico puede ayudar, como el dolor, ciertos síntomas neurológicos, jaquecas, ansiedad, cuestiones relativas a la salud de las mujeres, etcétera (véase el capítulo pertinente de este libro), puede ser conveniente una pequeña dosis de cannabis terapéutico con THC. Prueba esto solo bajo la supervisión de un médico y, desde luego, si el cannabis terapéutico (con THC) es legal donde vives.

- Busca terpenos calmantes, como el mirceno y el linalol.
- El CBN, que tiene contenido bajo en cannabis crudo, pero más alto en flor de cannabis más vieja, y aceites como producto de descomposición del THC, puede potenciar las cualidades sedantes y analgésicas de los otros cannabinoides.[31]
- Comienza con 2 mg de THC en forma de aceite de cannabis una hora antes de irte a la cama.
- Aumenta lentamente la dosis cada pocos días en función de tu respuesta (puedes valerte de un simple diario para la opción baja en tecnología, un reloj inteligente rastreador del sueño o una aplicación como WHOOP[32] para información adicional). Si el sueño es la principal razón de su uso, procura mantenerte por debajo de los 10 mg para minimizar el riesgo de alterar el sueño REM (a menos que el descenso de la fase REM sea un objetivo del tratamiento del TEPT dirigido por un médico).

Vaporización de flores de cannabis para conciliar el sueño

- Si tu principal problema es quedarte dormido, puedes probar la flor de cannabis vaporizada, en vez de un aceite, pues funciona más deprisa y desaparece en cuestión de pocas horas. Si el problema es que te despiertas de noche, tienes el sueño fragmentado o te cuesta permanecer dormido, son mejores el aceite o las cápsulas, pues los efectos de las flores se desvanecen demasiado rápido. Si has tomado un aceite o una cápsula, y por la mañana te notas resacoso o aturdido, antes de acostarte prueba con la flor, en vez del aceite.
- Empieza tomando una variedad equilibrada con igual cantidad de CBD y THC de entrada, para amortiguar la acción de este último. Si ya tienes experiencia con el THC, puedes elegir una flor con más THC y menos CBD (una proporción de CBD y THC de 1/5 o incluso de 1/10).
- Escoge un producto etiquetado como «índica» y en que los terpenos dominantes sean el mirceno y el linalol.
- Evita productos etiquetados como sativa o en que los terpenos dominantes sean activadores diurnos, como el D-limoneno (para más detalles, véase capítulo 5).
- De entrada, una cantidad pequeña (equivalente a una cabeza de fósforo) en cada sesión. Comienza con una inhalación.
- Véase el capítulo 5 para instrucciones detalladas sobre la vaporización de cannabis.

12

Gestión del dolor

El dolor crónico afecta a la mitad de la población británica, es decir, a casi veintiocho millones de personas.[1]

El dolor crónico se define como un dolor persistente que se mantiene más de tres meses y está relacionado sobre todo con afecciones como la lumbalgia o la artritis. No obstante, el dolor puede tener cualquier origen, en cualquier parte del cuerpo. También puede empezar tras una intervención quirúrgica o una lesión, en que el dolor agudo del episodio inicial no acaba de desaparecer. Ciertos tipos de dolor crónico también pueden empezar de forma inesperada, sin que haya ninguna lesión traumática: sobre todo los del cuello y la espalda relacionados con el estrés y la tensión, tan comunes en nuestra sedentaria cultura.

El dolor crónico es un grave problema de calidad de vida que en Estados Unidos afecta a más de cien millones de personas cada año, más que el cáncer, la diabetes y las enfermedades cardiacas en conjunto. En Norteamérica, es la causa más habitual de discapacidad.[2] Aunque puede afectar a cualquier grupo de edad, cuanto más mayores somos, más probable es que lo padezcamos. Los *baby boomers* ahora ya son personas mayores, y el dolor crónico es uno de los problemas más graves que han de afrontar. Esta generación no quiere acabar impedida por el dolor, como les pasó a sus padres, ni depender de analgésicos fuertes que provocan un sinfín de efectos adversos.

Mi madre, una bailarina profesional que todavía da clases, a los sesenta y ocho años, jamás ha tomado analgésicos pese a las pequeñas artritis y a los ocasionales dolores de espalda. Sin embargo, se muestra abierta a probar algo natural como el CBD:

si no hay ninguna pega, ¿por qué no?, dice. Como ocurre con la mayoría de sus amigos, quiere cambiar la historia del envejecimiento, y no sufrir dolor es un factor muy importante para seguir estando activo y sano bien entrado en la vejez. La revolución del CBD y el cannabis para la salud es parte de la solución al dolor crónico y al envejecimiento sin los tremendos efectos secundarios de los opioides y otros analgésicos con receta. En torno a la mitad de mis pacientes pertenecen a este grupo de cincuenta y cinco años o más; de hecho, tengo uno de noventa y seis que actualmente utiliza cannabis tópico como único tratamiento para su artritis y otros achaques y dolores musculares. Se han publicado múltiples artículos según los cuales el cannabis puede aliviar el dolor crónico y reducir el consumo de opioides. En el informe de 2017 de las Academias Nacionales de Estados Unidos, el dolor es uno de los problemas médicos con más pruebas de investigación favorables al uso del cannabis terapéutico. Es también una de las causas más habituales por las que la gente toma productos de CBD de cáñamo para el bienestar.

El dolor está también en el cerebro

El dolor crónico en todas sus formas, magnitudes y variedades es lo que más suele empujar a la gente a tomar medicamentos de CBD y cannabis mediante la compra de productos de CBD para el bienestar. Es también la principal razón por la que la gente viene a mi consulta en busca de cannabis terapéutico. Sin una gestión adecuada, el dolor crónico puede desbaratar los medios de vida, las aficiones, los niveles de energía y el sueño, y tensionar e incluso romper las relaciones. Es muy difícil mostrar tu mejor yo cuando el cerebro y el cuerpo están utilizando casi toda su banda ancha para hacer frente al dolor constante. El dolor crónico también está ligado a problemas de salud mental como la ansiedad y la depresión. En algunos casos, puede provocar tales problemas o, si ya existían, agravarlos. La cuestión es que, en la mayoría de las formas de dolor que se vuelven crónicas, el dolor ya no está confinado en una parte concreta del cuerpo, sino que ha terminado instalado en el cerebro y el sistema nervioso. El dolor crónico crea una carga constante de estrés que absorbe recursos y energía tanto física como mental, de modo que al sistema nervioso le cuesta regresar a un estado de reposo. He observado que tratar el dolor crónico de manera efectiva, aunque no puedas curar la causa original, es una de las cosas más importantes y decisivas que cabe hacer para mejorar radicalmente la calidad de vida de una persona.

El planteamiento médico occidental tradicional del dolor es lo que yo llamo «enfoque del mazo». Contamos con analgésicos como los antiinflamatorios, que pueden ser de ayuda si el dolor es agudo y existe inflamación. Sin embargo, en el dolor crónico suelen ser poco efectivos y provocan efectos secundarios gastrointestinales. Y tenemos opioides como la morfina, que puede reducir ligeramente el dolor, aunque su principal función es convencer al cerebro de que no se preocupe demasiado de ello. Este efecto de ignorar el dolor es bueno para el dolor grave a corto plazo, pero con el tiempo los opioides generan adicción y dejan de ser efectivos. Asimismo, pueden crear más problemas, como la apatía general y el estado anímico bajo, aparte de estreñimiento grave y problemas intestinales. La excesiva prescripción (generalmente bienintencionada) de opioides como la morfina y el fentanilo para las lumbalgias crónicas y otras afecciones dolorosas han contribuido a una epidemia de opioides. Pero al menos quita el dolor, ¿no? Por desgracia, no: se ha demostrado que los opioides presentan malos resultados con el dolor crónico, por no hablar de los tremendos efectos secundarios e incluso muertes. Lo que pasa es que, hasta la aparición del cannabis, los opioides eran la única opción para las personas con dolor agudo. Existe también la posibilidad de cirugía, que suele probarse con el dolor de espalda o rodilla, pero por desgracia muchas de estas intervenciones no mejoraban el dolor a largo plazo: a veces incluso lo aumentan o crean nuevos tipos de dolor postoperatorios. Aunque todos estos planteamientos tienen su sentido y funcionan bien con el dolor agudo o el que se puede arreglar fácilmente con cirugía, la mayoría de las afecciones de dolor crónico no son tan fáciles de resolver, precisamente porque el dolor crónico es algo complicado.

Hay áreas cerebrales concretas encargadas de procesar el dolor, así como zonas y redes del cerebro que pueden acabar programadas para, o bien empeorarlo (redes cerebrales potenciadoras del dolor), o bien reducirlo (redes cerebrales reductoras del dolor). En los individuos que sufren dolor crónico, quizás hayan aumentado los circuitos que lo intensifican. Aparte de esas áreas, asimismo en el dolor crónico están implicadas otras partes del cerebro. Son las zonas que se ocupan del miedo, la ansiedad, el estado de ánimo, el aprendizaje y la emoción. Así pues, vemos que el escenario es algo más que «un dolor en la rodilla». En lo concerniente al dolor crónico, la medicina integrativa analiza la imagen holística de la experiencia dolorosa y cómo podemos cambiar el dolor cerebral además del dolor crónico. Los cannabinoides vegetales son una herramienta muy útil para esto.

El sistema endocannabinoide, el cannabis y el CBD para el dolor

El cannabis es el medicamento más práctico que jamás he utilizado para el dolor crónico. Como parte de un enfoque integrativo, he visto que transformaba la vida de miles de personas. La explicación de que funcione tan bien es que nuestro sistema endocannabinoide está estrechamente implicado en la regulación de las redes cerebrales del dolor, así como el dolor en nervios de todo el cuerpo, e incluso el dolor corporal localizado en articulaciones y tejidos. La toma de cannabinoides vegetales interrumpe los mensajes de dolor mediante una multitud de diferentes sustancias químicas y mensajeros cerebrales en ambos tipos de receptores cannabinoides (CB1 Y CB2).[3] Tanto el THC como el CBD, amén de otros terpenos y cannabinoides menores, participan en la acción de combate contra el dolor.[4] Como ya aprendimos en el capítulo 4, los receptores cannabinoides están por todas partes: los observamos en el cerebro, la médula espinal[5] y la mayoría de los tejidos corporales, las células nerviosas, las células inmunitarias y los principales órganos.[6] Este amplio alcance ayuda a explicar por qué el cannabis es efectivo en las distintas clases de dolor crónico, algo que no hace ningún otro analgésico conocido.

Se ha demostrado que surte efecto en:

- Dolor neuropático (nervioso): donde el dolor está en el propio nervio, como tras una lesión directa en un nervio o debido a un proceso como la diabetes (neuropatía diabética).

- Dolor somático (corporal): de un sistema muscular o esquelético/tejido blanco o articulación (como la artritis o el dolor muscular).
- Dolor psicogénico: donde hay un componente de red de estrés cerebral además de un componente físico, como en las cefaleas tensionales, en las que las vías cerebrales del estrés, la ansiedad y el miedo agravan la tensión muscular y los espasmos en un círculo vicioso de intensificación de los dolores de cabeza.
- Dolor con sensibilización central: donde las redes del dolor cerebral llegan a ser tan sensibles que incluso las cosas no dolorosas comienzan a ser registradas como dolor, por ejemplo, en el síndrome del dolor regional complejo y otros trastornos crónicos en que el dolor no guarda proporción con la lesión original («dolor cerebral incrementado», como me gusta llamarlo).

Los cannabinoides vegetales pueden cambiar no solo la manera en que el cerebro procesa el dolor, sino también nuestras reacciones emocionales y conductuales ante este.[7] Cuando las áreas cerebrales de la emoción y el estado de ánimo se implican en la respuesta al dolor, esto se conoce como el «sufrimiento de la experiencia del dolor crónico». Es una parte muy real del dolor crónico, y para contrarrestarlo no sirve «solo pensar en positivo». Como, a diferencia de otros analgésicos que utilizamos en la medicina occidental, el cannabis funciona en ambos elementos del dolor, constituye una herramienta muy útil.

El ejercicio físico también activa los efectos analgésicos (alivio del dolor) del sistema endocannabinoide,[8] una de las razones por las que permanecer activo es tan importante si sufres dolor crónico. No obstante, antes de empezar con el cannabis, la mayoría de mis pacientes sienten tanto dolor y se hallan en tan mal estado físico (fuera de forma) que no tienen ganas o no son capaces de hacer ejercicio como es debido. Esta situación conduce a un círculo vicioso de ausencia de ejercicio que provoca más aumento de peso y debilidad, lo cual a su vez contribuye a niveles bajos de energía y estado de ánimo. El cannabis ayuda a romper este ciclo.

* * *

Historia de Mary: romper el ciclo de dolor, fatiga y aumento de peso

Mary tenía sesenta años, y hasta hacía quince, cuando comenzaron sus problemas de espalda, había estado siempre sana y en forma. Ahora estaba casi confinada en casa debido al inoperable e intenso dolor de espalda, que limitaba su capacidad para andar e incluso para sentarse mucho rato en el coche. Cuando la vi en la primera visita, Mary había acumulado más de diez medicaciones relacionadas con su dolor, entre ellas opioides, relajantes musculares, diversos fármacos para el dolor nervioso, benzodiacepinas, somníferos y otros productos para los efectos secundarios de tantas pastillas. Estaba deprimida, sufría dolor y pesaba más de la cuenta. En los últimos quince años de dolor había engordado treinta y cinco kilos, pues su único consuelo era la comida. Tiempo atrás había sido muy activa; cada día paseaba con su perro por el bosque cercano a casa. Ahora, como tenía tanto dolor y estaba tan aturdida por los opioides y otros medicamentos, ya no lo hacía.

Mary no había fumado nunca cannabis ni lo había consumido de forma recreativa, pero una amiga había probado un aceite rico en CBD para el dolor y la convenció de que lo tomara. Con gran sorpresa suya, Mary observó que aquello le mitigaba el dolor y no le hacía sentirse colocada, por lo que pensó que acaso debía profundizar más en ello con un médico. No obstante, le preocupaba qué pensarían los vecinos y también que en nuestro primer encuentro quizá tuviera que fumar o inhalar la sustancia, algo con lo que no se sentía a gusto.

Empezamos con el cannabis primero en forma de aceite para pasar luego a las cápsulas, algo totalmente discreto. En un periodo de doce meses perdió casi treinta kilos, volvió a andar (¡con su nuevo cachorro!) y dejó los analgésicos opioides, las benzodiacepinas y los antiinflamatorios en dosis elevadas, así como los somníferos. Era como si hubiera recuperado la vida, decía, algo que tiempo atrás le habría parecido imposible. Se sentía afortunada por haber descubierto el cannabis terapéutico, pero también enojada por el hecho de que ningún médico se lo hubiera ofrecido antes: ¿por qué dejaron que sufriera durante diez años si el cannabis estaba disponible como opción de tratamiento?

La historia de Mary es una de tantas de las que he escuchado a pacientes cuyo dolor crónico he tratado con cannabis. Para la gente es habitual no solo encontrarse mejor y tener menos dolor, sino también perder cantidades de peso significativas, mejorar el control del azúcar en la sangre (en la diabetes y la prediabetes) y volver a trabajar tras años de incapacidad por el dolor. En quienes padecen depresión grave, además de dolor, aquella puede remitir, lo que permite a los afectados vivir de nuevo la vida con alegría. El cannabis es el catalizador que posibilita estas cosas echando una mano con el dolor, el estado anímico y el sueño. Además, bajo supervisión médica, ayuda a la gente a reducir o incluso en algunos casos suprimir del todo los opioides y otras medicaciones que, pese al escaso beneficio, se cobraban un alto precio en forma de efectos secundarios.

Al menos la mitad de mis pacientes, como Mary, nunca habían fumado ni tomado ninguna clase ni modalidad de cannabis antes de venir a mi consulta en busca de cannabis terapéutico. Dan este paso pensando que han llegado al final del camino tras haber probado con escaso éxito todas las estrategias farmacológicas o no, habidas y por haber, para aliviar el dolor. Muchos quieren dejar los analgésicos opioides y otras pastillas de las que actualmente dependen porque están cansados de los horribles efectos adversos. Además, cuanto más tiempo los toman, menos alivio del dolor obtienen. Los médicos suelen recetar dos o tres fármacos más solo para combatir los efectos secundarios del primero. No es una situación agradable; están hartos.

* * *

El «tío del cannabis» del herbolario local

En el Reino Unido y en Canadá, mucho antes de que se pudiera conseguir cannabis médico con receta, la gente se automedicaba el dolor mediante lo que yo llamo «conocer a un tío». En el escenario ideal, si no eras fumador de cannabis, mediante el boca a boca conocías a un individuo que sería capaz de proporcionarte alguna clase de tintura casera que se tomaba por vía oral. Cuando trabajé como médica en la Columbia Británica rural, vi que en la mayoría de las comunidades había al menos un tío así, dedicado al aceite/tintura de cannabis. Mientras ejercía en una de esas comunidades, conocí a un herbolario autodidacta que cultivaba diversas variedades de cannabis y elaboraba tinturas para usos medicinales. Casi todos los habitantes del lugar le conocían. El hombre había ayudado a algunos de mis pacientes con dolor crónico mediante sus tinturas como alternativa a la morfina y los analgésicos opioides.

Uno de mis pacientes, ya anciano, con un cáncer muy avanzado y un tremendo dolor en los huesos, me confesó que estaba tomando tintura de cannabis. Gracias a eso era capaz de tomar menos cantidad de aquellos fortísimos analgésicos, que lo dejaban aturdido, mareado y, en general, confundido. Aunque yo no le podía recetar la tintura, pues no era un producto de cannabis terapéutico aprobado (y la verdad es que no sabíamos mucho sobre cuánto THC y CBD llevaba), advertí que en sus últimos días se sintió muy aliviado. Lo tomó satisfactoriamente para mitigar su sufrimiento, maximizar su calidad de vida y disfrutar más de sus amigos y su familia.

Esta fue una de mis primeras experiencias con el cannabis en un contexto médico, y empezó a despertar mi interés en el cannabis como medicamento botánico digno de tener en cuenta junto con la medicina occidental, de la que debería ser un complemento. Este enfoque basado en el «encuentro de Oriente y Occidente» era especialmente útil para el dolor, la ansiedad, el insomnio, la fatiga crónica y otros síntomas y dolencias en que las pastillas de la medicina occidental solían haber fracasado o habían funcionado parcialmente, pero aún tenían margen de mejora. También era de aplicación cuando los pacientes deseaban una opción natural que tuviera posibilidades de ofrecer resultados prácticos sin efectos adversos significativos.

Yo llegué a ser un paciente de cannabis con dolor

Mientras estaba en Bali poniendo en marcha el centro de bienestar cerebral, me atropelló una moto: salí volando por los aires y me lesioné de gravedad la muñeca y la mano izquierdas. Tuve mucha suerte, pues no había otros traumatismos ni golpes en la cabeza. No obstante, aparte de fracturarme el escafoides, me destrocé el ligamento que en esencia mantiene juntos dos huesos de la mano para que la articulación de la muñeca funcione como es debido.

Tras dos operaciones dolorosas, y con un resultado no del todo satisfactorio, me quedó una lesión en el nervio y una artritis temprana debida a que los huesos se rozaban donde antes estaba el ligamento. Me visitaron tres de los mejores cirujanos en tres continentes distintos, y todos me dieron noticias pésimas. Decían que si montaba en mi querida bici de carretera o hacía alguna postura de yoga con peso en las manos (como la del perro cabeza abajo o la chaturanga), seguramente sufriría artritis debilitante y un dolor que iría a más con el tiempo, hasta el punto de que al final la mano se fusionaría con la muñeca y tendría una discapacidad permanente.

Me aconsejaron múltiples medicamentos para el dolor que, según decían, debería tomar de por vida. Decidí que esta opción no era para mí. No estaba dispuesta a aceptar el pronóstico ni el tratamiento. En vez de ello, me valdría de todas mis estrategias mente-cuerpo y de todos mis conocimientos de fitoterapia para encontrar otra manera de afrontar la situación y recuperar el funcionamiento de la mano en la medida de lo posible.

En cualquier caso, tenía que darme prisa, pues el punzante dolor nervioso me despertaba varias veces cada noche. Durante el día, el constante dolor de baja intensidad se volvía muy agudo, cosa que dificultaba mucho trabajar con las manos, siquiera teclear los informes sobre mis pacientes.

Hice ejercicios neuroespeculares, visualización y *biofeedback*, pero al final la clave estuvo en encontrar un medicamento de cannabis.

Estaba asistiendo a la conferencia anual de la Academia Americana de Medicina Integrativa (AIHM) en San Diego, que atrae a los principales médicos tradicionales de todo el mundo interesados en la medicina integrativa. (Es mi reunión médica favorita con diferencia; unos años después, allí tuve el privilegio de hablar sobre la medicina del cannabis.) Uno de mis colegas, el doctor Scott Shannon, psiquiatra integrativo de cierto prestigio en Estados Unidos, y siempre y en todo momento maestro en salud mental holística, empezó a hablar conmigo en uno de los descansos. En un momento dado, le comenté la lesión de la mano, que ya estaba metida en una elegante férula de confort hecha a medida. Me sugirió que mirase en un proveedor de la conferencia, una empresa legal de cannabis terapéutico, y consiguiera una muestra de uno de sus bálsamos tópicos ricos en CBD para mi neuralgia.

Yo tenía muchas dudas (¡y me molestaba un poco que el cannabis estuviera presente en una conferencia médica seria!), pero busqué la empresa, y allí muy amablemente me dieron un tubo gratis de tópico de cannabis para el dolor con las instrucciones para aplicarlo tres o cuatro veces al día, o más si era capaz de manejarlo. Iba a estar en San Diego siete días y empecé con el bálsamo; lo llevaba encima todo el día, en la conferencia, y me lo ponía diligentemente cada varias horas. Al tercer día, el dolor nervioso ya no me despertaba... ¡Parecía un milagro! El séptimo día ya no dolía, al menos no lo suficiente para notarlo. Reparé en que, por primera vez desde hacía varios meses, llevaba un día entero sin pensar en la mano.

Esta experiencia fue mi punto de inflexión con el cannabis terapéutico. Cuando regresé a Canadá, me di cuenta de que ahí estaba el *quid* de la cuestión: tenía que ponerme las pilas y ayudar a los pacientes en quienes otras terapias farmacológicas habían resultado fallidas. Si enfocaba el cannabis igual que otras cosas en medicina, utilizaba un método científico y emparejaba el producto, la variedad y la planta con el paciente en la medida de lo posible, sabía que con este medicamento vegetal se podían hacer muchas cosas.

* * *

Historia de kim

Kim era una guitarrista profesional que había formado parte de un exitoso grupo profesional hasta que desarrolló una forma agresiva de artritis que le afectaba las manos. Para cuando cumplió cuarenta años, tocar la guitarra se había vuelto casi imposible. Entonces cayó en una profunda depresión, sintiendo que lo había perdido todo de golpe: su sustento, su pasión y su manera de expresarse.

Cuando la vi, Kim estaba muy deprimida y no salía casi nunca de casa, pues consideraba que su existencia carecía de verdadera felicidad. Estaba tomando analgésicos, antiinflamatorios, somníferos, ansiolíticos y antidepresivos, y pese al cóctel de fármacos su calidad de vida no había mejorado.

Empezamos a trabajar. Le di a Kim cannabis de alto contenido en CBD y bajo en THC, con aceites debajo de la lengua, uno para el día y otro para la noche, así como flores de cannabis con THC y CBD inhalados con un vaporizador para la fatiga grave y los espasmos de dolor agudo. Cada mes estaba un poco mejor: me miraba a los ojos, sonreía, y al cabo de seis meses observé que estaba involucrada, relajada, de buen humor.

Kim me explicó que así solía estar antes de la enfermedad. Dijo que toda su vida estaba cambiando: no solo la inflamación, el dolor, el estado de ánimo y el sueño (todo estaba espectacularmente mejor), sino también su esperanza de cara al futuro y su felicidad. Comenzó a recuperar su encanto por primera vez desde hacía diez años. Un día apareció en mi lista de pacientes, pese a que aún le faltaban dos meses para volver a la consulta. Pensé que algo había ido mal y que había tenido algún contratiempo, pero, cuando me conecté a la videollamada, vi que me tenía preparada una sorpresa. Mostró su recién renovado estudio de grabación y tocó para mí un miniconcierto de unos minutos, sonriendo de oreja a oreja.

Volvía a tocar después de cinco años; había conseguido su primera actuación profesional tras estar casi siete años sin trabajar. Se me saltaron las lágrimas. En tantos años de práctica de la medicina, tanto convencional como holística, nunca había visto nada así.

* * *

Historia de Jack

Jack era un paciente mío con múltiples problemas médicos y un trastorno de dolor grave denominado «síndrome de dolor regional complejo», que le provocaba un dolor ardiente y palpitante casi continuo en la pierna. La primera vez que lo vi, Jack estaba tomando diez medicamentos diferentes para combatir el dolor (¡y para la ansiedad secundaria que este le causaba!), todos ellos con muchos efectos adversos. No obstante, no quería tomar mucho THC durante el día, porque le preocupaba que esto afectara a su conducción o le hiciera sentirse intoxicado. Por tanto, añadimos un aceite de cannabis de alto contenido en CBD y bajo en THC como base diurna, y al cabo de varios meses esto mejoró la situación; y, poco a poco, Jack fue capaz de ir dejando las otras pastillas para el dolor y la ansiedad.

Sin embargo, además del continuo dolor ardiente y punzante, también sufría espasmos agudos debilitantes y episodios o ataques de dolor que sobrevenían de improviso, y entonces las pastillas o los aceites de cannabis no funcionaban lo bastante rápido. En estos ataques agudos era donde el cannabis vaporizado resultaba más efectivo, pues procuraba a Jack un alivio casi inmediato, ya que interrumpía el acceso en 5-10 minutos; no como antes, cuando aquel podía durar horas y obligarle a guardar cama durante medio día. A Jack también le gustaba esta opción porque, aunque para eliminar el dolor enseguida podía vaporizar una cantidad superior de THC, este desaparecía rápidamente, por lo que no se notaba afectado; al cabo de unas horas, era capaz de conducir. Para Jack, esto resultó ser una manera efectiva, conveniente y flexible de tomar un medicamento de cannabis más fuerte los días que le hacía falta, sin tener por qué consumir un aceite con mucho THC, cuyos efectos duran hasta seis horas.

* * *

Cómo tomar productos de CBD (de cáñamo) para el bienestar en el dolor crónico

Muchas personas que padecen dolor crónico grave puede que ya hayan probado el aceite de CBD de cáñamo por su cuenta y no hayan notado un gran cambio. Por mi experiencia, la mayoría de los individuos de esta categoría, con independencia del origen del dolor, tal vez necesiten un poco de THC. Incluso una dosis pequeña de un producto de cannabis terapéutico de alto contenido en CBD (es decir, con 1 % de THC) a veces es suficiente para mitigar el dolor, sobre todo si este tiene un componente inflamatorio. Dicho esto, también sé de muchos casos en que la gente ha utilizado un producto de CBD de cáñamo de alta calidad y venta libre para una gran variedad de afecciones de dolor crónico, y les ha funcionado tanto para el dolor como para la inflamación sin necesidad de ajustarlo a ningún producto recetado con THC, e incluso en algunos casos les ha permitido prescindir de otros analgésicos con receta. Se ha observado que el CBD tiene por sí solo un claro efecto antiinflamatorio y reduce las neuralgias en modelos animales, que probablemente son similares en los seres humanos, si bien todavía carecemos de estudios específicos al respecto.[9, 10]

- Utiliza un aceite de CBD de espectro completo o de espectro amplio.
- Busca terpenos antiinflamatorios:
  - Beta-cariofileno: también presente en la pimienta negra; tiene un olor a picante/madera.
  - Mirceno: huele a lúpulo/tierra/pimienta, y es muy buen sedante para el dolor nocturno (quizá demasiado para el diurno); también es antiinflamatorio.

Dosis inicial y ajuste

Las dosis iniciales para el dolor varían de una persona a otra, pero, por regla general, conviene empezar con 10 mg de CBD a primera hora de la mañana, de nuevo al mediodía / primera hora de la tarde (12 - 14 h) y una tercera dosis a la hora de cenar, es decir, un total de 30 mg/día. Mantén esta dosis entre unos días y una semana aproximadamente, o incrementa poco a poco la dosis cada pocos días en función de tu respuesta al dolor y tus preferencias.

- ¿Está mejorando el nivel de dolor?
- ¿Mejoran otros síntomas (inflamación, rigidez, dolores musculares, ansiedad, fatiga, estado de ánimo)?
- ¿Es todavía malo a cierta hora del día (p. ej., peor cuando te despiertas por la mañana)?
- ¿Aún te cuesta conciliar el sueño o permanecer dormido porque el dolor te despierta?

Puntúa tu grado de dolor cada día por la mañana, por la tarde y por la noche (después de cenar) en una escala de 0 a 10, donde 0 = sin dolor, 10 = insoportable / peor dolor imaginable, y anota los resultados en un rastreador de síntomas, que puede ser un simple diario.

Puedes seguir aumentando la dosis cada semana hasta que los síntomas mejoren. Si en las primeras semanas no adviertes ningún cambio, no te des por vencido, pues los efectos del CBD en el dolor cerebral y del sistema nervioso suelen ser graduales, a lo largo de las semanas y los meses que siguen a la primera toma. Considero que es más efectivo cuando lo tomas sistemáticamente durante un tiempo prolongado y no solo cuando tienes una crisis de dolor. Para la mayoría de las personas no tiene un efecto inmediato como el de los fármacos analgésicos. Normalmente, los resultados son más sutiles; lo mejor es tomarlo para disminuir el dolor crónico con el paso del tiempo.

Si llegas a los 60 mg diarios de CBD, permanece aquí unas 4-6 semanas antes de volver a subir la dosis. Para el dolor inflamatorio, quizás hagan falta dosis mayores, sobre todo si no estás tomando THC derivado de un producto de cannabis recetado. Para el dolor, las formas de CBD de liberación lenta y acción prolongada que son más absorbibles, como los parches transdérmicos, son una opción excelente en los casos en que el aceite de CBD no es suficiente, aunque todavía no están ampliamente disponibles.

Recuerda esto: no existe una dosis perfecta específica que funcione justo igual para todos. El equilibrio del sistema endocannabinoide de cada uno es único, por lo que el autoajuste es crucial.

Para el mantenimiento: agregación de elementos sin cannabis

Para reducir el coste y el número de frascos de aceite de CBD necesarios cada mes, se recomienda la dosis de CBD efectiva más baja. Tan pronto alcanzas una dosis que te va bien, puedes empezar a añadir elementos contra el dolor y la inflamación que te ayuden a conseguir efectos incluso mejores y comiencen a reconfigurar realmente las vías cerebrales del dolor crónico a más largo plazo:

- Meditación de *mindfulness*.
- Hierbas antiinflamatorias: cúrcuma, curcumina, boswellia y bromelina.
- Ejercicios sin peso para el dolor articular, como la cinta de entrenamiento, la natación o la marcha rápida, y también movimiento meditativo como el yoga suave o el taichí.

Cómo utilizar productos de cannabis terapéutico para el dolor crónico

Si ya has probado el CBD de cáñamo y no has notado un cambio apreciable, añadir un poco de THC puede ser muy beneficioso para las situaciones de dolor refractario. El CBD puede amortiguar la psicoactividad y los posibles efectos secundarios del THC al tiempo que, en sinergia con este, actúa sobre el dolor por vías de receptores del sistema endocannabinoide y otras vías químicas, como el sistema de la serotonina y otras redes del dolor no endocannabinoides.[11, 12] Prueba esto solo bajo supervisión médica y, naturalmente, si el cannabis terapéutico (con THC) es legal en el sitio donde vives.

- Para el dolor diurno: empieza con aceite de cannabis con mucho CBD. Escoge un producto de alto contenido en CBD y bajo en THC (p. ej., la proporción entre CBD y THC ha de ser 20/1). Busca terpenos antiinflamatorios, como el beta-cariofileno por su acción antiinflamatoria, y otros buenos terpenos en las horas diurnas (para detalles, véase capítulo 5).
- Dosis inicial promedio: 5-10 mg 3x/día con las comidas, o sea, desayuno, almuerzo y cena.
- Para el dolor nocturno y la alteración del sueño: es muy habitual que el dolor crónico altere el sueño y el descanso adecuado y empeore por la noche, seguramente debido a cambios en los niveles de citoquinas. Al principio, muchos pacientes no son conscientes de lo mal que duermen; solo cuando duermen mejor se dan cuenta de lo fatigados y poco descansados que se sentían la mañana anterior. Por eso siempre trato el sueño y el dolor nocturno desde el principio con una dosis nocturna de me-

dicamento de cannabis con más THC, a menos que haya contraindicaciones (para más detalles, véase capítulo 6).
- Comienza con un aceite de cannabis de una variedad equilibrada (es decir, proporción 1/1) o con mucho THC y poco CBD.
- Busca terpenos calmantes, como mirceno y linalol.
- El CBN, que ahora tiene menos cannabis crudo y más aceites y flores de cannabis viejos como producto de descomposición del THC,[13] puede intensificar el efecto sedante y las características analgésicas de los otros cannabinoides.[14]
- Empieza con 2 mg de THC, que tomarás una hora antes de acostarte.

- Estos rangos de dosis empiezan con un nivel inferior al de la dosis para productos de CBD de cáñamo para el bienestar porque todos los aceites de cannabis médico (incluso los de alto contenido en CBD) tienen algo de THC por encima del nivel de cáñamo de 0,2 / 0,3 %. Gracias a esto, funcionan mejor con dosis más bajas.
- Tanto para el día como para la noche, mantén esta dosis durante 1-2 semanas o auméntala poco a poco cada varios días en función de tu respuesta al dolor y de tus preferencias.
- Si tu dolor es más intenso a determinada hora del día, aumenta la dosis anterior; por ejemplo, si tu dolor empeora en torno a las 15-17 h, procura incrementar tu dosis del almuerzo para adelantarte al dolor en horas posteriores del día.
- Como en estos aceites hay cantidades variables de THC en función de cuál estás tomando en concreto, aumenta poco a poco la dosis unos miligramos cada semana para conseguir alivio, y registra tus síntomas y tu respuesta como antes.

Cómo utilizar la vaporización de las flores de cannabis para el dolor

Este es el mejor método de administración para parar el dolor agudo del momento o los espasmos musculares o dolores de cabeza repentinos. Por lo general, debería ser un complemento a una base de aceite de cannabis, no la principal forma de uso, para minimizar los efectos secundarios y evitar una montaña rusa en los niveles de THC.

- Empieza con flores de alto contenido en CBD y bajo en THC, sobre todo si eres novato con el THC, pues el THC del cannabis vaporizado llega al cerebro más deprisa que los aceites ingeridos de manera oral.
- Si esto no es efectivo, puedes probar una variedad equilibrada, con igual cantidad de CBD y THC (es decir, 1/1).
- Empieza con una cantidad equivalente a una cabeza de fósforo, sobre todo si es una variedad con más THC.
- Para instrucciones detalladas sobre vaporización del cannabis, véase capítulo 5.

Tópicos: cuándo y cómo utilizarlos

Los tópicos pueden ser útiles en áreas de dolor localizadas, sobre todo cerca de la superficie en articulaciones como las de las rodillas, las muñecas o las manos, así como en artritis de los tobillos y los pies/dedos. Los bálsamos musculares con CBD y mentol también pueden ser beneficiosos para aliviar dolores y molestias, y son muy seguros. Se pueden aplicar en zonas musculares dolorosas en cualquier momento, pero quizá funcionen mejor después de una ducha caliente, cuando los poros están abiertos, y cuando utilizamos un tópico que contenga mentol y linalol, que ayudan al CBD a penetrar algo más fácilmente en la piel. Cuando se usa tópicamente, el CBD penetra mejor que el THC, pero el THC tópico (cuando es legal) también puede reducir la inflamación y mitigar el dolor. Los tópicos de CBD de cáñamo también pueden ayudar a combatir el dolor artrítico, de diverso grado, y aunque faltan estudios, muchas personas explican que, circunstancialmente, también han servido para reducir los dolores y achaques musculares.

> **NOTA**
>
> Los tópicos no son igual que los parches transdérmicos. Por ejemplo, una crema o un producto tópico de CBD solo se absorbe en al área cutánea local, mientras que un parche transdérmico es un sistema de alta tecnología para conseguir que el CBD (y/o el THC en el caso de cannabis terapéutico) atraviese todas las capas de la piel y llegue al torrente sanguíneo. Es una diferencia importante.

En numerosos estudios con animales se ha observado que las preparaciones tópicas de CBD sirven para disminuir la hinchazón de las articulaciones. Los dolores lumbares, que a veces tienen un componente nervioso, también responden al menos parcialmente a tópicos con CBD, si bien los resultados varían de una persona a otra y de un producto a otro. Para el dolor generalizado, las vías (sistémicas) oral o vaporizada son mejores, pero un dolor articulatorio aislado tal vez responda bien solo a tópicos o a una combinación de tópicos y aceites orales en dosis bajas. Yo todavía suelo aplicarme tópicos de CBD de cáñamo en la cicatriz de la mano y en la articulación donde sufrí la lesión, y observo que por sí solos mitigan bastante los ocasionales brotes de dolor, sin necesidad de añadir nada más.

Migrañas

Si hay que tratar migrañas y otras formas de dolores de cabeza crónicos, el cannabis puede hacer maravillas, aunque a veces se necesita paciencia y tiempo para encontrar la variedad y la proporción adecuada de CBD y THC. Si las migrañas aparecen más de dos veces al mes, o duran un día entero o más, mi estrategia consiste en tomar un aceite diario para prevenir o reducir; es lo que los médicos denominamos «tratamiento profiláctico».

Empiezo dando a los pacientes una dosis muy baja (5 mg 2x/día) de un aceite con mucho CBD y poco THC especialmente si no están acostumbrados al cannabis; o, en los casos en que ya se ha probado el CBD, una dosis muy pequeña (1-2 mg -2-3x/día) de un aceite equilibrado (proporción 1/1). El CBD por sí solo, sobre todo si la dosis ha llegado a ser demasiado alta en muy poco tiempo, puede provocar migraña en algunas personas, mientras que en otras el consumo diario de un aceite de CBD de cáñamo disminuye los dolores de cabeza, así que de nuevo cada caso es diferente. He comprobado que, con el tiempo, este tratamiento ayuda a muchas personas a reducir la frecuencia y la gravedad de los dolores de cabeza.

Para eliminar o interrumpir una migraña, añado cannabis vaporizado inhalado como tratamiento de rescate cuando un dolor de cabeza acaba de empezar o cuando alguien tiene un aura, justo antes de que comience el dolor. Esto suele ser muy útil en pacientes que toman dosis elevadas de triptanes y/o analgésicos opioides para suprimir el dolor de la migraña. Aunque parte del dolor puede ser un repunte debido al consumo excesivo de estos fármacos, no puedes interrumpir por completo su toma sin proporcionar a los pacientes una alternativa al dolor; de lo contrario, la migraña puede llegar a ser tan grave que para tenerla controlada igual uno debe ir al hospital a que le pongan una inyección intravenosa. Aquí es donde viene bien el uso de cannabis vaporizado. En cuanto notas que se acerca el dolor de cabeza, vaporizas una pequeña cantidad de cannabis, que normalmente contiene CBD y THC amén de una buena proporción de terpenos, como beta-cariofileno y mirceno. Esto elimina el dolor de cabeza sin necesidad de tomar los otros analgésicos que acaso hayan sido causantes en parte del ciclo vicioso de la migraña. Es importante señalar que, tras tomar el cannabis vaporizado, aunque las variedades utilizadas contuvieran THC, la mayoría de mis pacientes dicen sentirse menos alterados que cuando tomaban los anteriores medicamentos con receta para la migraña y el dolor.

* * *

Historia de Casey: el dolor de cabeza que le estaba arruinando la vida

Casey vino a la consulta porque sufría fuertes dolores de cabeza. Había estado dos años en lista de espera para ir a ver a un neurólogo especialista en dolores de cabeza, y el año pasado por fin le administraron el mejor cóctel farmacológico que podían ofrecerle. No obstante, pese a la «terapia clínica máxima» (tal es su nombre), Casey seguía padeciendo dolores de cabeza debilitantes varios días a la semana. Como era una madre muy atareada, con tres niños, sus dolores de cabeza estaban interfiriendo enormemente en su vida y sobre cómo se sentía como madre. Tenía que perderse reuniones escolares, conciertos o acontecimientos deportivos porque una migraña súbita la mandaba a la cama casi sin previo aviso. Hacía no demasiado tiempo, también había decidido dejar su empleo porque faltaba demasiados días al trabajo debido a los dolores de cabeza, y ello a pesar de que le encantaba su labor como directora creativa de una agencia de publicidad. Se sentía tremendamente culpable e incluso deprimida por la situación y por su incapacidad para controlarla, incluso haciendo todo lo que el médico le había dicho que hiciera. Era una sensación de impotencia absoluta.

De entrada, a Casey le di un aceite de alto contenido en CBD y bajo en THC, cuya dosis aumentamos muy lentamente durante varios meses. También utilizamos variedades específicas de cannabis vaporizado, que llevaban más THC y menos beta-cariofileno, para parar en seco el dolor de cabeza antes de que las cosas se complicaran. Al cabo de seis meses, tras jugar un poco con dosis y variedades, encontramos el punto óptimo. Casey tenía solo un dolor de cabeza al mes que duraba una hora, cuando los anteriores persistían hasta un día entero. En los dos últimos meses no se había perdido ni un acontecimiento relacionado con sus hijos, lo cual estaba cambiando totalmente la manera en que se veía a sí misma y veía la relación con ellos. También estaba contemplando la posibilidad de volver a trabajar, aunque fuera a tiempo parcial. Gracias al cannabis terapéutico, estaba volviendo a tener una vida.

* * *

Dolor por cáncer y dolor/neuropatía a causa de la quimioterapia

Todavía estamos empezando a conocer cómo, en los seres humanos, los diferentes tipos de cáncer responden a distintas clases de cannabis. Aunque abundan los estudios con animales, no siempre concuerdan con la experiencia humana. Habida cuenta de las diferentes maneras en que cada uno resulta afectado por el cannabis y las distintas variedades disponibles de cannabinoides, siempre recomiendo tomar la dosis efectiva más baja y consultar con el equipo de oncología y de asistencia primaria sobre los posibles riesgos y beneficios relacionados con la adición de cannabis para el dolor y la gestión de los efectos secundarios. Los médicos también pueden explicar al paciente cómo el cannabis puede interaccionar (al menos en teoría) con el tratamiento del cáncer (para interacciones farmacológicas, véase también capítulo 6).

Aunque ha habido casos clínicos muy prometedores de pacientes que se han curado por su cuenta ciertos cánceres mediante dosis elevadas de aceites de cannabis caseros cuando la quimioterapia convencional había fracasado, necesitamos más estudios para predecir con precisión cómo un cáncer individual puede reaccionar ante los cannabinoides, así como cuáles son las dosis mejores. Cada tipo de tumor tiene receptores diferentes y tal vez responda de manera distinta. Según la mayoría de los estudios preliminares, los cannabinoides en dosis bajas son bastante seguros en la gestión de los efectos secundarios en muchos tipos de cánceres. Por lo general, desaconsejo el uso de flores secas (cannabis vaporizado o fumado; cualquier cosa inhalada) en enfermos de cáncer con el sistema inmunitario debilitado (sometidos a quimioterapia, radioterapia u otros tratamientos activos) debido a la posibilidad de que las flores tengan mohos, biotoxinas o bacterias. Si prefieres los métodos inhalados, quizá quieras probar productos florales irradiados con rayos gamma bajo supervisión médica, pero normalmente son mejores los aceites orales o las tinturas sublinguales si se toleran. Las vías rectales no parecen ocasionar mucha absorción sistémica de THC, pero las pruebas son muy precoces, escasas y sobre todo anecdóticas, aunque algunas personas sí dicen que este método es efectivo. Quizá ofrezcan cierto alivio si el paciente no puede tolerar algo por la boca o debajo de la lengua a causa de úlceras bucales.

Si el dolor deriva de la propia enfermedad, como en cánceres avanzados donde el dolor óseo es un problema, puede que una variedad con mucho THC sea la más efectiva, de modo que para amortiguar los efectos secundarios del THC generalmente empiezo con una variedad equilibrada 1/1. Lo prescribo en forma de aceite si el dolor es constante, o como cannabis vaporizado si solo es ocasional y sobreviene sin avisar y luego desaparece de nuevo.

Diversos estudios con animales ponen de manifiesto que el CBD puede proteger contra el dolor nervioso inducido por quimioterapia, así como ayudar a reducir este síntoma si ya está manifestándose.[15]

Dolor neuropático (dolor nervioso)

Para el dolor nervioso con múltiples causas, incluida la neuropatía diabética, lo que mejor funciona es una variedad de alto contenido en CBD y bajo en THC gracias a los efectos dominantes del CBD en el dolor nervioso (para detalles sobre cómo tomarlo, véanse páginas anteriores [242-247]).

Fibromialgia

Como médica integradora, atiendo a muchos pacientes con fibromialgia cuando otros médicos (y a menudo también otros naturópatas) no saben qué más ofrecerles. Se trata de un trastorno complejo que aún no conocemos del todo, aunque sí sabemos que implica al cerebro, al sistema nervioso y, probablemente, también al sistema inmunitario. El dolor de la fibromialgia es muy real, pese a lo que diversos médicos les han dicho a muchos de mis desdichados pacientes antes de que estos vinieran a mi consulta. Se les suele decir que todo está en su cabeza y que tienen que ir al psiquiatra, o que están exagerando. Este rechazo de unos síntomas muy reales y angustiosos no ayuda a los pacientes en lo más mínimo; por otra parte, solo el hecho de que les diga que esto es un diagnóstico real ya suele proporcionarles cierto alivio. Como es lógico, después viene lo que hacemos de verdad al respecto, y ahí es donde intervienen el cannabis y el CBD.

Bastantes pacientes míos con fibromialgia son sumamente sensibles a muchos fármacos así como a hierbas y suplementos naturales. Debido a esto, empiezo con una microdosis (5 mg 2x/día en una comida), aunque utilizando un aceite de CBD de cáñamo con menos del 0,2 % de THC, y subiendo poco a poco la dosis cada varios días hasta que se note el efecto en el dolor y/o la fatiga/rigidez. Considero que los síntomas de la fibromialgia responden muy bien ante el cannabis. Cada persona es algo diferente con respecto a la proporción de CBD y THC que más conviene, por lo que supervisar los síntomas y cambiar de producto si no se advierten efectos al cabo de 6-8 semanas es un buen sistema para investigar y descubrir lo que mejor te funciona a ti.

Se cree que la fibromialgia tiene que ver con las migrañas y el síndrome del intestino irritable; por otro lado, el doctor Ethan Russo, médico norteamericano dedicado al estudio del cannabis, está investigando la posibilidad de que todo ello esté relacionado con una deficiencia endocannabinoide. Esto acaso explique por qué administrar cannabinoides vegetales ayuda a personas con tales afecciones a sentirse de nuevo normales incluso cuando todos los demás fármacos o suplementos han fallado. Asimismo, otras formas de síndromes de dolor con sensibilización central resistentes a los tratamientos quizá respondan muy bien al cannabis por el mismo motivo; véase, por ejemplo, la historia de Jack (páginas anteriores [241-242])

Artritis/dolor de articulaciones

Como he mencionado en la sección de los tópicos, las artritis en las articulaciones pequeñas y el dolor articular localizado responden muy bien a los tópicos. El aceite de alto contenido en CBD tomado por vía oral también puede resultar efectivo para combatir la inflamación, y el cannabis vaporizado puede serlo para los brotes de dolor agudo, sobre todo en las articulaciones pequeñas próximas a la superficie del cuerpo, como en el caso de la rodilla, el tobillo, la mano o la muñeca. (Para información adicional sobre artritis autoinmune, véase el capítulo 16.)

Dolor muscular

En una friega muscular tras una ducha caliente, los tópicos de CBD y cannabis pueden contribuir a aliviar los dolores y las molestias. Muchas personas refieren mejoras en dolores musculares y una recuperación más rápida tras entrenamientos duros cuando toman aceite de cannabis con mucho CBD o incluso aceite de CBD de cáñamo. Todavía no se han publicado estudios con seres humanos sobre la cuestión, pero teóricamente tiene sentido que los tópicos contribuyan a la recuperación muscular debido a la actividad antiinflamatoria y antioxidante del CBD. Muchos deportistas profesionales están empezando a tomar aceite de CBD de cáñamo sin nada de THC por vía oral y tópica para reducir el dolor. Esto disminuye la necesidad de fármacos opioides y antiinflamatorios AINE (antiinflamatorios no esteroideos) en dosis elevadas, que suelen tomarse en deportes como el rugby o el fútbol americano, donde prácticamente en todos los partidos se producen lesiones por contacto.

Dolor pélvico crónico

Ha habido numerosos informes de personas que consumen supositorios rectales y vaginales de cannabis con solo CBD o una combinación de CBD y THC para el dolor pélvico crónico y afecciones conexas. Pese al hecho de que, según investigaciones preliminares, la absorción sistémica del THC por métodos rectales parece mínima, algunos pacientes míos que se ponían supositorios con mucho THC sufrían algún mareo que duraba bastante (casi un día entero en algunos casos). No está claro si se trataba solo de individuos muy sensibles o si esto es una respuesta habitual al THC rectal, pues en teoría por este método el THC no se absorbe muy bien en la sangre. También puede depender de la dosis. Además, es posible (muy probable) que estos productos tengan efectos antiinflamatorios y analgésicos localizados.

En mi consultorio médico, he tenido algunos casos de prostatitis crónica no bacteriana (una inflamación crónica dolorosa de la próstata en los hombres, sin causa conocida), en la que los supositorios de cannabis reducían los síntomas mientras que todas las demás intervenciones y medicaciones para el dolor no tenían efectividad. He leído informes similares de amigos y correos electrónicos de mujeres que utilizan supositorios vaginales para los dolores menstruales (sobre este supuesto, doy más información en el capítulo 13), si bien de momento carecemos de datos clínicos al respecto.

13

Optimización de la salud de las mujeres

Hace miles de años que el cannabis se usa como medicina en la salud de las mujeres, para síntomas que van desde los dolores del parto a los menstruales. Con frecuencia se ha administrado mediante métodos de inhalación o ingestión (como tintura), pero a veces también por las vías vaginal o rectal.[1] No obstante, la mayoría de las descripciones sobre los detalles se han perdido en la noche de los tiempos y muchas carecen de estudios de investigación modernos, en gran parte porque las plantas medicinales son más difíciles de estudiar que los fármacos y tienen menos rendimiento económico. La historia patriarcal de la medicina occidental, y la correspondiente falta de médicas, ha implicado que, tradicionalmente, los problemas ligados a la salud de las mujeres se hayan estudiado menos que los de hombres y mujeres, o los que solo han afectado a los hombres. Durante mucho tiempo, la medicina occidental ha tenido muy poco en cuenta ciertas dolencias específicamente femeninas, como la disfunción del suelo pélvico, los cánceres propios de las mujeres o los problemas menstruales. En 1950, en el Reino Unido, solo el seis por ciento de los médicos eran mujeres, y en la década siguiente las cosas cambiaron muy despacio.[2] Afortunadamente, me da la impresión de que estamos avanzando hacia un escenario médico más equilibrado para las mujeres.

En mi formación médica, muchos problemas relacionados con la salud de las mujeres, desde el acné hormonal hasta reglas espantosas o el síndrome premenstrual, se trataban ante todo suprimiendo el ciclo menstrual, y nuestros naturales altibajos hormonales mensuales, con la «píldora», en vez de ahondar en las causas subyacentes o dar una explicación de por qué se producían esos síntomas. Soy partidaria de empoderar y apoyar a las mujeres con cualquier opción que ellas crean que les conviene (algunas adoran la «píldora» y consideran que les va bien). También pienso que deberían estar informadas acerca de todas sus posibilidades, incluidas las naturales. Explicar a las mujeres su ciclo menstrual y cómo actúan sus hormonas es de suma importancia para que sepan cómo funciona su cuerpo. Asimismo es importante comprender cómo las hormonas se ven afectadas por factores como el estrés, el sueño, la alimentación o la salud emocional. Cuando el cuerpo y los ciclos hormonales ya no son un misterio, podemos ya dejar de estar en guerra con nosotras mismas y a merced de nuestro cuerpo. Primero está el ciclo menstrual, y luego la perimenopausia, la menopausia y lo que sigue mientras el cuerpo y los ciclos hormonales cambian. A lo largo de los años, muchísimas pacientes me han dicho que yo he sido la primera médica que les ha explicado con detalle los problemas que estaban afrontando, en vez de insistir en que debían simplemente tomar la «píldora». También he observado que muchas mujeres deciden dejar la «píldora» al cabo de décadas y luego tienen dificultades para volver a entender su ciclo natural, toda vez que este les ha sido arrebatado durante buena parte de su vida adulta.

No es de extrañar que el cannabis parezca ser útil en muchos síntomas relacionados con la salud de las mujeres, pues hay receptores cannabinoides por todo el tracto reproductor femenino, desde el útero (donde están más concentrados) hasta la vagina y la vulva. El jugador estrella del sistema endocannabinoide, llamado AEA, se fabrica en los ovarios. Desempeña un papel importante en cada fase de nuestro ciclo menstrual:[3] en la fase folicular (foliculogénesis y maduración de los folículos) y en la ovulación (liberación de un óvulo), así como en la gestación. Al parecer, el THC tiene en el cuerpo un efecto muy parecido al de la AEA producida de forma natural, aunque todavía estamos estudiando qué hace exactamente el THC (y el CBD) de la planta en las distintas fases del ciclo menstrual.

Es significativo que actualmente, en el ámbito de los estudios humanos sobre la importancia del THC en los ciclos hormonales de las mujeres, no hay gran cosa, ¡mientras existen montones de estudios sobre los efectos del THC en la función sexual de los hombres! No obstante, sí sabemos que hay receptores cannabinoides en las partes del cerebro que controlan las hormonas ováricas (hipotálamo),[4] así como en la hipófisis anterior, de modo que incluso en el nivel cerebral el SEC está moviendo los hilos en lo concerniente a los ciclos hormonales. Un estudio llevado a cabo con vacas hembra puso de manifiesto que los receptores endocannabinoides y los niveles enzimáticos eran diferentes en la primera mitad (fase folicular previa a la ovulación, p. ej., días 1-14) y en la segunda mitad (fase lútea, después de la evolución, pero antes del primer día de la regla) del ciclo menstrual. Así pues, nuestros endocannabinoides siguen el mismo patrón que otras hormonas, como los estrógenos o la progesterona, en el sentido de que los niveles cambian en función de la fase del ciclo en la que estemos.

Hasta ahora, en las mujeres que toman cannabis para cuestiones que van desde problemas con la regla hasta el aumento del placer sexual (véase capítulo 14), lo que hemos visto es que estos receptores cannabinoides están implicados en el modo en que experimentamos tanto el placer como el dolor y el malestar en los órganos reproductivos. Puede que el sistema endocannabinoide tenga una influencia mayor que la de las hormonas sexuales en los antojos de comida antes de la regla (algo que me gusta afrontar teniendo un alijo de chocolate negro en una caja fuerte…, ¡para que mi marido no se lo coma primero!).[5]

En las investigaciones realizadas hasta la fecha, lo que también parece claro es que, como ocurre con otros trastornos de otros sistemas corporales importantes, la desregulación del sistema endocannabinoide está vinculada a diversos problemas de salud de las mujeres, desde cuestiones de la regla y el SPM (síndrome premenstrual) hasta cánceres del sistema reproductor o la fertilidad; de todos modos, aún nos queda mucho que aprender sobre los detalles.[6]

Problemas de la regla: reglas dolorosas, calambres, hinchazones y SPM

En lo referente a afrontar el dolor menstrual he oído de todo: desde CBD en los tampones hasta cremas tópicas «para embarazadas» o supositorios de CBD y cannabis vaginales. En la actualidad, pese a que estos usos potenciales del cannabis y el CBD carecen de ensayos controlados y estudios publicados, muchas mujeres comunican beneficios circunstanciales. Numerosos ginecólogos convencionales rechazan esto al considerarlo un efecto placebo, pero me parece muy improbable que este sea el caso si tomamos en consideración la larga historia del cannabis en cuanto a usos tradicionales, así como la demostrada presencia de receptores cannabinoides por todo el tracto reproductor. En la medicina occidental, por desgracia, cuando los médicos no entienden algo lo rechazan enseguida, en vez de reconocer que no saben o que aquello acaso sea posible. Esto me pone de los nervios, pues si durante diez años de práctica médica he aprendido algo, es que, cuanto más aprendo, ¡más cuenta me doy de lo que aún nos queda por saber! Sí sabemos, no obstante, que el THC es un relajante muscular y que tanto el THC como el CBD son antiinflamatorios fuertes, lo cual podría explicar por qué pueden aliviar síntomas como los calambres, las hinchazones y otras dolencias relacionadas con la regla que quizá tengan un componente inflamatorio o de espasmo muscular.

Cuando estaba en la universidad, una de las compañeras de casa de mi amiga era una herbolaria tradicional que solía cultivar plantas de cannabis en el jardín trasero (¡el despertador bong de la casa!). Las recogía y las ponía a secar en las vigas de su dormitorio de la buhardilla, y luego fabricaba bálsamos tópicos para mujeres aquejadas de dolores menstruales y problemas con la regla. Tenía muchas clientas satisfechas, que la habían conocido gracias al boca a boca. En mi consultorio, numerosas pacientes me contaban que acudían a un dispensario en busca de un bálsamo tópico para frotárselo en el abdomen, y aseguraban que esto les iba muy bien para mitigar los dolores de la regla y los calambres. No suponía para ellas ningún peligro de intoxicación por haber inhalado o ingerido THC (era antes del movimiento del CBD de cáñamo para el bienestar, por lo que aún no tenían la opción del aceite de CBD), y seguramente es un modo muy seguro de probar tanto el CBD como productos tópicos de cannabis para problemas de la regla, pues conlleva poco riesgo de alteración de los niveles hormonales femeninos.

Más recientemente, los aceites de CBD de cáñamo, los tampones impregnados de CBD y los supositorios vaginales —tanto las versiones CBD de cáñamo (legal de venta directa en el Reino Unido) como la que contiene THC (en algunos estados de los Estados Unidos y en Canadá, sin receta)— son cada vez más populares. En el momento de escribir esto, no hay estudios publicados sobre esta clase de productos en ninguna revista académica revisada por pares (lo he mirado, creedme). Por tanto, es imposible saber categóricamente qué está pasando con estos productos dentro de la vagina. Lo único que podemos decir es que, dada la larga historia de consumo de cannabis en diversas formas para atender la salud de las mujeres, incluso durante el embarazo, parece tener una toxicidad baja, si bien desconocemos la dimensión exacta de los efectos de estos productos en los ciclos hormonales y los factores de fertilidad (como la ovulación). También en este caso, los médicos detestan decir que no saben, y a menudo prefieren afirmar que algo es malo si es inseguro solo para cubrirnos las espaldas, pero lo cierto es que, si se trata de tampones de CBD y cannabis y de productos de uso vaginal para la salud de la mujer, todavía no conocemos todas las respuestas.

Uno de los problemas es que las principales fuentes de información sobre estos productos son las empresas que los fabrican, basándose en el *feedback* del cliente más que en investigaciones publicadas y revisadas por pares. Esto no significa que los productos no funcionen o que las empresas estén mintiendo sobre lo afirmado por la gente. De todas maneras, sí significa que aún no sabemos con exactitud cómo nos afecta y cuáles son los riesgos reales (aunque seguramente son bastante bajos). Esta es también una de las cosas que me parece interesante sobre el modo en que la medicina del cannabis y el cannabis para el bienestar han evolucionado en la época actual. El movimiento ha derivado de consumidores, pacientes y la experimentación en el consumo propio, más de base y a menudo dirigido por mujeres, en contraposición al sistema de arriba abajo utilizado para evaluar fármacos. Esto tiene sus dificultades cuando se trata de aportar pruebas que los médicos vayan a aceptar, pero al mismo tiempo ha disminuido el estigma en torno a la planta de cannabis y su valor medicinal. Hasta la fecha, los estudios sobre los efectos del cannabis en las hormonas femeninas se han limitado a productos inhalados o ingeridos, sin abordar las vías vaginales, por lo que, en cuanto a la nueva ola de productos, vuelve a haber más preguntas que respuestas. Espero que los resultados comunicados por muchas mujeres darán lugar, en el futuro inmediato, a más investigaciones y más respuestas definitivas.

Los problemas de la regla, así como la mayoría de las demás cuestiones ligadas a las hormonas y la salud de las mujeres, empeoran debido al estrés crónico descontrolado, que los cannabinoides y los productos ricos en CBD pueden aliviar, toda vez que ayudan a regular la respuesta al estrés (para más detalles, véase capítulo 8).

Si sufres algún tipo de SPM o reglas dolorosas, además del cannabis y el CBD también recomiendo lo que se conoce como «dieta de equilibrio hormonal»: rica en fibra soluble e insoluble, pobre en hidratos de carbono refinados, rica en grasas saludables y alimentos de índice glucémico bajo, y con abundantes verduras. Cuando trabajo con mis pacientes y clientes individualmente, suelo añadir productos botánicos como la bufera o el agnocasto, aparte del magnesio, la vitamina D y las vitaminas B, pues todos estos factores nutritivos acumulados pueden suponer un gran cambio si te atienes a ellos durante varios meses.

Dolores menstruales

Más del noventa por ciento de las mujeres que menstrúan sufren en cierta medida dolor menstrual (o dismenorrea, en el argot médico), que puede ir desde la molestia levemente fastidiosa hasta un dolor serio que cancela tu agenda y te obliga a meterte en cama. Uno de los factores coadyuvantes parece ser una proporción mayor de unas sustancias químicas denominadas «prostaglandinas», que en las mujeres con una regla dolorosa suele ser elevada,[7] lo cual provoca constricción de los vasos sanguíneos y contracciones del útero, así como inflamación, y hace que los nervios hipersensibles de la región pélvica duelan. Como el CBD y el THC son capaces de inhibir estas sustancias químicas,[8] tiene sentido que los productos de CBD para el bienestar y el cannabis terapéutico mitiguen el dolor menstrual, a menudo de manera más efectiva que cualquier otra pastilla o estrategia no farmacológica.

En mi consultorio, he recetado satisfactoriamente cannabis terapéutico (sobre todo vaporizado o en forma de aceites) para dolor agudo de la regla en pacientes con un acceso limitado a otros medicamentos, por ejemplo, antiinflamatorios o analgésicos opioides con receta. Estos productos farmacéuticos potentes también tienen importantes efectos adversos, por lo que las pacientes se alegran de dejarlos.

CBD para el dolor menstrual

El CBD es un potente antiinflamatorio. El mejor tratamiento farmacológico convencional para los dolores menstruales se basa en AINE (antiinflamatorios) fuertes (probablemente debido al efecto de las prostaglandinas y otras vías inflamatorias). Para conseguir un efecto similar del CBD sin los efectos secundarios de los fármacos, puedes tomar un aceite de CBD de buena calidad y buscar que contenga beta-cariofileno (un antiinflamatorio): empieza 7-10 días antes de la regla (si también tienes síntomas de SPM) y experimenta hasta encontrar tu dosis óptima a lo largo de unos cuantos ciclos. También puedes comenzar solo dos días antes de la regla si tu principal problema son los calambres y el dolor menstrual precisamente en el periodo de sangrado. Has de experimentar para ver qué funciona mejor para tu cuerpo, pues no hay informes publicados en los que basarse. Puedes empezar con 10-20 mg de CBD tres veces al día. Algunas personas hablan de efectos positivos con dosis superiores (en total, 80-100 mg/día), pero es mejor comenzar con 30 mg/día para ahorrar costes y ver dónde está el punto óptimo. Como siempre, empieza bajo, avanza despacio.

Cannabis terapéutico para el dolor menstrual

Si allá donde estés tienes esta opción legalmente disponible bajo supervisión médica, y la opción «solo CBD» ha sido probada sin éxito en tres ciclos menstruales enteros con una dosis elevada, para un alivio adicional mediante productos con THC hay dos opciones:

1. Para un dolor menstrual crónico que dura varios días, empieza a dosificar dos días antes del inicio de la regla. Una hora antes de acostarte, toma una dosis muy pequeña de aceite de cannabis que contenga tanto THC como CBD en una proporción pareja, empezando con unos 4 mg (2 mg de CBD y 2 mg de THC). Si empiezas a notar dolor por la mañana, toma otra dosis de 4 mg (si eres novata con el THC, pruébalo primero un fin de semana o un día en casa, por si se produce alguna alteración. Incrementa la dosis cada día en 1-2 mg en función de la necesidad hasta que el dolor haya desaparecido (normalmente, al final de la regla). Si el aceite equilibrado te hace sentir más despierta, puedes tomar solo un aceite con mucho THC y poco CBD, en una dosis inicial de 2 mg antes de ir a dormir. En el futuro, para este tipo de dolor crónico menstrual que parece ser constante durante varios días, una buena opción quizá sea un parche de CBD o de cannabis terapéutico transdérmico de liberación lenta en el torrente sanguíneo a lo largo de varios días, en cuanto esté más ampliamente disponible.
2. Si los calambres son solo leves y aparecen de pronto, pero no duran todo el día (es decir, si necesitas de vez en cuando alivio de rescate), puedes probar un producto de cannabis inhalado, de nuevo con una proporción THC/CBD equilibrada. Empieza con una inhalación (para el modo de dosificar el cannabis inhalado, véase capítulo 5, y para las mejores variedades en brotes de dolor agudo, el capítulo 12). Asimismo, este método de medicación es útil si sufres migrañas menstruales (véase capítulo 12).

Tópicos para el dolor menstrual

Tanto los bálsamos de CBD de cáñamo como los tópicos con THC (donde sean legales) se pueden aplicar en la piel del abdomen o en la zona lumbar con diversos grados de éxito. No hay estudios para orientarnos en la dosificación. He recomendado tópicos a pacientes que querían probar algo poco arriesgado, y para algunas ha supuesto un cambio notable. El efecto depende seguramente del tipo de tópico empleado amén de otros ingredientes, pero en teoría el tópico puede tener un efecto localizado y antiinflamatorio en función de lo bien que se absorba (tampoco aquí hay estudios publicados que demuestren esto). Se trata de un uso muy seguro del THC para el dolor menstrual, pues, por lo general, los tópicos con THC no te colocan ni provocan alteraciones (a menos que sean parches transdérmicos que no absorban de forma sistémica, al parecer), y si ofrecen alivio, pueden resultar una excelente incorporación a tu caja de herramientas.

SPM y TDPM

El SPM (síndrome premenstrual) es una combinación de síntomas experimentados en algún grado por hasta el noventa por ciento de las mujeres aproximadamente una o dos semanas antes de la regla (el primer día de sangrado). Entre estos síntomas podemos incluir hinchazón, cambios en el estado de ánimo, dolores de cabeza, irritabilidad y sensaciones de estrés y fatiga, y oscilan entre leves y graves. El TDPM (trastorno dismórfico premenstrual) es una forma grave de SPM que supone cambios anímicos más graves, depresión, ansiedad y altibajos emocionales la semana anterior al primer día de la regla, de tal manera que los síntomas menguan en cuanto se inicia el periodo.

Nuestro propio endocannabinoide AEA (anandamida) alcanza su valor máximo en torno a la ovulación, por lo que los síntomas del SPM en la segunda mitad del ciclo menstrual quizá tengan que ver con un descenso de los niveles de endocannabinoides. Según un estudio, las mujeres con depresión tienen niveles más bajos de 2-AG, uno de nuestros endocannabinoides principales (véase capítulo 4). Otros síntomas, como el estado anímico bajo, la ansiedad o la irritabilidad, además de estar relacionados con otras fluctuaciones hormonales en la segunda mitad del ciclo, quizá también tengan relación con estos niveles de endocannabinoides. Esto acaso explique por qué en la fase premenstrual (alrededor de una semana antes del inicio de la regla) el cannabis inhalado u oral puede mejorar, en muchas mujeres, el estado de ánimo del SPM y otros síntomas.

* * *

Historia de Cara

Cara vino a verme con ansiedad y TDPM. Ya estaba tomando una medicación SSRI para el estado de ánimo, que tenía efectos sexuales adversos y la hacía sentirse decaída desde el punto de vista emocional; también intentaba hacer yoga y meditación, pero para esa semana anterior a la regla no era suficiente. Tras varios años, había dejado la píldora hacía poco, y notaba que el TDPM regresaba con toda su fuerza. En realidad, quería probar algo más natural, pero tenía miedo de tomar cannabis con THC, pues de adolescente había fumado cannabis varias veces y había sufrido una reacción grave de ansiedad, algo que no quería que se repitiera.

Nos decidimos por un producto con mucho CBD y poquísimo THC. Receté un aceite de alto contenido en CBD y bajo en THC para tomar a diario, y aumentamos la dosis la semana anterior a su regla. Al cabo de tres ciclos menstruales, observamos una notable diferencia en su estado de ánimo. Esto la animó a reducir sus pastillas de SSRI hasta la mínima dosis posible, lo cual conllevó la desaparición de los efectos secundarios. Cara se sentía más que satisfecha por el cambio. Saber que ya no tendría por qué temer la última semana de su ciclo cada mes había dado lugar a cambios tremendamente positivos en sus relaciones y respecto a la confianza en sí misma.

* * *

Cómo utilizar CBD para el SPM y el TDPM

Para ayudar a equilibrar el estado anímico y la irritabilidad en el conjunto del ciclo, una buena manera de empezar es añadiendo un aceite de CBD diario, con una dosis general de 10 mg 3x/día con las comidas y un aumento gradual según sea necesario, sin olvidar que cada persona es diferente. Si padeces algún grado de ansiedad o estrés/desgaste durante todo el mes, aconsejo esta opción (véanse capítulos 8 y 9). Si no, puedes intentar utilizarlo solo durante la segunda mitad del ciclo (es decir, desde el día 14, cuando ovulas, hasta el primer día de la regla) si experimentas los síntomas solo durante la semana anterior (más o menos) al primer día de sangrado. Si lo tomas solo durante la segunda mitad del ciclo, empieza con una dosis superior de 15-20 mg 3x/día con las comidas y ve subiendo en función de las necesidades. Puedes probar una de estas alternativas durante al menos tres ciclos y ver qué cambios observas.

> **PROBLEMAS AL DEJAR LA PÍLDORA**
>
> Muchas mujeres experimentan lo que la doctora Aviva Romm denomina «síndrome pospíldora». Aunque, técnicamente, no es un diagnóstico médico, hace referencia a cuando tu ciclo no recupera su nivel normal hasta al cabo de tres-seis meses de haber dejado la píldora. Esto puede suponer reglas duras y dolorosas, irregulares, con hinchazones, malhumor o acné, o cualquier combinación de todo ello. Por lo general, la explicación es atribuible al hecho de que la píldora simplemente encubre estos problemas durante años, y cuando la dejas... ¡bum! Regresa un problema que a menudo es peor que antes. Según algunos expertos, en ciertas mujeres quizá surge una cuestión de comunicación pospíldora entre el hipotálamo (que controla los ciclos) y los ovarios. Aunque no creo que el cannabis sea un remedio universal para este problema, el CBD, y a veces el cannabis terapéutico, pueden echar una mano en el periodo de transición posterior a la píldora en síntomas como el SPM o el dolor menstrual. También pueden ayudar con el acné si se usa tópicamente como tratamiento de la piel. En cualquier caso, es muy importante conocer todos los detalles de lo que está provocando el regreso de los problemas y descartar afecciones como el SOPQ (síndrome de ovario poliquístico) o la función tiroidea deficiente.

Endometriosis

La endometriosis es una enfermedad muy dolorosa en la que el revestimiento del útero crece fuera de la matriz. Todavía no se conoce bien la relación concreta entre el sistema endocannabinoide y la endometriosis. En un estudio con mujeres aquejadas de esta dolencia se observó que, en cuanto a receptores cannabinoides en muestras de tejido endometrial, se apreciaban diferencias con respecto a las que no la padecían, lo cual da a entender que el SEC desempeña efectivamente un papel en la endometriosis.[9]

Según varias investigaciones preliminares, los cannabinoides vegetales como el THC (y quizá, mediante vías inflamatorias, el CBD) tal vez contribuyen a reducir el dolor derivado de la endometriosis.[10, 11] Un estudio realizado en Australia analizó el cannabis como parte de un autotratamiento de la endometriosis. En dicho estudio, a los pacientes les pareció que el cannabis era más efectivo que el calor, el ejercicio físico, el descanso, las prácticas de respiración o la meditación, o cualquier otra actividad como el yoga o los estiramientos. Se trata de hallazgos que no podemos ignorar ni descartar como casualidad o placebo, y, como para muchas mujeres el dolor resultante de esta enfermedad suele ser debilitante, son muy prometedores.

No obstante, a partir de aquí, la historia se complica un poco gracias a algunos estudios in vitro (en tubo de ensayo) no humanos según los cuales el THC puede provocar desplazamiento de tejido fuera de la matriz,[12] lo que, hablando en plata, significa que puede extender la endometriosis, tal vez empeorándola. Como esto se observó en una placa de Petri, no en un cuerpo humano, no podemos asegurar que en nosotros funcionaría igual, pero es un aviso que prueba cuánto nos queda todavía por saber. En otro estudio que manejaba modelos animales se observó que la activación del receptor CB1 con un fármaco sintético[13] parecía favorecer la extensión de la endometriosis (es decir, la empeora), si bien no sabemos exactamente cómo incumbe esto a los cannabinoides vegetales o si es trasladable a los seres humanos.

En resumen, el cannabis parece prometedor para el dolor de la endometriosis, pero el efecto en la enfermedad propiamente dicha todavía es incierto, por lo que para aclararlo del todo necesitamos más estudios. Si quieres tomar cannabis para controlar síntomas, puedes empezar con un aceite de CBD de cáñamo a diario, con una dosis inicial de 10 mg 3x/día que incrementarás cada pocos días o cada semana. Se desconoce la dosis óptima, pero, en general, si alcanzas una comprendida entre 60 y 80 mg/día, permanece ahí unos meses al menos para ver si con el tiempo se percibe una mejora gradual de los síntomas.

En lo referente al cannabis terapéutico, al parecer lo más seguro es empezar probando una variedad con mucho CBD y poco THC, tanto en aceites como en cannabis vaporizado, pues el THC puede contribuir a un posible inconveniente en la endometriosis. No obstante, este inconveniente hay que contrastarlo con la ventaja de una dosis pequeña de THC. Una microdosis de 2 mg puede aliviar muchísimo el dolor y mejorar la calidad de vida.

Fertilidad

El efecto exacto del cannabis, o incluso de los productos de CBD de cáñamo para el bienestar, en la fertilidad femenina todavía se está investigando, por lo que de momento solo contamos con estudios preliminares y un estudio humano sobre mujeres sanas. Conocemos que grupos de mujeres como las seguidoras de la religión rastafari en Jamaica suelen consumir cannabis, a menudo en forma de té o productos comestibles, y no hay datos sobre descenso de los índices de fertilidad en este grupo en comparación con la población general. En cualquier caso, escasean las pruebas sobre el tema del cannabis y la fertilidad en términos más globales. Hasta ahora, la mayoría de los estudios han analizado el embarazo y los efectos posnatales en los niños (véase más adelante el apartado «Embarazo y lactancia», p. 270).[14]

Hay estudios muy variados sobre los efectos del consumo crónico de cannabis en la fertilidad. En algunos, los resultados sugieren que el consumo regular de cannabis puede provocar un acortamiento de la fase lútea (la segunda fase del ciclo menstrual, que precede a la regla); en un estudio se observó que ciertas mujeres eran más susceptibles de tener un retraso en la ovulación, si bien en otros no se apreció esa diferencia.[15, 16] Resumiendo, la investigación está todavía en estadios muy iniciales para tener pruebas definitivas.[17] Puede que una fase lútea corta no sea en sí misma un problema o una causa de menor fertilidad siempre y cuando los otros niveles hormonales sean normales y se esté produciendo la ovulación, por lo cual no queda claro si este posible efecto del cannabis es algo importante desde el punto de vista clínico y en qué medida puede afectar a la fertilidad.[18]

En animales, la exposición permanente al cannabis alteraba los ciclos menstruales de ovulación en las ratas hembra, y además modificaba los niveles de hormonas sexuales como la LH (hormona luteinizante), crucial para la ovulación y la fertilidad.[19] Por el momento, parece que un factor importante en cómo el cannabis afecta a nuestros ciclos es la cantidad de cannabis, y concretamente de THC que se consume de manera habitual.

Por último, en un estudio amplio se analizó a parejas que intentaban que la mujer se quedara embarazada, así como sus hábitos declarados de consumo de cannabis, y se observó que no había relación alguna entre dicho consumo (aunque fuese frecuente) y el tiempo que tardaba la mujer en quedarse embarazada.[20] No era un estudio controlado, algo que muchos señalarán con acierto como un inconveniente importante. No obstante, aún hay bastantes pruebas, aunque son preliminares, de que el cannabis quizá no tenga efectos destacados en la fertilidad de hombres y mujeres que normalmente son fértiles.

Según las investigaciones disponibles publicadas hasta la fecha, al parecer los efectos de los cannabinoides vegetales en las hormonas ováricas y de la regla dependen de la dosis y acaso también de las diferencias individuales. Esto también es así con respecto a los efectos del cannabis en la mayoría de los otros sistemas corporales. La terapia con cannabis en dosis bajas de THC y altas de CBD puede ser relativamente segura y desde luego difiere mucho de la automedicación con cannabis de alto contenido en THC sin supervisión médica. Sin embargo, aún no lo sabemos con seguridad. La fertilidad puede verse afectada por tantos factores que es difícil identificar los efectos del cannabis y separarlos de todo lo demás.

Para un médico integrativo que intenta analizar el panorama completo, la confusa información que hemos tenido hasta ahora subraya el hecho de que cualquier intervención (incluso tomar algo natural) puede tener efectos reales en las personas y sus ciclos hormonales. Por tanto, lo más sensato es ser prudente y no dar por supuesto sin más que algo es totalmente seguro y carece de riesgos solo porque proviene de una planta. Un buen ejemplo de esto es el aparentemente inocuo té de regaliz. Sé de muchas amigas recién embarazadas (y de algunas pacientes que ya lo estaban hace tiempo) que consumían té de regaliz (o en forma de suplemento para el estrés) creyendo que era seguro y natural. No tenían ni idea de que el té de regaliz está absolutamente desaconsejado durante el embarazo, aunque el riesgo sea tal vez muy pequeño. El té de regaliz puede aumentar la posibilidad de pérdida precoz del embarazo (aborto espontáneo) debido a que el ingrediente activo, la glicirricina, tiene efectos imitadores de los estrógenos. Cuando me enteré de esto, les dije que dejaran enseguida de tomarlo, aunque intenté no asustarlas demasiado. Personalmente, hasta ahora no he visto ningún resultado negativo atribuible a la ingesta de té de regaliz, pero es mejor ser cuidadoso.

Partiendo de lo que sabemos actualmente sobre el cannabis y la fertilidad, si una mujer está sana y no necesita medicamentos de cannabis, por lo general se le aconseja evitarlo (esto es, su consumo recreativo) si está intentando quedarse embarazada, sobre todo si:

- Eres novata (más o menos) con el THC. Puede que los consumidores habituales, al menos en teoría, hayan adaptado sus niveles hormonales a este nuevo «estado estable» si llevan años consumiendo cannabis con THC a diario o casi a diario.
- Tu médico te ha dicho que tienes (o quizá tengas) problemas de fertilidad.
- Si tienes treinta y cinco años o más y estás intentando quedarte embarazada, pues nuestra fertilidad natural disminuye con la edad, como es lógico.

El consejo sobre qué hacer con los productos de CBD de cáñamo para el bienestar está menos claro si acudimos a los estudios (¡no hay ninguno!), pero no existen pruebas de que el consumo de CBD reduzca la fertilidad. De momento, todas las investigaciones, incluso con animales, se han realizado con cannabis que contiene una cantidad de THC considerable. Los productos de CBD de cáñamo ya se están utilizando de forma efectiva en otras afecciones que afectan a la fertilidad y la salud,[21] como la ansiedad, el desgaste, el estrés tóxico, la fatiga crónica (que también puede provocar aumento de las hormonas del estrés y disminución de progesterona, trastocando, por tanto, las hormonas femeninas) y el dolor. Así pues, el CBD acaso conlleve menos riesgo que los fármacos que sustituye, lo cual suele tener, en el mejor de los casos, un efecto desconocido en la fertilidad.

Siempre les recuerdo a mis pacientes y mis colegas que, por sí solo, el estrés disminuye la fertilidad al reducir la progesterona e incrementar el cortisol (hormona del estrés), aparte de que es la principal causa de infertilidad idiopática (no anatómica) y de ausencia de ovulación. A lo largo de los años, he tenido muchas pacientes que se sometieron a estudio y se investigó la infertilidad sin que se encontrara explicación alguna. Tras hacerles seguir una rutina diaria mente-cuerpo para el estrés (a veces, con suplementos), además de poner en práctica cambios en el estilo de vida, acabaron quedándose embarazadas de manera natural sin necesidad de fecundación in vitro (FIV) ni ninguna otra intervención.

Embarazo y lactancia

El SEC regula casi todos los elementos de la reproducción femenina, desde la fabricación de óvulos para su futura fertilización mediante implantación de un embrión y todo el proceso para dar a luz hasta el periodo posparto.[22]

Un estudio llevado a cabo en un tubo de ensayo (de nuevo, no con seres humanos) ponía de manifiesto que el cannabis afectaba a la diafonía entre las células[23] que crean en la matriz el entorno rico en nutrientes que sustenta la placenta y el embrión en las fases tempranas, mientras que otro estudio de laboratorio sugería que el THC puede afectar negativamente al crecimiento de las células de la placenta,[24] pero todavía aún no se ha demostrado que todo esto tenga lugar dentro de un útero humano real. Así pues, lo que significa esto realmente para nosotros es pura especulación; por otro lado, cabría plantearse la cuestión de cuánto cannabis podría resultar perjudicial para un embarazo temprano.

Cualquier cosa que elimine la LH (hormona luteinizante) durante la segunda mitad de nuestro ciclo justo después de la ovulación puede contribuir a una pérdida de embarazo precoz al reducir la cantidad de otra hormona clave, la progesterona,[25] necesaria para mantener y sostener una gestación. En un estudio con macacos Rhesus, se observó que la inyección de una dosis generosa de THC durante esta importante fase del ciclo menstrual reducía los niveles de progesterona en circulación.

Aún es objeto de debate si el cannabis puede provocar realmente una pérdida de embarazo con las dosis de consumo habitual, pero, como pasa con cualquier sustancia en la gestación, cuando hay interrogantes la mejor estrategia es abstenerse y ser prudente. Sabemos efectivamente que el THC atraviesa la placenta y quizá tenga un efecto en el desarrollo del bebé.[26] Aun siendo cierto que hay todavía pocas pruebas de que el consumo materno de cannabis (sobre todo fumado) ocasione complicaciones en el embarazo, existe cierta evidencia de que el cannabis (sobre todo si es de alto contenido en THC) puede ser un factor de riesgo para un niño que al nacer pesa menos de lo normal.

¿Qué pasa con el cannabis y los problemas de desarrollo de los bebés cuando las madres lo consumen estando embarazadas? Aparte de pesar menos, la cuestión es si más adelante el niño desarrolla problemas que se puedan rastrear hasta la exposición al cannabis en el útero. La respuesta es que aún no sabemos con seguridad si la exposición a cannabis con THC tiene un efecto duradero. Hay pruebas contradictorias de una relación entre la exposición al cannabis en el útero y la función neurocognitiva (diferencias cognitivas y conductuales) cuando comparamos niños con y sin exposición al cannabis, lo cual significa que en unos estudios no se observa relación alguna mientras en otros sí se aprecia una posible vinculación entre esa exposición y la función neurocognitiva.[27] Así pues, hasta que no sepamos más sobre los posibles efectos en el bebé tanto a corto como a largo plazo, y si existe un límite seguro de cannabis (y sobre todo de THC) mientras dura el embarazo (actualmente, esto tampoco se sabe), es mejor evitar el consumo de cannabis durante el embarazo y la lactancia, o al menos mantener el THC en un nivel mínimo como estrategia para reducir daños.[28]

Aunque no receto cannabis terapéutico durante la gestación ni lo recomiendo para las mujeres embarazadas, algunas pacientes mías siguieron tomando cannabis con alto contenido en CBD y bajo en THC en forma de aceite oral adquirido en un dispensario mientras estaban embarazadas (desoyendo mi consejo médico), para controlar su insomnio y su trastorno de ansiedad. Estas pacientes habían decidido que, incluso con este posible riesgo y contra mi consejo médico oficial, era preferible esto a volver a tomar ansiolíticos, que también conllevaban un riesgo que para ellas era similar. Por otra parte, naturalmente, existe un riesgo si no se sigue tratamiento para la ansiedad, dado el efecto que esto pueda tener en el embarazo y el niño en desarrollo. Sea como fuere, estas pacientes no sufrieron complicaciones en el embarazo ni en el parto. Los niños son todavía bebés o muy pequeños, pero hasta ahora parecen tener un desarrollo normal; en todo caso, las madres fueron capaces de superar con facilidad sus periodos de embarazo y posparto, lo que no siempre es así si padeces algún trastorno de ansiedad o de sueño.

Por tanto, no siempre está todo claro, y lo que es bueno para una mujer puede no serlo para otra. Si, tras hablar con tu médico, decidís entre los dos que los beneficios pesan más que los posibles riesgos, recomiendo igualmente solo productos en dosis bajas y de bajo contenido en THC, así como productos de CBD de cáñamo con un origen acreditado, no contaminado y probado en laboratorio para minimizar riesgos posibles o potenciales desconocidos. En la actualidad, no hay estudios publicados sobre productos de CBD de cáñamo para el bienestar en el embarazo, pues hasta ahora todos los datos (y no son muchos) se han centrado en cannabis que contiene THC. Lo más probable es que sean relativamente inocuos, sobre todo en dosis bajas, pero, hasta no tener estudios que lo demuestren, hay todavía un enorme vacío en nuestro conocimiento cierto sobre sus posibles efectos en el embarazo y el bebé lactante. No es fácil que lleguemos siquiera a tener estos estudios, pues los productos de ensayo en el embarazo y la lactancia son comprensiblemente un campo minado, aunque, de entrada, hayas conseguido la aprobación para llevar a cabo el trabajo. Así pues, como sucede con otras hierbas y otros fármacos que no conocemos, para las mujeres sanas lo más seguro, probablemente, es que se evite, salvo en los casos en que se considere que el CBD supone ventajas suficientes que justifiquen riesgos desconocidos.

Hiperhémesis gravídica

Ocurre lo mismo con mi consejo sobre la hiperhémesis gravídica (vómitos y náuseas persistentes y graves durante el embarazo). Esta afección puede amenazar el embarazo si es lo bastante seria para provocar pérdida de peso o malnutrición, y requiere ingreso hospitalario. Según algunos expertos, una dosis baja de un producto equilibrado de cannabis (relación 1/1 entre CBD y THC) mediante inhalación tiene, en estos casos, una proporción positiva entre riesgos y beneficios. Esto puede ser especialmente cierto cuando otras opciones farmacológicas también comportan un riesgo,[29] sobre todo si los medicamentos de primera línea recomendados con buenos datos de seguridad no bastan. El problema es que recopilar datos es difícil, pues las mujeres que están automedicándose con cannabis por este problema suelen tener miedo a revelar esta información debido al estigma (y a que muchas veces, en esa zona, el cannabis es ilegal si no hay receta).[30] Hace cientos de años que se usa el cannabis para tratar las náuseas. No obstante, todavía aconsejo probar primero las estrategias no farmacológicas y de fármacos de primera línea y analizar los pros y los contras con tu médico para averiguar qué es lo mejor para ti en esta situación.

Síntomas perimenopáusicos y menopáusicos

La menopausia se define como un periodo de doce meses de cese de la menstruación, y los años perimenopáusicos son los que preceden a este cambio definitivo. Por lo general, los síntomas de la menopausia comienzan en la perimenopausia y pueden incluir sofocos, sudores nocturnos, sequedad vaginal, altibajos emocionales, irritabilidad, pérdida de libido, hinchazón, micción frecuente, aumento de peso y lagunas de memoria. En unos casos, estos síntomas son leves, mientras que en otros son graves y paralizantes, capaces de arruinarle la vida a la afectada si intenta resolver el problema sin ayuda. Muchas de mis pacientes, al hablar de su época perimenopáusica y menopáusica, se refieren a una especie de impostor que les ha secuestrado el cerebro, pues tienen la impresión de no ser las mismas. Por suerte, se puede hacer mucho para efectuar esta transición natural de manera más fluida y con menos síntomas problemáticos. Una herramienta útil es el cannabis y el CBD.

Lo bueno de tratar los síntomas menopáusicos con cannabis es que cualquier cuestión relativa a posibles efectos en la fertilidad o la duración del ciclo ya no es motivo de preocupación. El principal objetivo es lograr el control sobre los sofocos, las dificultades para dormir bien, la irritabilidad, la fatiga y la confusión mental. Muchas mujeres que han acudido a mí no querían probar la TSH (terapia de sustitución hormonal) y, por otra parte, ya habían seguido los otros tratamientos recomendados, como los antidepresivos y los ansiolíticos, amén de los somníferos. Ahora querían un enfoque más natural, aun admitiendo que no sería un tratamiento estándar ni una terapia de primera línea. Además de experimentar síntomas menopáusicos, todas tenían otros problemas: insomnio (incluso antes de la menopausia), ansiedad, dolor crónico, fibromialgia o síndrome de las piernas inquietas, por citar solo algunos. Así pues, para ellas el cannabis terapéutico tenía una función doble, como suele ocurrir con la mayoría de mis pacientes.

El aceite de CBD de cáñamo y el cannabis con THC mejoran el bienestar en la menopausia seguramente por múltiples razones. Por ejemplo, el CBD actúa en el sistema de la serotonina (que ayuda a equilibrar el estado de ánimo; considerémosla la hormona de la felicidad), así como en vías antiinflamatorias. El THC es también una sustancia neuroprotectora antiinflamatoria que ayuda a regular los ciclos de sueño si estos son disfuncionales, y alivia muchas clases de dolor. Todos estos problemas pueden presentarse en la perimenopausia. Habida cuenta de lo que sabemos sobre investigaciones médicas y el cuerpo femenino, quizá no sea de extrañar que casi no haya datos publicados sobre los efectos del cannabis en los síntomas menopáusicos, pese a las numerosísimas pacientes que se los han tratado por sí solas de manera satisfactoria. El único estudio que he encontrado relativo a una búsqueda amplia sobre el tema fue un pequeño sondeo entre mujeres que tomaban cannabis para mitigar síntomas como dolores musculares/articulares, irritabilidad, dificultades para dormir, depresión, ansiedad y sofocos.[31] Los investigadores llegaban a la conclusión de que, dado el envejecimiento de la población, seguramente deberíamos investigar el potencial del cannabis terapéutico como tratamiento válido para estos síntomas (¡no me digas!). Si se trata de alteraciones del sueño y de síntomas nocturnos en la fase perimenopáusica, al parecer un factor importante son los niveles reducidos de GABA, nuestro neurotransmisor calmante. Añadir cannabinoides vegetales ayuda a modular (es decir, volver normales) los niveles de GABA. Por lo visto, más GABA implica un cerebro más tranquilo y un sueño reparador.

* * *

Historia de Carol

Carol vino a la consulta aquejada de un sinfín de problemas relacionados con la ansiedad, la fibromialgia y el sueño deficiente. Cuando nos sentamos por primera vez, no obstante, vi que eran los síntomas menopáusicos los que la ponían de los nervios y empeoraban otros problemas coincidentes. Como tenía un historial familiar de cáncer de mama, no quería TSH. Ya había suprimido el azúcar y el alcohol, pero en cuanto a la irritabilidad y a la sensación de abrumarse por lo que ella describía como «cualquier mínima cosa», seguía en una situación límite. Esto se había traducido en varias discusiones fuertes con su marido y sus amigos. Según decía, era como si ciertos días un alienígena se apoderase de su personalidad.

Decidimos probar con el cannabis junto con una práctica de *mindfulness*, un plan de reinicio del sueño y algunos suplementos naturales seguros que aliviaran los síntomas menopáusicos. Escogimos un aceite de alto contenido en CBD y bajo en THC para las horas diurnas y una dosis pequeña de un aceite con THC dominante para los desasosiegos nocturnos y las alteraciones del sueño. Para los días puntuales en que se notara mentalmente confusa y fatigada, agregamos una pequeña cantidad de cannabis vaporizado equilibrado (proporción 1/1 entre CBD y THC), y para la noche, para mitigar la ansiedad y la irritabilidad, una variedad calmante etiquetada como «índica» en función de la necesidad. Carol observó que solo tomando eso unas cuantas veces a la semana, de forma muy moderada, pero, de este modo, ya había podido suspender las benzodiacepinas diarias que necesitaba como medicación de rescate; por otro lado, el cannabis no le provocaba efectos adversos. Tres meses después, Carol decía sentirse una persona nueva: dormía mejor, tenía más vitalidad y se notaba menos confusa e irritable. En resumidas cuentas, fue un gran éxito que cambió de veras su calidad de vida y facilitó su transición por la menopausia.

* * *

Cómo utilizar productos de CBD (de cáñamo) para el bienestar en los síntomas de la menopausia

- Toma un aceite de CBD de espectro completo o espectro amplio.
- Busca terpenos que sean calmantes, equilibradores del estado de ánimo y antiinflamatorios (mira la etiqueta):
  - beta-cariofileno: antiinflamatorio, también en la pimienta negra.
  - linalol: huele a flores, como la lavanda.
  - mirceno: huele a tierra/picante, como el lúpulo; es uno de los terpenos más habituales.
  - terpinoleno: huele a fresco, como una mezcla de flores y pino.
  - D-limoneno: huele a limón y tiene efectos ansiolíticos y antidepresivos, por lo que, al parecer. es un terpeno equilibrador del estado de ánimo.

Dosis inicial y ajuste

Procura empezar con 10 mg de CBD a primera hora de la mañana, al mediodía/primera hora de la tarde (12-14 h) y a la hora de cenar, es decir, un total de 30 mg/día. Mantén esta dosis entre unos días y una semana, aproximadamente, y supervisa tus síntomas para evaluar cómo te sientes:

- Identifica los síntomas principales. ¿Están mejorando?
- ¿Todavía son malos a determinadas horas del día (p. ej., peores por la noche)?
- ¿Aún te cuesta conciliar el sueño o quedarte dormido?

Recuerda: no existe una dosis perfecta específica que funcione exactamente igual para todos, en especial teniendo en cuenta que los síntomas de la menopausia varían mucho y el equilibrio del sistema endocannabinoide es exclusivo de cada persona, por lo que la clave es el autoajuste. Cada individuo puede ser algo diferente con respecto a la mejor dosis, y esta dosis óptima puede cambiar a medida que los niveles hormonales siguen alterándose a lo largo de los meses.

Agregación de elementos sin cannabis

Además del CBD, también empleo productos botánicos específicos y cambios en el estilo de vida que ayuden a aliviar los síntomas de la menopausia.

- Para reducir el estrés y aumentar la flexibilidad cerebral:
    - Meditación de *mindfulness*: disminuye la irritabilidad y los altibajos en el estado de ánimo y reduce el cortisol (el aumento de cortisol agrava los desequilibrios hormonales en la fase perimenopáusica, lo que provoca que empeoren los síntomas).
    - Yoga o taichí: ayudan a estabilizar y calmar la respuesta «lucha o huida» y la hiperactividad y favorecer la sección «descansa y digiere» del sistema nervioso, así como a reducir el cortisol y potenciar la cognición.
- Dieta de equilibrio hormonal:
    - Rica en alimentos de origen vegetal y verduras.
    - Solo granos integrales; suprime los «blancos»: pan blanco, pasteles, harina, galletas, pizza, pasta corriente, rosquillas, productos de bollería, arroz blanco.

- Índice glucémico bajo (los alimentos con mucho azúcar incrementan el aumento de peso, la resistencia a la insulina y la inflamación).
- Toda la carne debería ser orgánica, alimentada con hierba (carne roja) y libre de hormonas.
- Sin gluten: los granos de gluten pueden inhibir los enzimas CYP 450, que acaso contribuyen a un mayor dominio de los estrógenos y a más desequilibrios hormonales, por lo que hay que comer granos sin gluten, como arroz integral, arroz salvaje, quinoa, mijo, alforfón, teff.
- Supresión de todo el alcohol durante un periodo de prueba de ocho semanas; si después de esto lo vuelves a tomar, limítalo a una vez (un vaso pequeño de vino o menos/día).
- Productos botánicos para la menopausia: agnocasto, regaliz, pasiflora, setas reishi, maca, Estrovera (suplemento con el ingrediente activo ERr 731, un extracto especial de la raíz de ruibarbo).
- Sustitución del café por té tulsi (albahaca santa) para tener una energía más natural, pues la cafeína puede empeorar tu ansiedad y agotar el magnesio.
- Suplementos naturales: magnesio, complejos B6 y B, vitamina D, zinc si la depresión / estados de ánimo bajos constituyen un problema (véase capítulo 10).
- Refuerzo del sueño (véase capítulo 11).
- Supresión de los cigarrillos: según diversos estudios, las fumadoras tienen peores síntomas menopáusicos que las no fumadoras.

Cómo utilizar productos de cannabis terapéutico en los síntomas menopáusicos generales

Prueba esto solo bajo la supervisión de tu médico y, por supuesto, si el cannabis (con THC) terapéutico es legal en el lugar donde vivas. Este consejo es para síntomas generales, pero, si quieres abordar síntomas específicos, como ansiedad, estrés/desgaste/fatiga, sueño o dolor, por favor lee los capítulos concretos para obtener más detalles.

- Comienza con un aceite de cannabis de alto contenido en CBD como base, de toma oral.
- Dosis inicial promedio: 5-10 mg 3x/día, tomada con las comidas, es decir, un total máximo de 30 mg. La dosis de THC dependerá del producto, pero empieza con 1-2 mg de THC máximo diurno (es decir, un aceite que tenga una proporción de THC y CBD de 1/10 te dará 1 mg de THC por cada 10 mg de CBD). La microdosificación de THC junto con el CBD puede aliviar los síntomas de la menopausia en muchas mujeres.
- Mantén esta dosis durante 1-2 semanas y utiliza un rastreador de síntomas o un diario para supervisar y valorar cómo te sientes.
- Sigue aumentando la dosis hasta notar que los síntomas mejoran.
- Si tienes dificultades para dormir, toma una dosis adicional de 2 mg de THC mediante un aceite con THC etiquetado como «índica» y de alto contenido en mirceno y CBN (véase capítulo 11).
- Para empezar, escoge variedades con mucho CBD y poco THC (una buena proporción de CBD y THC es entre 10/1 y 20/1, lo cual significa entre 10 y 20 partes de CBD por cada parte de THC).

Vaporización de flores de cannabis para los síntomas de la menopausia

A la hora de reducir la ansiedad, la fatiga, la irritabilidad y el estrés que sobrevienen de repente, el cannabis vaporizado puede proporcionar un resultado rápido y también desaparecer deprisa en comparación con el aceite oral.

- Empieza con flores con mucho CBD y poco THC, sobre todo si nunca antes has tomado THC (la proporción entre CBD y THC ha de ser 10/1 o mayor).
- Si esto no tiene efecto, puedes probar una variedad equilibrada con una cantidad igual de CBD y THC (es decir, 1/1).
- Comienza con una cantidad equivalente a una cabeza de

fósforo, sobre todo si es una variedad con más THC (es decir, una variedad equilibrada).
- A algunas mujeres esto las ayuda a llegar al estado mental adecuado para practicar meditación de *mindfulness* o yoga.
- Se suele utilizar como sustituto de ansiolíticos como las benzodiacepinas, que se han de dejar lentamente bajo supervisión médica.
- También puedes tomar la flor de cannabis antes de acostarte, pues te ayudará a dormir mejor y a relajar una mente ajetreada, mediante una variedad tradicionalmente etiquetada como sedante «índica» o «de hoja ancha», de alto contenido en mircenos (para más detalles, véase capítulo 11).
- Para detalles adicionales sobre cómo utilizar el cannabis en un síntoma concreto fastidioso, conviene consultar el capítulo pertinente.

Fibromas

Los fibromas son bultos o tumores benignos (no cancerosos) del útero que, si alcanzan determinado tamaño, pueden provocar síntomas problemáticos. No se conoce bien el origen exacto de los fibromas, pero se cree que intervienen múltiples factores, entre ellos la genética, las opciones alimentarias, la salud intestinal, las toxinas medioambientales, el estrés y las dificultades para eliminar del cuerpo el exceso de estrógenos. Pueden originar reglas muy pesadas y dolorosas, deficiencia de hierro, hinchazón y malestar, sobre todo si siguen aumentando de tamaño. Una estrategia médica integrativa incluye una dieta rica en alimentos supresores de estrógenos (verduras crucíferas) que lleven también poco azúcar y nada de gluten. Abarca asimismo suplementos, hierbas y ejercicios, amén de prácticas como la acupuntura o las hormonas biomédicas en caso necesario. No es un remedio, pero puede servir para gestionar los fibromas con lo mejor de Oriente y Occidente.

Este es otro ámbito que requiere más investigaciones, pues sabemos que el SEC quizá desempeñe un papel en los fibromas. Según un estudio, en las personas con fibromas, el equilibrio del SEC es deficiente; en concreto, la proporción entre receptores cannabinoides CB1 y CB2 es inferior a la normal, lo cual quizá dé a entender que este desequilibrio podría ser un objetivo de tratamiento para los nuevos fármacos derivados de los cannabinoides. En cualquier caso, no está claro cuál puede ser el papel de los cannabinoides vegetales. Ojalá lo averigüemos pronto, dado que las opciones actuales de tratamiento de los fibromas son limitadas, como escasa es su eficacia a largo plazo.[32] No obstante, el CBD puede reducir el estrés, y diversos estudios recientes han demostrado un vínculo entre el estrés y el riesgo de fibromas, así como la gravedad de sus síntomas.[33, 34] Así pues, si padeces fibromas, la incorporación de un aceite diario de CBD puede ser útil indirectamente como parte de un planteamiento holístico (véase capítulo 8).

También enfoco el problema de los fibromas con estrategias holísticas adicionales, que no resuelven el contratiempo, pero quizás ayudan a reducir algunos de los complejos factores subyacentes. Entre estos enfoques se incluyen ayudar a restablecer las bacterias intestinales sanas mediante la dieta y los probióticos, así como la fibra sana; evitar toxinas medioambientales como los pesticidas y los herbicidas (p. ej., procurar no rociar demasiado las frutas y las verduras); suprimir los lácteos y otros alimentos inflamatorios; y tomar suplementos de 2000 IU de vitamina D al día (ya que los niveles bajos de vitamina D están relacionados con los fibromas, y en ciertos países del hemisferio norte, como el Reino Unido, muchas personas presentan deficiencias en ella sin saberlo).

SOPQ

El SOPQ (síndrome de ovario poliquístico) es un trastorno de desequilibrio hormonal que afecta a un 15 % de las mujeres en edad reproductiva.[35] Tiene tres características principales:

- Reglas irregulares y falta de ovulación estable.
- Exceso de andrógenos (hormonas masculinas), lo cual puede provocar acné y aumento de vello facial.
- Bolsas llenas de líquido, denominadas «quistes», en uno o ambos ovarios.

También está vinculado a un control anómalo del azúcar en la sangre y a la regulación de la insulina (resistencia a la insulina), así como a ciertas dificultades para ser capaz de perder peso.

Sabemos que la disfunción en el sistema endocannabinoide parece desempeñar cierto papel en el SOPQ, y que el THC del cannabis acaso active los receptores CB1, reduzca la progesterona y agrave el problema del desequilibrio de los estrógenos. Por tanto, en general, mientras no sepamos más al respecto, es mejor evitar el THC si se padece SOPQ, a menos que haya otra razón o dolencia por las que esté indicado y donde los posibles inconvenientes se vean superados por los potenciales beneficios. No debes hacerlo por ti mismo, sino que un médico formado en esta disciplina ha de ayudarte a hacer evaluaciones para poder tomar una decisión entre los dos.

Los productos de CBD para el bienestar, es decir, aceite de CBD de cáñamo o similares, como los parches, pueden ayudar a algunas personas a resolver problemas metabólicos como la resistencia a la insulina. No hay estudios importantes que demuestren tal relación, pero he visto a muchos pacientes que, tras tomar aceite de cannabis de alto contenido en CBD y bajo en THC, han mejorado la resistencia a la insulina y el control de azúcar en la sangre al cabo de seis meses, sin otros cambios relevantes en el estilo de vida. Esta experiencia clínica sugiere que tomar aceite de CBD para el bienestar general puede resultar indirectamente beneficioso para el SOPQ, pues ayuda a resolver el problema de la resistencia a la insulina —como se ha observado en diversos estudios con ratas enfermas de diabetes[36] y sobre la disfunción metabólica de la resistencia a la insulina[37] (prediabetes)—, así como el de la pérdida de peso.[38] La combinación de CBD y THCV, un cannabinoide menor, puede potenciar el efecto provechoso en la resistencia a la insulina.[39]

Para información adicional, véanse las referencias.[40]

14

Fortalecimiento del sexo y la libido

¿Quién no quiere tener mejores relaciones sexuales? Con independencia de si es sexo masturbatorio, con una pareja (¡o ambos!), el deseo de sexo y relaciones íntimas son un impulso humano básico. No obstante, pese a su gran importancia, debido al ritmo frenético y las tensiones de la vida actual y a lo apretado del horario cotidiano, encontrar tiempo para el sexo y recuperar el ritmo tras haber estado de bajón puede ser peliagudo. Sea cual sea la edad, el género o la orientación sexual, cualquier herramienta que pueda ayudar suele despertar gran interés.

En Estados Unidos, donde el cannabis está legalizado para fines terapéuticos o recreativos en muchos estados, según un estudio de la Universidad de Stanford[1] las personas que consumen cannabis tienen el veinte por ciento más de relaciones sexuales que las otras tras hacer los pertinentes ajustes relacionados con aspectos como la edad. Una tercera parte de las mujeres de EE.UU. han tomado cannabis en sus relaciones sexuales, y dicen que las ayuda a tener orgasmos más satisfactorios. En lugares donde el cannabis con THC no es todavía legal sin una receta médica (¡y convencer a tu médico de que te la extienda para mejorar tu vida sexual quizá sería pasarse un poco!), todavía está el CBD, que quizá no sea tan estimulante (o fuerte, para tener más ganas), pero sí es un método muy seguro para tantear la combinación de un producto de cannabis con el efecto de ponerte cachondo.

Si hablamos de cannabis y sexo, los dos tienen una larga historia en común. El cannabis se ha consumido desde tiempos inmemoriales tanto para estimular la libido, o el deseo sexual, como para inhibir adrede tal deseo. Como sucede, por ejemplo, en el caso de la ansiedad, al menos con el THC el resultado parece depender de la dosis. En dosis pequeñas e incluso micro, muchos estudios señalan que el THC intensifica la experiencia sexual desde muchos puntos de vista: deseo, sensaciones, orgasmo y relajación para saborear completamente el momento y el episodio. En dosis elevadas, el desempeño y el deseo pueden resultar afectados negativamente. El punto óptimo de cannabis y el sexo (y el THC) cambia de una persona a otra porque (como probablemente ya sabes a estas alturas si has leído este libro hasta aquí) el sistema endocannabinoide de cada uno (¡y el sistema hormonal que influye en todas las cosas relacionadas con el sexo!) es único. Incluso la misma persona puede cambiar el equilibrio de su sistema en función de los actuales niveles de estrés y otros factores vitales.

* * *

Historia de bob

Bob vino a verme con su esposa, Cheryl. Sufría dolor crónico de espalda y quería saber si el cannabis podía ayudarle. Bob y Cheryl llevaban casi diez años casados y en conjunto tenían una relación excelente. No obstante, debido a los horarios, el estrés y el dolor crónico citado, en los últimos años rara vez habían deseado tener relaciones sexuales.

Aunque la razón principal de su presencia en la consulta era el dolor crónico, como añadimos cannabis terapéutico al tratamiento del dolor, Bob también señaló el efecto positivo que un poco de cannabis vaporizado tenía en su vida sexual. En la siguiente visita de control, dijo que, además de rebajar el dolor, el cannabis los había llevado a él y a Cheryl a reactivar su relación sexual y sentimental… ¡Un beneficio inesperado! Le ayudaba a tener más ganas y a disfrutar más del sexo. Aunque su dolor crónico era el principal origen del dolor general, también notaba una sensación de rigidez y malestar en la pelvis, y el cannabis parecía aliviar también esto, sobre todo durante el sexo y los juegos íntimos. Era un ciclo positivo, porque tan pronto Bob empezó a iniciar más relaciones sexuales, esto incrementó su confianza sexual y Cheryl también volvió a mostrar más interés. Como pareja, pasaron de un sexo ligeramente estresante y apresurado, una especie de «tarea rutinaria», a algo placentero y natural. La ansiedad que ambos sentían debido a que el sexo había sido durante tanto tiempo algo tenso se vio tremendamente aliviada por un poco de cannabis vaporizado. Según Bob, era como si estuvieran recién casados, ¡o incluso mejor!

* * *

Cómo pueden el cannabis y el CBD mejorar las relaciones sexuales

Los productos de cannabis pueden sentar las bases de un sexo y un juego sensual mejores y más placenteros al contribuir a reducir los «bloqueadores de flujos» que le impiden a uno sentirse atractivo, como la ansiedad, el estrés, la fatiga o el dolor. Asimismo, las variedades adecuadas pueden contribuir a levantar el ánimo. Además, siempre les digo a mis pacientes que el sexo no tiene por qué conllevar coito, ni siquiera otras formas de penetración; por otro lado, incluye toda clase de juegos que pueden ser más agradables para las partes implicadas. Por ejemplo, y partiendo de declaraciones de muchas mujeres, si uno de los dos padece dolor pélvico (que puede afectar tanto a los hombres como a las mujeres), o ella sufre vulvodinia (cualquier contacto, por leve que sea, puede provocar dolor y malestar), los tópicos de cannabis pueden ayudar a que el contacto y el juego sensual sean más satisfactorios. Aunque no hay estudios que respalden esto de forma directa (el cannabis y la función sexual todavía tienen sus limitaciones), ya han empezado las investigaciones, una de las cuales pone de manifiesto que, en un modelo animal, el THC mitiga los síntomas provocados por vulvodinia.[2] Si una mujer quiere quedarse embarazada, el coito es evidentemente el plato principal del menú sexual, pero fuera de este escenario el cannabis puede ayudarte a ser creativo con el sexo y a empezar a contemplarlo en términos más amplios, lo que puede convulsionarlo todo e intensificar el placer en sí mismo.

La combinación del cannabis con el sexo, sobre todo en determinados momentos del ciclo de la mujer (en torno a la mitad, el tiempo de la ovulación), puede contribuir a aumentar las posibilidades de correrte. Si esto ya es fácil para ti cualquier día del mes (¡qué suerte!), quizá también sirva para mejorar la calidad de tu orgasmo. Esto se basa en estudios de autoinforme en los que se encuestaba a diversas mujeres sobre el efecto que tenía el cannabis en sus relaciones sexuales tanto en lo relativo a la calidad de la experiencia como a la fuerza del clímax. Todo tiene que ver también con el tipo de cannabis, la dosis y sobre todo la cantidad de THC consumido, pues, si este es excesivo, puede que sea difícil llegar al orgasmo, sobre todo en los hombres.

Descarta el vino y la Viagra; ¡toma un poco de cannabis!

Cuando las personas quieren entrar en ambiente y ponerle un poco de chispa a la cosa, la sustancia preferida para los juegos preliminares suele ser el vino o alguna otra bebida alcohólica. De todos modos, esto no le va bien a todo el mundo. Partiendo de mi experiencia personal, además de la de muchos amigos, pacientes y clientes, el alcohol no siempre nos hace sentir muy atractivos (podemos incluso acabar notándonos más flojos o cansados, sobre todo después de un día duro). Para mucha gente, lo mejor es mezclar el sexo y los juegos amorosos con el cannabis. A muchas personas que para ponerse cachondas quieren una alternativa más sana, pueden bastarles incluso los cócteles de CBD sin alcohol seguidos de un masaje con aceite de CBD en las partes íntimas. Los productos de cannabis para la salud sexual tienen el potencial de ser la nueva Viagra; de hecho, algunos de los mismos investigadores que crearon el fármaco ahora están trabajando con cannabinoides que mejoren el desempeño sexual. Muchos hombres que en otro tiempo utilizaron la Viagra como ayuda sexual me dicen ahora que prefieren la experiencia de consumir cannabis, debido a los efectos más sutiles (en dosis bajas) y a la intensificación de las sensaciones, así como a una mayor conexión con la pareja, algo que no conseguían con la Viagra ni fármacos similares.

Cómo el sistema cannabinoide forma parte del gran momento «O» (orgasmo)

Según diversos estudios, inmediatamente después del orgasmo liberamos una explosión de endocannabinoides naturales.[3]

Esto acaso explique parte del periodo de «brillo posterior al orgasmo [O]» experimentado tanto por los hombres como por las mujeres. La función sana del sistema endocannabinoide (así como el consumo de cannabinoides vegetales) puede ayudar también al sistema nervioso a salir del modo «lucha o huida» (simpático) y meterlo en el modo «descansa y digiere» (parasimpático). Esto es así porque los cannabinoides actúan en la amígdala y el hipotálamo, dos de las áreas cerebrales implicadas en la función sexual y en la conducta sexual. La activación de los receptores CB1 también puede retrasar el momento del orgasmo (algo que el THC es capaz de hacer también). Esto puede ser útil si el individuo sufre eyaculación precoz, pero, si no, un exceso de THC quizá demore el orgasmo demasiado.[4] De nuevo, esto tiene que ver con encontrar el punto óptimo personalizado de cannabis y sexo, exclusivo de ti.

¿Qué hay de la cantidad de esperma y el cannabis en los hombres? Es una pregunta que me suelen hacer mis pacientes. En los modelos animales, el cannabis reduce el número de espermatozoides.[5] No obstante, en seres humanos no se ha demostrado. Si pasa lo mismo, seguramente será un efecto dependiente de la dosis y del THC en concreto. De todos modos, las parejas que busquen el embarazo deberían ser conscientes de esta posibilidad (sobre todo cuando el cannabis tiene mucho THC) hasta que sepamos más al respecto.[6]

Productos de CBD de cáñamo para el sexo

Los productos de CBD de cáñamo constituyen una buena opción. Si tienes ganas de introducir un producto de la planta de cannabis en tu vida sexual, pero quieres evitar el THC, o si los productos con THC no están legalmente disponibles en tu lugar de residencia, el CBD tomado por la boca (en forma de aceite o cápsulas), o mediante un espray sublingual o un parche transdérmico, puede ayudar a reducir la tensión, el estrés y la ansiedad e incluso algunas clases de dolor (véase capítulos específicos para cada una de estas cuestiones). Es algo que basta por sí solo para encender una chispa en su vida sexual si alivia problemas debido a los cuales no tienes el estado de ánimo más propicio. Además, tenemos los tópicos con CBD: lubricantes, aceites para masajes íntimos y cosas por el estilo. La mucosa de la vulva y la piel del clítoris, en las mujeres, y la piel del escroto y del pene, en los hombres, son más porosas que la piel no genital, lo que quizá permita una mayor absorción; así pues, si en esas áreas hay una irritación o inflamación que contribuye a cierto malestar en las relaciones sexuales, es posible que el CBD les resulte útil a algunas personas como ingrediente de un lubricante. En la actualidad no disponemos de estudios de investigación publicados sobre los efectos sexualmente intensificadores de estos productos, pero muchas mujeres (¡las he conocido!) dicen que a ellas les ha ido muy bien.

Toma oral de CBD de cáñamo

Los aceites de CBD y las tinturas sublinguales quizá no provoquen el efecto inmediatamente perceptible experimentado con los productos de THC; no obstante, una dosis de, pongamos, 30-60 mg de CBD tomada 30-60 minutos antes del sexo puede hacer que algunas personas se sientan más relajadas y con más ganas. Pacientes, amigos y clientes míos así lo manifiestan (¡y es algo que yo también considero útil!), si bien todavía no se han publicado estudios que nos guíen en este aspecto relativo al uso. Ciertas dosis más pequeñas también pueden surtir efecto en algunas personas (todos somos algo diferentes), pero incluso las dosis altas son seguras; simplemente, se trata de ir probando lo que a ti te funciona.

Vaporización de CBD de cáñamo

En algunos lugares de Europa, como Suiza, puedes encontrar lo que se denomina «flor de CBD», que contiene menos de un 0,2 % de THC, pero huele y se parece a la flor seca de cannabis o de hierba normal. Esto también se vende en el mercado gris del Reino Unido y en algunas tiendas, aunque en el momento de escribir esto no es oficialmente un producto legal debido a un tecnicismo jurídico. No obstante, es muy seguro siempre y cuando tenga un origen acreditado y no contenga contaminantes, como cualquier otra forma de CBD. La flor de CBD se puede inhalar para introducir CBD en el torrente sanguíneo con más rapidez y en cantidades mayores que los aceites y las formas sublinguales. Empieza con unos cuantos trocitos del tamaño de una cabeza de fósforo (véase capítulo 5 para todos los detalles de la vaporización). Efectúa 1-3 inhalaciones, y luego espera 5 minutos y comprueba cómo te sientes. Puedes poner más flores y repetir, pues es casi imposible tomar una sobredosis. Como solo contiene trazas de THC, no te vas a colocar, sino que quizá te sientas más relajado.

Tópicos de CBD

En primer lugar, si estás usando condones —la mejor manera de evitar enfermedades de transmisión sexual y también el mejor método de barrera para evitar embarazos—, no utilices lubricantes personales con base de aceite o aceites para masaje, pues pueden hacer que los preservativos se rompan y no funcionen. Aquí incluimos cualquier lubricante natural, como los aceites de coco o de sésamo. Por lo general, son válidos solo los lubricantes de base acuosa cuya etiqueta dice que se pueden usar sin peligro con condones.

Normalmente, los lubricantes con CBD, incluidos los de base de aceite, se consideran seguros para emplearse con juguetes sexuales de silicona de buena calidad, como un vibrador o un consolador, pues no malograrán la silicona del juguete.

En general, un buen lubricante, incluso sin CBD, puede aumentar la comodidad durante el juego sexual y el coito al reducir la fricción y las molestias. Esto es especialmente cierto si la lubricación vaginal natural disminuye, lo cual sucede de forma natural a medida que las mujeres se hacen mayores y llegan a la perimenopausia y la menopausia, debido a cambios hormonales y al descenso del nivel de estrógenos. Si tu problema es este, pregunta a tu médico por las hormonas bioidénticas de uso tópico para atrofias/hemorragias graves.

Si eres sensible a las infecciones por hongos, a las infecciones del tracto urinario (UTI) y cosas así, recomiendo elegir un producto de pH equilibrado sin ingredientes potencialmente irritantes. ¡Por el simple hecho de que contenga CBD natural, el producto no va a dejar de ser irritante automáticamente! He aquí otros ingredientes que se deben evitar en los lubricantes tópicos:

- Glicerina o glicerol y propilenglicol. A menudo, presentes en lubricantes de base acuosa, pueden ser una fuente alimentaria para los hongos (es decir, mayor probabilidad de infección por hongos) y, para ciertas mujeres, también un agente irritante. La OMS recomienda que el contenido total de glicerol sea inferior al 8,3 %.
- Parabenos. Estos conservantes pueden actuar como «disruptores endocrinos», alterando el funcionamiento hormonal.
- Clorhexidina y derivados. En algunos lubricantes, este conservante en un antiséptico tópico, por lo que pueden matar bacterias vaginales normales sanas que protegen contra infecciones.
- Policuaternio. La OMS sugiere evitar este ingrediente, pues puede aumentar la posibilidad de transmisión del VIH desde una pareja infectada.
- Hidroxietilcelulosa. Elaborado a partir de fibra vegetal, crea el efecto deslizante y resbaladizo de algunos lubricantes. Por lo general, no supone un problema para muchas personas, pero si tienes infecciones frecuentes y recurrentes por hongos, quizá te convenga un lubricante sin esa sustancia, que acaso alimente al hongo.
- Gelatina de petróleo (vaselina). Por mi experiencia clínica en salud de las mujeres, puedo asegurar que el empleo de vaselina como lubricante no es buena idea. He atendido a numerosas mujeres aquejadas de vaginosis bacteriana o una infección grave por hongos con descarga abundante tras mantener relaciones sexuales utilizando gelatina de petróleo;[7] múltiples estudios lo han corroborado.
- Si estás intentando quedarte embarazada, quizá prefieras evitar el aceite de oliva como base, pues en un estudio se observó que puede tener un efecto negativo en el esperma,[8] si bien, a menos que alguno de los miembros de la pareja tenga algún problema de fertilidad, dicho efecto puede ser mínimo.

Productos de cannabis con THC para las relaciones sexuales

Con respecto al sexo, cada persona reacciona de manera algo distinta al cannabis, aunque en general una dosis muy pequeña de THC es ya algo positivo. El primer uso, y más obvio, de un producto de cannabis con THC es el de ayudar a reducir cualquier dolor crónico que dificulte el placer sexual. Aquí incluimos el dolor pélvico crónico, que afecta tanto a hombres como a mujeres y a menudo pasa desapercibido (nadie pregunta al paciente sobre eso) y es infradiagnosticado, sobre todo en el caso de los hombres. En la actualidad, las organizaciones médicas convencionales, incluidos algunos urólogos especializados en este ámbito,[9] consideran que el cannabis oral (aceites, espráis, cápsulas) y el vaporizado son opciones válidas para afrontar el dolor pélvico crónico. Si tu principal objetivo es reducir algún tipo de dolor crónico, consulta el capítulo 12.

Como ocurre con todos los usos del cannabis, los efectos siguen variando de una persona a otra en función del modo de consumo, del contenido de THC y de la variedad. Por ejemplo, si vaporizas una variedad etiquetada como «índica» con gran cantidad del terpeno conocido como «mirceno» antes de tener relaciones sexuales por la noche, cuando estás cansado, puede que esto te haga sentir más soñoliento y todo se vaya al traste. En cambio, si tu pareja vaporiza exactamente la misma variedad, pero está totalmente despierta y no se calma ni se relaja fácilmente, puede reforzar su experiencia y ayudarle a estar plenamente conectada. Es como cualquier otra experiencia sexual: algunas personas se excitan con el fetichismo de los pies, mientras que otras no entienden qué tienen los pies de especial y prefieren las obscenidades o disfrazarse. En resumidas cuentas, el mejor sexo es el que mejor te funciona a ti, sea lo que sea.

La mejor manera de evitar el fracaso del cannabis en las relaciones sexuales es, en primer lugar, utilizando la variedad y el producto concretos por tu cuenta, y ver cómo te sientes. Si te gusta el resultado, el siguiente paso sería hacerlo con tu pareja, siempre y cuando acepte la idea de buen grado. Aunque no quiera probar el cannabis, si este te gusta a ti y ella es comprensiva, ¡por qué no! No tienen necesariamente que participar las dos personas, aunque algunas parejas dirán que les gusta usar juntos el cannabis como herramienta, que las sitúa en la misma onda antes de tener relaciones sexuales. En realidad, se trata de preferencias personales; no hay decisiones correctas o incorrectas.

Si pruebas el cannabis con tu pareja en un momento erótico

y experimentas un efecto negativo, suele deberse a un exceso de THC o a la situación. Puede que esto origine sensaciones de paranoia y ansiedad, así como la impresión de no ser atractivo o verte rechazado. En estos escenarios, lo mejor es explicar a tu pareja cómo te sientes y tomarte tiempo antes de actuar. Nunca hay que forzar las cosas ni seguir sin más si algo no funciona, igual que en cualquier otra situación sexual donde algo falle. Siempre se trata de tu cuerpo y de tu decisión, y si de pronto algo deja de andar bien, ¡has de cambiar de idea! Si esto pasa cuando estás dándote placer a ti mismo, tampoco fuerces las cosas. Para y relájate; puedes tomar un poco de CBD para contrarrestar los efectos del THC, realizar respiraciones profundas relajantes, poner música suave o hacer cualquier cosa que te haga sentir bien y seguro. Si has probado otras veces el THC en el sexo y no ha funcionado, pásate a productos de CBD de cáñamo, que pueden intensificar tus sensaciones de relajación y placer sin los efectos del THC.

En lo concerniente al cannabis vaporizado, carecemos de estudios sobre las mejores variedades para el sexo, pero los consejos procedentes de los expertos en sexualidad con cannabis y las autoevaluaciones, así como lo que les digo a mis pacientes y clientes, siguen la misma línea: escoger una variedad partiendo de cómo quieres sentirte durante el juego sexual y qué barreras tienes normalmente (¡si hay alguna!) para ponerte en situación. Por ejemplo, si estás intentando ponerte cachondo por la noche y la fatiga es una barrera, quizá quieras probar una variedad más sativa-dominante con terpenos cítricos que te estimule un poco. Si un factor importante es la ansiedad, tal vez prefieras elegir algo más calmante (con terpenos relajantes, como el mirceno, el linalol o algo etiquetado como «índica») para abandonar tu cabeza y salir a explorar tu cuerpo y tu placer. Lo más aconsejable es escoger un producto y probarlo en dosis pequeñas para ver cómo te sientes. Puedes incluso llevar un diario de variedades solo para relaciones sexuales o para usos y efectos generales del cannabis para tener un registro de qué variedades prefieres y para qué.

Toma oral de THC

Los aceites de cannabis y las tinturas sublinguales suelen funcionar algo más deprisa que las cápsulas, por lo que tal vez sean las mejores para las relaciones sexuales. En general, para la intensificación sexual, si eres novato con el THC te aconsejo empezar con una variedad que contenga tanto THC como CBD, para evitar la sobredosis de THC (debido a la cual algunas personas pueden sentirse poco atractivas). Por ejemplo, comienza con una tintura o un aceite de alto contenido en THC (o con una proporción 1/1 de CBD y THC) y una dosis inicial equivalente a 2 mg de THC. Tómala 30-60 minutos antes de que empiece el «juego» para ayudar a que comience a surtir efecto.

Vaporización de THC

Escoge una variedad con más CBD y menos THC, por ejemplo, en una proporción de 2/1 o una equilibrada (es decir, 1/1) y empieza con una inhalación única tras meter en el vaporizador una cantidad equivalente a una cabeza de fósforo. Espera unos cinco minutos antes de tomar una segunda dosis, y al cabo de dos o tres dosis espaciadas 5-10 minutos entre sí, analiza tus sensaciones.

No hay estudios que orienten la dosificación durante las relaciones sexuales, y la reacción dependerá mucho de la persona, de modo que adopta el enfoque «empieza bajo, avanza despacio», y usa un diario para registrar tus variedades preferidas y las dosis que al parecer te hacen sentir bien y aumentan tu placer.

Tópicos con THC

Si no quieres ingerir cannabis ni vaporizarlo, pero tienes ganas de saber cómo un poco de THC puede afectar a tu sensación local en los genitales, lo más adecuado podría ser un lubricante o aceite personal de cannabis tópico (aunque obviamente solo si estás en una jurisdicción donde sea legal adquirirlo sin receta en un dispensario recreativo).

El THC de un tópico penetra poco a través de la piel normal. No obstante, ciertas zonas de aplicación íntima (la piel de la vulva en las mujeres, o la piel del escroto en los hombres, por ejemplo) son más permeables (porosas), y en ellas el THC puede hacer que los vasos sanguíneos se dilaten (vasodilatación) gracias a la liberación de una sustancia química denominada «óxido nitroso», si bien esto aún no se ha demostrado en seres humanos. Hasta ahora, este efecto se ha observado usando colirios con THC en vacas,[10] pero una reacción similar en las permeables áreas de la mucosa genital de los seres humanos podría explicar la sensación ultrasensible, «cálida y de hormigueo», referida por muchas mujeres cuando emplean en la vulva productos tópicos con THC. Partiendo de descripciones personales, parece que, en general, estos efectos son más apreciables en las mujeres que en los hombres. Aunque tampoco aquí hay estudios al respecto, muchos coach sexuales que tienen experiencia en el uso de cannabis para intensificar la experiencia sexual recomiendan aplicar productos de cannabis tópico al menos treinta minutos antes de las relaciones íntimas, para que así desplieguen toda su magia.

Una buena indicación de la fuerza de una variedad sana es el número de empresas que han solicitado patentes en ese ámbito. En el caso de los tópicos de cannabis para el sexo, la lista de patentes está creciendo día tras día e incluye licencias para compuestos cannabinoides afrodisiacos tópicos,[11] así como condones de cannabis[12] para aumentar el placer y, por lo visto, ayudar en la disfunción eréctil (para pruebas definitivas, de nuevo necesitamos más estudios).

Como es posible que el THC entre en el torrente sanguíneo gracias a aplicaciones tópicas en membranas mucosas y zonas genitales (aunque es todavía muy improbable que lo haga en cantidades mensurables), si eres deportista o alguien susceptible de tener que pasar, por algún motivo, un control antidopaje, quizá sea mejor evitar cualquier producto con THC, incluso los tópicos para el sexo.

De nuevo, si no tienes acceso a productos legales con THC o no puedes consumirlos, ¡no te desesperes! Existen muchos productos de CBD de cáñamo de extracto completo que también pueden tener efectos antiinflamatorios y hacer que las cosas sean más agradables, aunque solo sea gracias a ser un lubricante no irritante de buena calidad.

Para información adicional, véanse referencias.[13, 14, 15, 16, 17, 18, 19, 20, 21, 22, 23]

15

Mejor salud intestinal

En la mayoría de los sistemas de medicina tradicional, incluida la medicina china y el ayurveda (fitoterapia india), el intestino, o el sistema gastrointestinal, es la estrella del espectáculo, y es lo primero que hay que tratar cuando aparece un síntoma. Estudié medicina ayurvédica en la India, y mi primer maestro de medicina integrativa era también un médico especialista en medicina china, por lo que estas ideas fueron algo a lo que estuve expuesta muy pronto en mi carrera. Cuando empecé a practicar la medicina convencional, hace poco más de diez años, ciertas nociones tradicionales sobre el hecho de que la salud intestinal era esencial para la salud general todavía eran inusuales. No obstante, últimamente las pruebas de investigación estándar del hecho de que la salud intestinal está relacionada directamente con la salud global por fin se han puesto al día y han llegado a lo que los médicos chinos e indios sabían ya hace miles de años.

Cuando atiendo a mis pacientes, desde el principio me centro en la salud intestinal como marcador de la salud general. Creo firmemente que problemas como el intestino permeable o el SII son cuestiones holísticas relacionadas con la salud tanto mental como física, y no están limitadas a la tripa. Una y otra vez, cuando en mi consultorio empezábamos a reparar un intestino desregulado, observábamos que se aliviaban los síntomas, pero también que los niveles de energía y el estado de ánimo del paciente experimentaban una mejora espectacular. Mejoraba incluso la piel. Este protocolo de salud intestinal no incluía ningún fármaco occidental, sino que se basaba en lo que yo había aprendido de la medicina integrativa sobre tratamiento del intestino; hacíamos cosas como reparar el revestimiento intestinal, restablecer el microbioma (la mezcla de bacterias dentro de nuestro cuerpo) y eliminar los agentes irritantes. También empleábamos estrategias mente-cuerpo basadas en pruebas y cambios de estilo de vida para reducir la carga de estrés, que tiene un efecto tóxico en el intestino, como lo tiene también en el cerebro y el resto del cuerpo.

Años antes de que empezara a recetar cannabis, muchos pacientes míos ya estaban tomándolo para automedicarse sus problemas intestinales. Y me confiaban lo bien que funcionaba para controlar los síntomas, sobre todo cuando eran capaces de encontrar, mediante el método «ensayo y error», una variedad que no les colocara ni les provocara antojos (lo cual era un inconveniente importante, ¡pues esto les hacía desear los carbohidratos malos y los alimentos inflamatorios que convenía evitar mientras se curaban la barriga!). Antes de que el cannabis terapéutico fuera algo popular, esta automedicación era un juego de adivinanzas, pues el cannabis del mercado irregular y el cultivado en casa no se habían analizado para determinar el contenido de THC, CBD o terpeno (que en los lotes grandes aún sigue siendo complicado analizar). Cuando comencé a prescribir cannabis, éramos capaces de dirigir el tipo de producto al síntoma, y obtuvimos resultados impresionantes en los síntomas intestinales donde los fármacos habían fracasado estrepitosamente, usando también otros enfoques naturales, y a menudo (en casos de dolencias intestinales graves, como la «enfermedad inflamatoria intestinal») combinando los fármacos de la medicina occidental con el cannabis terapéutico para lograr resultados mejores y menos efectos secundarios. No estaba reinventando la rueda, pues el cannabis para los problemas de la tripa es uno de los remedios más antiguos que se conocen. Estaba solo redescubriéndolo y perfeccionándolo para adaptarlo a nuestra época actual.

El cerebro intestinal y el eje intestino-cerebro

La mayoría de las personas han tenido alguna vez un presentimiento (en inglés *gut feeling*, sensación en la tripa), o perciben mariposas en el estómago cuando están nerviosas o agitadas. Pues resulta que el intestino tiene realmente su propio sistema nervioso y que el intestino es muy inteligente, con su propio cerebrito, que los científicos suelen llamar «segundo cerebro». El cerebro intestinal y el cerebro real cuentan con una superautopista de comunicación bidireccional que los conecta, lo que se denomina «eje intestino-cerebro», de modo que lo que afecta a un cerebro afecta al otro también. Uno de los primeros descubrimientos acerca de esta conexión fue que muchas de nuestras sustancias químicas cerebrales, conocidas como «neurotransmisores», en realidad se fabrican en el intestino, incluido más del ochenta por ciento de la serotonina, la hormona de la felicidad. Pero esto no es todo. Los microbios del intestino también forman parte de este eje intestino-cerebro y, efectivamente, tienen una enorme influencia no solo en la salud física, sino también en la mental.[1] Los científicos están empezando a denominar «psicobióticos» a ciertos tipos de bacterias intestinales, lo cual da a entender que afectan a nuestra psique o salud mental.

El SEC y la salud intestinal

La pieza que faltaba en el puzle de la salud intestino-cerebro fue el descubrimiento de que el sistema regulador global que parece controlar todo el eje intestino-cerebro y proteger el intestino es nada menos que el sistema endocannabinoide. El intestino está repleto de receptores cannabinoides, con los que interaccionan cannabinoides vegetales como el CBD y el THC. El receptor CB1 parece ser especialmente importante en el efecto antiinflamatorio observado en el intestino tanto con el CBD como con el THC,[2] pero en conjunto las funciones del sistema endocannabinoide en el sistema gastrointestinal (GI) son de amplio alcance porque lo controlan todo, desde la motilidad gastrointestinal (la rapidez con que cosas como los alimentos se desplazan por las tripas) hasta la inflamación y el dolor.[3]

Puede que el cannabis terapéutico y los productos de CBD de cáñamo desempeñen un papel importante en la salud general del intestino y que a la vez sirvan para tratar dolencias intestinales específicas. Como hasta hace poco el cannabis médico era ilegal en casi todas partes, las investigaciones todavía están en mantillas. Sin embargo, los avances son prometedores. Si quieres conocer más detalles al respecto, consulta las referencias de este capítulo.[4, 5]

Las actuales pruebas preliminares incluidas en las investigaciones publicadas respaldan la idea de que los cannabinoides alivian diversas enfermedades intestinales, entre ellas el SII, las afecciones inflamatorias intestinales como la enfermedad de Crohn o la colitis ulcerosa, la náusea crónica y el dolor abdominal crónico.[6] También pueden ayudar a mitigar efectos adversos de fármacos quimioterapéuticos en el tratamiento del cáncer y a reducir la necesidad de otros analgésicos como los opioides, que suelen tener graves efectos secundarios en el intestino (p. ej., estreñimiento). Me parece que el cannabis terapéutico, aunque no es una cura definitiva (¡al menos hasta ahora no se ha demostrado!), se debería ofrecer en el tratamiento de trastornos intestinales junto a otras estrategias, o al menos contemplarlo como posibilidad, ya al principio, no al final, debido a su gran seguridad y efectividad, si lo comparamos con los mejores medicamentos disponibles.

Intestino permeable

Hablamos de intestino permeable cuando el revestimiento intestinal se vuelve más penetrable, poroso, lo cual permite a más cosas de la cuenta abandonar las tripas y pasar al resto del cuerpo. Ello se debe al aflojamiento de algo denominado «uniones estrechas»,[7] que son como soldados muy juntos que lo mantienen todo (incluidos agentes invasores, como bacterias, hongos y virus) dentro del lumen intestinal, donde debe estar. Si estas uniones estrechas se aflojan, el resultado final es un revestimiento intestinal permeable en el intestino grueso o en el delgado (o en ambos). Se cree que el ciclo de permeabilidad e inflamación está fomentado por proteínas de ciertos alimentos, toxinas, bacterias y otros materiales, como sustancias químicas inflamatorias y factores de crecimiento del contenido de las tripas que pasan al resto del cuerpo atravesando la pared intestinal, con lo que acceden a la sangre y al sistema linfático y provocan reacciones inmunes (sentando las bases de una enfermedad crónica sistémica que puede manifestarse de muchas maneras, desde SII hasta depresión grave pasando por confusión mental y fatiga crónica).[8, 9, 10, 11, 12, 13]

Hasta hace poco, la medicina occidental había marginado el concepto de intestino permeable, pese a que la medicina integrativa y los médicos naturópatas llevan mucho tiempo tratando satisfactoriamente a pacientes que tenían este problema y mostraban síntomas en apariencia ajenos al caso. No obstante, en los últimos diez años, cada vez se ha visto más validado.

Relacionado con el intestino permeable hay un problema conocido como «cerebro permeable». Se trata de una teoría que cada vez cuenta con más pruebas y en virtud de la cual un intestino permeable hace que proteínas, toxinas y otras sustancias inflamatorias logren entrar en el cerebro gracias a un sistema parecido de filtración que también se vuelve permeable. Según recientes investigaciones preliminares realizadas por el doctor Dale Bredesen y el doctor David Perlmutter, destacados investigadores de la salud cerebral, el cerebro permeable, si no se trata, puede contribuir al desarrollo de problemas que van desde la depresión al alzhéimer. Por este motivo, creen que a los pacientes con síntomas de salud mental y neurológica inexplicados, como una depresión grave, también se les debería evaluar y tratar el posible intestino permeable. La ciencia de cómo funciona esto todavía está en una fase temprana, pero a lo largo de los años he visto grandes cambios en pacientes en los que se ha utilizado una estrategia de salud intestinal para síntomas aparentemente no relacionados con el intestino, sobre todo en la esfera de la salud mental.[14]

Si crees tener un intestino permeable, es importante trabajar con un profesional de la medicina que conozca este trastorno y seguir un programa de salud intestinal que incluya la dieta y un cambio de estilo de vida. También te deberían revisar por si tienes alguna infección intestinal crónica o crecimiento excesivo de Candida (candidiasis), lo cual acaso requiera un nivel adicional en el protocolo de curación intestinal.

Cannabis para el intestino permeable

Los cannabinoides quizá desempeñen un papel en la mejora del intestino permeable, la inflamación y los síntomas intestinales. Me ha parecido una herramienta utilísima para los pacientes y clientes que están siguiendo un protocolo de curación intestinal. De momento no se han publicado estudios importantes con seres humanos, pero los estudios *in vitro* han demostrado que tanto el THC como el CBD reducen la permeabilidad intestinal derivada de inflamación.[15] En general, para mejorar el intestino permeable recomiendo una cápsula o un aceite de alto contenido en CBD, que se tomará dos o tres veces al día. El cannabis vaporizado también puede ser muy práctico para aliviar rápidamente, si es necesario, síntomas agudos después de comer, como fatiga o hinchazón, y si está disponible con receta en la zona donde vives.

Enfermedad inflamatoria intestinal, incluida la de Crohn

Al parecer, la planta de cannabis se ha utilizado medicinalmente durante siglos en síntomas que en la actualidad se asociarían a la enfermedad inflamatoria intestinal (EII): se trata de un término para un conjunto de trastornos autoinmunes inflamatorios del intestino, siendo las formas más comunes la enfermedad de Crohn y la colitis ulcerosa. La EII puede conllevar diarrea grave, a menudo con sangre, dolor abdominal, fatiga, pérdida de peso y malnutrición, y en algunos casos provocar incluso complicaciones fatales.

La causa de la EII es multifactorial; también hay un componente genético y ambiental. Actualmente, se cree que el intestino permeable (véase párrafos anteriores) tiene que ver con el inicio de dicha dolencia si ya existe una predisposición genética, lo que da lugar a una respuesta inmune anómala a ciertos alimentos y proteínas. Debido a ello, la EII se suele denominar «trastorno autoinmune» y puede superponerse o acompañar a otras enfermedades autoinmunes o psoriasis (véanse capítulos 16 y 17, si este es el caso). Muchos pacientes con EII ya están automedicándose con cannabis.[16]

En un estudio sobre la enfermedad de Crohn resistente a tratamientos, donde otros fármacos no habían sido efectivos, a los pacientes se les dio cigarrillos con THC o un placebo.[17] El THC fumado originó una reducción del uso de esteroides y diversas mejoras en el sueño y los síntomas, y no se apreciaron efectos secundarios; de todos modos, como el estudio fue solo a corto plazo, no se conocen los efectos a largo plazo en los pacientes.

Paradójicamente, en otro estudio sobre automedicación declarada con cannabis del mercado irregular en pacientes aquejados de la enfermedad de Crohn, el cannabis mejoraba los síntomas, pero estaba asociado a un mayor riesgo de necesidad de intervención quirúrgica.[18] Una de las explicaciones acaso sea el tipo de cannabis y los posibles contaminantes empleados, así como otros factores no controlados, pues era un estudio observacional basado en una encuesta, pero es difícil decirlo con seguridad.

Sabemos que, en modelos animales, el CBD puede normalizar la motilidad (es decir, aliviar la diarrea) y reducir la inflamación.[19] En otro estudio con animales, se observó que una combinación de THC y CBD tenía un efecto antiinflamatorio en ratones con EII (colitis).[20]

En seres humanos, un reciente ensayo sobre colitis ulcerosa controlado por placebo llegó a la conclusión de que una cápsula de cannabis terapéutico rico en CBD en una dosis elevada podía resultar beneficiosa para tratar los síntomas de la colitis ulcerosa; pero son necesarios más estudios.

Actualmente, no se han publicado pruebas de que alguna forma de cannabis cure la EII o modifique de manera permanente la evolución de la enfermedad.[21] No obstante, he observado que la incorporación de una dosis elevada de un aceite de alto contenido en CBD a la terapia de algunos pacientes míos con EII resistente a los tratamientos les permitía desengancharse de los esteroides. Por lo visto, el aceite rico en CBD también ayuda a normalizar de manera significativa la función intestinal (es decir, menos dolor y diarrea), lo cual en sí mismo, si tienes una EII grave, te cambia la vida.

* * *

Historia de Alex

Alex vino a verme con una enfermedad de Crohn grave. Ya estaba tomando los mejores fármacos disponibles para esta dolencia, conocidos como «biológicos». Sin embargo, aún necesitaba esteroides regulares cada pocos meses, que provocaban tremendos efectos secundarios de aumento de peso, problemas con el azúcar en la sangre, alteración del sueño y altibajos emocionales. Pero como no había nada más que funcionara realmente bien para controlar el dolor y la diarrea, seguía tomando esos medicamentos. Durante el año anterior había dormido apenas unas horas seguidas, ya que tenía que levantarse continuamente para ir al lavabo. Estaba agotado, y su nutrición era deficiente. Para ralentizar la motilidad gastrointestinal y aliviar el dolor agudo, también necesitaba tomar analgésicos opioides, cuyos efectos secundarios le hacían sentir, en sus propias palabras, «como un zombi distraído». En la universidad había fumado cannabis regularmente con fines recreativos, y pensó que este quizá mantendría controlados los síntomas de la enfermedad de Crohn, pero dejó de fumarlo de golpe porque su médico le había dicho que era peligroso para su salud y podía provocarle adicción. Alex cree que después de esto su enfermedad «había empeorado mucho», aunque hasta que hablamos detalladamente del calendario no se había parado a pensar en serio en la coincidencia entre dejar de fumar cannabis y el empeoramiento de los brotes de Crohn.

Decidimos añadir cannabis terapéutico tomando cápsulas de alto contenido en CBD y bajo en THC; al principio, tres veces al día, y una dosis pequeña de aceite rico en THC antes de ir a la cama para mitigar las alteraciones del sueño y el dolor nocturno. Para los espasmos de dolor agudo, tras ajustar el aceite de cannabis, agregamos también una pequeña cantidad de cannabis vaporizado mediante una variedad equilibrada (1/1 de CBD y THC). Además, incorporé a la mezcla una dosis elevada de un suplemento de curcumina, que en el intestino es un potente antiinflamatorio.

Al cabo de tres meses, Alex ya no necesitaba los esteroides, y al cabo de seis, volvía a dormir toda la noche. Aquello le cambió la vida, sobre todo en lo relativo a la confianza en sí mismo y a su vida de pareja. También transformó su carrera, pues ahora podía trabajar con normalidad sin tener que ir al servicio cada hora. Por culpa de su enfermedad, Alex había tenido que trabajar desde casa, ni hablar de ir a la oficina. Actualmente, sigue tomando cannabis terapéutico junto a los biológicos (fármacos que modulan el sistema inmunitario) y los supositorios antiinflamatorios (hasta ahora la combinación de unos y otros no ha provocado ningún problema), y casi tres años después todavía está en remisión. Pese al ocasional brote leve y pasajero, no ha necesitado tomar esteroides ni incluir fármacos nuevos para controlar los síntomas.

* * *

Cannabis para la EII

Para la EII suelo recomendar un aceite o una cápsula oral de alto contenido en CBD como base del tratamiento de cannabis, y luego cannabis vaporizado para combatir los síntomas más agudos de dolor y contribuir al aumento del apetito mediante una variedad equilibrada 1/1. Algunos pacientes refieren mejoras gracias a supositorios rectales caseros de cannabis en dosis elevadas, si bien todavía no hay estudios publicados al respecto. Por norma general, las dosis elevadas de cannabis incluso con un THC significativo parecen susceptibles de utilizarse rectalmente con menos posibilidades de perjuicio o intoxicación que si se toman por vía oral. En general, por lo que sabemos, el THC se absorbe menos por vía rectal (pues una mayor proporción se queda en el intestino) que cuando se toma por la boca.

SII (síndrome del intestino irritable)

El SII, o síndrome del intestino irritable, es un trastorno intestinal funcional con síntomas que van desde la intolerancia alimentaria, flatulencias e hinchazón hasta diarrea, estreñimiento, dolor abdominal y, a veces, náusea. Lo peor de tener un diagnóstico de SII es que la medicina occidental no ofrece soluciones que para la mayoría de las personas sean efectivas y tengan un perfil bajo de efectos adversos. A la gente se le suele decir que hay que convivir con ello. Llevo casi una década tratando el SII en el marco de la medicina integrativa y dispongo de un programa completo de SII que hago seguir a mis pacientes. El programa incluye muchos de los métodos del intestino permeable, así como estrategias mente-cuerpo basadas en pruebas (hipnoterapia intestinal dirigida), de disminución del estrés y nutricionales. Además, he observado que el cannabis terapéutico alivia síntomas en el marco de este planteamiento más holístico. En muchos casos, el cannabis puede reemplazar a los fármacos que están tomando los pacientes.

Uno de los motivos por los que el cannabis es efectivo con estos síntomas es que el SII puede ser una forma de síndrome de deficiencia endocannabinoide (CEDS), concepto ideado por el doctor Ethan Russo, médico canadiense e investigador sobre el cannabis, y otros.[22] En investigaciones recientes se ha descubierto que los cannabinoides pueden bloquear señales de dolor intestinal,[23] y que una deficiencia de cannabinoides (tono cannabinoide bajo) quizá contribuya al síndrome de dolor crónico, así como a problemas con la motilidad gastrointestinal, ambas cosas observadas en el síndrome del intestino irritable. Si este es el caso, tal vez ayude a explicar por qué las actuales estrategias farmacológicas suelen ser poco efectivas, pues carecemos de medicamentos capaces de reequilibrar los niveles de endocannabinoides. Con ciertos enfermos de SII, el cannabis puede hacer maravillas casi de inmediato; incluso apenas unos minutos después de haberlo tomado vaporizado por primera vez, notan algún alivio, algo que yo también he observado en casos de fibromialgia y migraña crónica, que son los otros dos trastornos del CEDS.[24]

Cannabis para el SII

Lo que suelo recomendar para el SII es la toma oral de un aceite o una cápsula de alto contenido en CBD como base del tratamiento, y luego una variedad equilibrada 1/1 de cannabis vaporizado para síntomas de dolor más agudo.

Gastritis / enfermedad por reflujo gastroesofágico (GERD, por sus siglas en inglés) / ardor de estómago

Con GERD, que significa «enfermedad por reflujo gastroesofágico», o en el habla común «ardor de estómago», o acidez, nos referimos a un conjunto de trastornos en los que el contenido de la comida vuelve al esófago desde el estómago. Esto puede pasar por una razón anatómica (denominada «hernia de hiato») o por otras razones ligadas a la dieta o al estilo de vida. Entre los síntomas podemos incluir:

- Acidez frecuente, una sensación de ardor en el pecho o la garganta.
- Una sensación de malestar en la parte superior del estómago, como si uno estuviera siempre lleno.
- Náusea.
- Regurgitación de la comida o del estómago.
- Dolor de garganta.
- Dificultades para tragar (disfagia).
- Sensación de tener un nudo en la garganta.
- Dientes dañados debido al ácido del estómago.
- Dolor en el pecho que en casos graves imita a un ataque cardiaco.
- Mal aliento.

La gastritis, que a menudo tiene síntomas coincidentes, es una inflamación del revestimiento del estómago que puede responder a diversos factores, entre ellos demasiado ácido en el estómago, la ingesta de alcohol o una infección.

Todavía no se han publicado estudios importantes sobre el cannabis para el tratamiento de la gastritis, la GERD o el ardor de estómago. No obstante, algunas investigaciones[25] ponen de manifiesto que el consumo de cannabis reduce el riesgo[26] de gastritis provocada por el alcohol en los alcohólicos. He tratado con cannabis terapéutico a muchos pacientes con afecciones de dolor crónico mediante un aceite de alto contenido en CBD. Como beneficio secundario, algunos enfermos informan de que sus síntomas de GERD también han mejorado sin que haya hecho falta ningún otro cambio en la medicación. También he visto un caso de gastritis grave, en el que el paciente probó un aceite de cannabis casero y lo encontró efectivo, por lo que acudió a mí en busca de cannabis terapéutico. Discutimos el hecho de que no había literatura publicada que demostrase su utilidad; sin embargo, como él ya lo había probado todo, decidimos darle una oportunidad al cannabis. Durante un periodo de tres meses, el aceite de cannabis redujo los síntomas más que nada que hubiera probado antes, y sin ningún efecto secundario. Es posible que el cannabis sea beneficioso al reducir la inflamación, pues se ha demostrado que el revestimiento intestinal de quienes padecen GERD y síntomas afines está dañado.[27]

En contraste con estos efectos positivos, he tenido un paciente que empezó a experimentar síntomas de GERD tras comenzar a tomar aceite de cannabis de alto contenido en CBD para su dolor crónico. Algunos colegas han mencionado casos similares (aunque infrecuentes) en comunicaciones privadas, pero no se han publicado. El problema de cada uno de estos casos se resolvió mediante cápsulas orales, no con un aceite debajo de la lengua o ingerido por la boca. Hay dos explicaciones posibles: o bien una alergia oral rara a un cannabinoide u otra sustancia química cuando entra en contacto directo con la mucosa que recubre la boca y la parte superior del esófago, o bien una alergia oral al aceite vehicular (hasta ahora quizá los de coco y linaza han sido el problema). Si está disponible, un parche transdérmico puede ser otra buena opción.

Cannabis para gastritis/GERD/acidez

Puedes empezar con una cápsula o un aceite de cannabis terapéutico de alto contenido en CBD y bajo en THC (o un producto de CBD de cáñamo para una opción sin receta), que se toma dos veces al día y se supervisa si alivia los síntomas durante una fase experimental de unos meses. Si va bien, hay que continuar con la misma estrategia.

Náusea crónica

La náusea es otro síntoma controlado en el cerebro mediante receptores del sistema endocannabinoide en centros específicos de la náusea. Constituye uno de los usos medicinales tradicionales más viejos del cannabis. En una encuesta con pacientes de cannabis terapéutico,[28] se concluyó que la náusea era la quinta razón más habitual para su consumo. El efecto antináusea del cannabis corresponde más al THC que al CBD, pues el primero se une a los receptores CB1 de los centros citados. Se cree que el alivio de la náusea se debe a este efecto cerebral, toda vez que el cannabis es capaz de retrasar el vaciado del estómago, lo cual en general cabría esperar que empeorara los síntomas, sobre todo en casos en que la náusea forma parte de un problema del tracto gastrointestinal (GI) denominado «gastroparesis», en el que la digestión es demasiado lenta.[29, 30]

He tenido pacientes con problemas intestinales funcionales, incluida la náusea crónica, que toman cannabis, normalmente vaporizado, cuando les hace falta para afrontar sus brotes; lo prefieren a los fármacos convencionales cuando otros remedios naturales como la raíz de jengibre han fallado.

Cannabis para la náusea crónica

Aunque el THC parece ser el principal compuesto antináusea, si tomas a diario un producto de cannabis de alto contenido en THC y bajo en CBD, en cualquier forma, correrás un mayor riesgo de efectos secundarios debidos al THC sin oposición (es decir, no mitigado por el CBD), como intoxicación y deterioro general. Especialmente, será así si no estás habituado al THC. Como el THC puede estar contraindicado para ciertas personas, antes de escoger un producto, por favor, lee las advertencias y los avisos del capítulo 6, sobre todo si tienes algún problema cardiaco o de salud mental. Dicho esto, una buena manera de empezar es con una dosis muy pequeña de un producto equilibrado (con una proporción 1/1 o 1/2 entre THC y CBD), que se incrementará muy despacio a lo largo de varias semanas. Si tu náusea es solo ocasional y surge de pronto, puede ser útil una flor de cannabis vaporizada con la misma proporción, empezando también con una dosis muy baja.

Náusea y vómitos provocados por la quimioterapia

Mientras escribo este capítulo, una de mis mejores amigas, también médica integrativa y psiquiatra brillante, está siendo sometida a quimioterapia por un linfoma en etapa 4 que ha vuelto tras cinco años de remisión. Un día antes de su llegada prevista a Londres desde Los Ángeles para visitarme, recibí su llamada en mitad de la noche con la peor noticia posible: el cáncer había regresado. Menos mal que no era en el cerebro como la vez anterior y se estaba mostrando ultrasensible a la quimio. La vez anterior, lo peor fueron los efectos secundarios de la fortísima quimioterapia que tuvo que recibir durante más de dos años directamente en el cerebro y en el cuerpo mediante infusión espinal. Como las náuseas y el dolor eran incapacitantes, los días malos había empezado a tomar una dosis pequeña de aceite de cannabis terapéutico, y hasta ese momento le había mitigado las náuseas y la había ayudado a dormir, si bien prefería las variedades con poco THC, pues era muy sensible a este.

Una de las cosas que suelen preguntarme por correo electrónico, y a veces los pacientes en su primera visita, es si los enfermos de cáncer pueden interrumpir (o incluso no empezar) el tratamiento convencional y tomar solo cannabis como único método terapéutico. Es algo que no recomiendo, pues no tenemos suficientes pruebas para asegurar que el cannabis sea capaz de tratar o curar el cáncer como intervención primaria. Los cannabinoides son futuras terapias muy prometedoras, pero todavía necesitamos más estudios para saber qué cánceres podrían responder a ellos, cuáles serían las dosis adecuadas y los productos de cannabis que emplear, así como la proporción de THC y CBD, o qué otros cannabinoides y terpenos serían efectivos contra un tipo de cáncer o tumor específico, amén de las posibles interacciones con la inmunoterapia.

Los tratamientos del cáncer son sumamente complejos, y cada tumor es distinto: incluso dos tumores de cáncer de mama pueden albergar receptores cannabinoides diferentes, por lo cual reaccionarán ante el cannabis de manera distinta. He conocido a personas que se saltaron (o casi, hasta que les convencí de lo contrario) tratamientos cruciales de un cáncer curable porque habían abandonado la terapia convencional; a menudo, mi trabajo consiste en convencerlos de que sigan el tratamiento convencional y luego incorporen el cannabis para aliviar los efectos adversos. El cáncer da mucho miedo; espero que pronto haya un remedio infalible para curarlo del todo sin necesidad de fármacos de quimio ni radioterapia, pues estos tratamientos tienen efectos secundarios graves y duraderos. Pero, actualmente, las cosas son como son.

No obstante, he leído informes de casos clínicos (¡y la verdad es que conozco personalmente unas cuantas de estas historias de éxito!) de individuos que se trataron su cáncer con aceites de cannabis por su propia cuenta, generalmente con dosis muy elevadas de un aceite de elaboración casera. Estos enfermos experimentaron lo que la medicina occidental consideraría una recuperación milagrosa, pues algunos tenían un cáncer muy avanzado resistente a la quimioterapia. Nada me da más alegría que enterarme de historias de esas; por otro lado, albergo la esperanza de que un día entenderemos por qué el cannabis ha funcionado en estos casos y sabremos cómo convertirlo en un tratamiento fiable para ciertos cánceres, así como sabremos adaptar el tratamiento al tumor mediante terapia de cannabinoides.

Entre tanto, el uso de cannabis para mitigar los efectos adversos del tratamiento del cáncer es un buen comienzo y puede ayudar a las personas a finalizar su quimio cuando, de lo contrario, habrían estado demasiado enfermas como para seguir adelante (conozco varios casos). En cuanto a la efectividad del cannabis terapéutico, las náuseas y los vómitos relacionados con la quimioterapia constituyen el ámbito del que más pruebas hay en la literatura científica. Según múltiples y amplios estudios, la eficacia del cannabis en estos enfermos es indudable, sobre todo cuando otros fármacos contra las náuseas no ofrecen el alivio suficiente o presentan efectos secundarios insoportables. He utilizado cannabis terapéutico de forma satisfactoria para tratar la náusea ligada a la quimio en muchos pacientes míos, incluso los que ya habían probado la versión farmacológica sintética solo del THC (nabilona) y habían tenido que dejarla debido a los efectos adversos o a que no les servía de mucho. Aparte de la náusea y los vómitos, el cannabis también puede ayudar a aliviar los dolores del cáncer o los relacionados con el tratamiento del cáncer, incluida la neuralgia provocada por la quimioterapia.[31]

Cannabis para náuseas y vómitos provocados por la quimioterapia

Si estás siguiendo un tratamiento activo de cáncer, antes de empezar a tomar cualquier producto de cannabis o CBD hay que consultar siempre al médico. Por lo general, me ciño a dosis bajas de aceite de cannabis durante la terapia, más CBD durante el día, y una dosis pequeña de un aceite con más THC antes de ir a la cama para reducir las preocupaciones, la ansiedad y las alteraciones del sueño.

Si estás tomando cannabis vaporizado para náuseas agudas o vómitos graves, es clave utilizar solo cannabis irradiado con rayos gamma,[32] del que se han eliminado mohos y microorganismos como las bacterias sin dañar el contenido de CBD o THC (aunque sí pueden disminuir los terpenos). Como los enfermos de cáncer se hallan en un estado inmunodeprimido (sistema inmunitario bajo), la inhalación de cualquier microbio de la flor de cannabis sería muy peligroso. Por tal razón, el cannabis del mercado irregular, que no ha sido irradiado y del que no se ha verificado su calidad médica, no es aconsejable para personas con cáncer u otras enfermedades ligadas a un sistema inmunitario débil (VIH/sida, afecciones inmunodeficientes, etcétera). De nuevo, antes de comenzar nada, es mejor consultar primero al médico.

Síndrome de hiperhémesis cannabinoide

No podemos hablar de problemas intestinales y cannabis sin abordar un ámbito en el que el cannabis puede hacer más mal que bien. Se trata de una enfermedad relativamente rara llamada «síndrome de hiperhémesis cannabinoide» (SHC) o, en lenguaje más sencillo, «síndrome de vómitos por el cannabis». Por lo general, se produce tras un periodo de consumo regular crónico de cannabis, de modo que los ciclos de vómitos y las náuseas pueden durar semanas antes de que el afectado solicite atención médica. Normalmente, afecta más a los hombres que a las mujeres, y no se conoce del todo la causa concreta. Este síndrome se suele observar solo en el consumo de cannabis recreativo con mucho THC, pero, en casos excepcionales, puede afectar también a pacientes que toman cannabis terapéutico. Quiero señalar que yo nunca he visto un caso de estos en mi consultorio, donde uso cannabis terapéutico bajo condiciones controladas, ni, por lo que yo sé, tampoco ninguno de los colegas que practican el mismo método.

Normalmente, el tratamiento del SHC pasa por interrumpir completamente el consumo de cannabis a largo plazo. A corto plazo, es útil tomar baños calientes,[33] así como ingerir capsaicina de pimientos picantes. Tanto los baños/duchas como los extractos de pimiento pueden funcionar mediante un receptor especial denominado TRPV1, que interacciona con el SEC.[34] Entre otros tratamientos tenemos la rehidratación para evitar complicaciones. Los fármacos contra las náuseas no suelen servir para tratar los síntomas del SHC; lo único efectivo es dejar el cannabis. Si no estás seguro de haber experimentado este problema, deja de tomar toda clase de cannabis y consulta a tu médico, pues es una de las pocas contraindicaciones del cannabis terapéutico. Aunque el aceite de CBD de cáñamo puede ser beneficioso para algunas personas que han tenido hiperhémesis cannabinoide, por desgracia no contamos con estudios publicados que nos puedan orientar.

Cómo utilizar productos de CBD (de cáñamo) para el bienestar en problemas intestinales y como respaldo a la salud intestinal

Se ha observado que el CBD tiene por sí solo un claro efecto antiinflamatorio, por lo que puede resultar útil en diversas afecciones intestinales en las que la inflamación desempeña un papel. Muchas personas sin acceso a cannabis terapéutico han referido mejoras en los síntomas, tanto del intestino permeable como del SII, gracias al consumo de aceite de CBD de cáñamo.

- Prueba un aceite de CBD de espectro completo o de espectro amplio.
- Busca el terpeno antiinflamatorio llamado «beta-cariofileno»: este terpeno también está presente en la pimienta negra y tiene un aroma a picante/madera.

Dosis inicial y ajuste

Las dosis iniciales para la salud intestinal y los síntomas intestinales varían de una persona a otra, pero, en general, conviene empezar con 5-10 mg de CBD dos o tres veces al día con las comidas, es decir, un total de 10-30 mg/día, que todavía es una dosis bastante baja. Siempre aconsejo la estrategia «empieza bajo, avanza despacio». Aumenta poco a poco la dosis cada varios días en función de tus síntomas y preferencias, valiéndote de un rastreador de síntomas para supervisar cómo te sientes:

- ¿Qué síntomas en concreto quieres rastrear? ¿Están mejorando todos?
- ¿Hay otros síntomas no intestinales en los que quieras intervenir, como el estrés, la ansiedad, la energía, etcétera? (En tal caso, consulta los capítulos pertinentes.)
- ¿Tienes algún síntoma relacionado con la comida (peor/mejor después de comer)?

Puedes seguir incrementando la dosis cada semana hasta que los síntomas mejoren, o simplemente mantenerte en una dosis baja en el marco de una rutina más general de salud intestinal. El CBD suele funcionar mejor cuando se toma de manera sistemática durante semanas/meses, no como un remedio puntual de rescate. Si llegas a los 60 mg diarios, permanece ahí otras 3-6 semanas antes de volver a aumentar la cantidad: ¡esto evitará incrementos innecesarios de la dosis y permitirá ahorrar!

Para el dolor inflamatorio quizás hagan falta dosis más elevadas, sobre todo si no estás añadiendo THC de un producto de cannabis con receta y sufres inflamación intestinal como principal problema.

Recuerda esto: no hay una dosis perfecta específica que resulte efectiva en todo el mundo de la misma manera. Como el equilibrio del sistema endocannabinoide de cada persona es único, la clave es el autoajuste de CBD.

Cómo utilizar productos de cannabis terapéutico para la salud intestinal

El uso de cannabis terapéutico puede ser especialmente recomendable si ya has probado el CBD de cáñamo y no has notado ningún cambio apreciable. Incorporar algo de THC puede ser beneficioso si entre tus problemas están las náuseas, el dolor agudo o los espasmos intestinales. El CBD puede amortiguar el efecto psicotrópico (p. ej., sentirse colocado) y posibles efectos secundarios del THC, y también trabajar en sinergia con el CBD sobre el dolor y la inflamación. Hazlo solo bajo supervisión médica y, como es lógico, si el cannabis terapéutico (que contiene THC) es legal en tu lugar de residencia.

- Empieza con una cápsula o un aceite de cannabis como base. Es el mejor producto inicial, tomado por vía oral, sobre todo si no estás habituado al THC.
- Escoge una variedad de alto contenido en CBD y bajo en THC; una buena proporción entre CBD y THC sería 20/1.
- Busca productos ricos en beta-cariofileno para la acción antiinflamatoria.
- Dosis inicial promedio: 5-10 mg de CBD 2-3 veces al día con las comidas.
- Mantén esta dosis entre unos días y una semana, o auméntala lentamente cada varios días en función de tus preferencias y de tu respuesta al dolor. Rastrea tus síntomas para ver cómo te vas sintiendo.
- Si al cabo de unas semanas el producto de alto contenido en CBD y bajo en THC no tiene efecto, ni provoca síntomas como la náusea, pásate a una cápsula o un aceite equilibrado (proporción 1/1 o 2/1 entre CBD y THC).
- Dosificación para el dolor nocturno y las alteraciones del sueño: no es extraño que ciertos tipos de dolor intestinal crónico u otros síntomas alteren el sueño y el descanso adecuado. Si te cuesta dormir bien, consulta el capítulo 11 para ver cómo tomar una dosis nocturna de un producto de cannabis calmante, rico en mircenos, etiquetado como «índica» y con alto contenido en THC.

Cómo utilizar la vaporización de flores de cannabis en las náuseas o el dolor intestinal agudo

- Lo mejor es su uso como medicamento de rescate en las náuseas o los espasmos de dolor agudo.
- Por lo general, es algo añadido a una base de aceite de cannabis, no un modo principal de medicación a título propio, para minimizar los efectos secundarios del THC y evitar altibajos en los niveles de THC.

- Procura comenzar con flores con mucho CBD y poco THC (sobre todo si eres novato con este último), pues el THC del cannabis vaporizado llega al cerebro más deprisa que los aceites orales. Una vez que estás acostumbrado a esto, puedes pasar a una variedad equilibrada, que acaso funcione mejor con el dolor, sobre todo si este va acompañado de espasmos del intestino, pues el THC es un antiespasmódico.
- Si el problema más importante son las náuseas, prueba una variedad con más THC, conocida como «variedad equilibrada» (proporción 1/1 de CBD y THC), pues con las náuseas el THC es más efectivo.
- Empieza con una cantidad equivalente a una cabeza de fósforo, especialmente si es una variedad con más THC.
- Para instrucciones detalladas sobre la vaporización del cannabis, véase capítulo 5.

16

Trabajo con afecciones autoinmunes

Las enfermedades autoinmunes son casos en que el sistema inmunitario interpreta mal sus propias señales y el cuerpo empieza a atacarse a sí mismo. En términos más científicos, una respuesta anómala a proteínas corporales normales empuja al cuerpo a atacar células y tejidos sanos, como las articulaciones en el caso de la artritis reumatoide, o, si se trata del lupus eritematoso sistémico (LES), a agredir articulaciones, así como otros órganos importantes (por ejemplo, los pulmones, el corazón o los riñones) y provocar inflamación en todo el cuerpo. En todas las enfermedades autoinmunes hay factores tanto genéticos como medioambientales; por otro lado, esta clase de dolencias sigue siendo uno de los principales desafíos terapéuticos de la medicina moderna. Desde el descubrimiento de los fármacos esteroides orales, el índice de supervivencia en las enfermedades autoinmunes ha aumentado de forma espectacular. En el LES, por ejemplo, antes del descubrimiento de los esteroides, el índice de supervivencia de un año[1] era inferior al cincuenta por ciento (lo cual significa que, tras recibir el diagnóstico de LES, durante el primer año fallecían más de la mitad de las personas), mientras que ahora, con los mejores tratamientos convencionales y el uso de esteroides, ¡el índice de supervivencia de diez años supera el noventa por ciento! No obstante, los esteroides y muchos de los medicamentos nuevos necesarios para controlar los síntomas autoinmunes provocan efectos adversos significativos y, a menudo, discapacitantes. Por eso, en el LES[2] y otras afecciones autoinmunes es muy habitual el uso de terapias alternativas o complementarias, pues las personas buscan una opción menos tóxica o, simplemente, un suplemento de los medicamentos farmacológicos.

El cannabis acude al rescate de nuevo, pues aparte de sus indudables propiedades antiinflamatorias, muchos cannabinoides también tienen capacidad inmunosupresora. Esto puede parecer algo malo, pero en los trastornos autoinmunes el sistema inmunitario se vuelve hiperactivo, por lo que es cuestión de tranquilizarlo. También hacen lo propio los esteroides y otros fármacos para estas afecciones, pero a un enorme coste de efectos secundarios tanto para el cuerpo como para el cerebro. Los esteroides orales, por ejemplo, si se consumen de manera habitual, pueden provocar diabetes, impedir a la gente dormir bien y causar depresión, problemas anímicos, aumento de peso y grasa abdominal que se resiste a desaparecer pese a la dieta y el ejercicio físico.

Las células inmunitarias corporales tienen receptores CB1 y CB2, y estos últimos[3] parecen concretamente mantener el equilibrio y regular la función inmunitaria sana. Así pues, sabemos que el sistema endocannabinoide desempeña un importante papel en los trastornos autoinmunes cuando este equilibrio falla. Si nos atenemos a las investigaciones publicadas, el uso de cannabinoides vegetales para restablecer el equilibrio se conoce poco, pero yo he observado que han sido muy beneficiosos en el tratamiento de pacientes míos con trastornos autoinmunes. Por lo visto, actúan en las vías inmunitarias del sistema endocannabinoide, así como a través de otras vías inmunitarias no cannabinoides que controlan cosas como la inflamación crónica, que en las afecciones autoinmunes es un problema importante. Todavía estamos estudiando las distintas maneras en que el cannabis actúa en el sistema inmunitario y aún no tenemos todas las respuestas, aunque sí sabemos que los cannabinoides afectan a diversas células que pueden funcionar mal en enfermedades de disfunción inmunitaria, entre ellas las células T[4] o los mastocitos, o ciertas sustancias químicas de células inmunitarias entre las que hay una denominada «TNF alfa», y muchas más.

Las pruebas preliminares de efectividad de los medicamentos de cannabis en las enfermedades autoinmunes son prometedoras, pero la cantidad de datos publicados todavía es escasa; además, buena parte de estos son preclínicos, es decir, se han obtenido en un laboratorio o con modelos animales. Esta falta de pruebas publicadas de estudios importantes responde a los mismos factores comunes observados en otros ámbitos de la medicina del cannabis: al haber sido ilegal, hasta hace muy poco resultaba imposible estudiarlo; por otro lado, como la medicina botánica tiene centenares de compuestos activos, es difícil estudiarla como si fuera un fármaco con un solo ingrediente. Al parecer, los reumatólogos (médicos de las articulaciones) y otros especialistas de la medicina convencional que tratan enfermedades autoinmunes suelen decir que el cannabis tiene «efectos secundarios significativos». Esto se utiliza luego como justificación para no recomendarlo, de modo que incluso disuaden a sus pacientes de intentarlo. Esto siempre me ha parecido muy interesante (¡además de frustrante!), teniendo en cuenta que la mayoría de los fármacos terapéuticos «de referencia» que están utilizando conllevan un elevado riesgo de graves efectos secundarios e incluso incluyen toxicidad multiorgánica. El cannabis no tiene ninguna de estas toxicidades para los órganos. Este miedo al cannabis en reumatología, como en otras especialidades médicas, deriva en gran medida de la ignorancia. Es algo que por fin está empezando a reconocerse, y se está recomendando para los médicos más formación sobre el sistema endocannabinoide,[5] así como sobre los usos del cannabis en el tratamiento de enfermedades autoinmunes. Algunos reumatólogos han comenzado a plantearse la posibilidad de las terapias cannabinoides con sus pacientes.

* * *

Historia de ben

Ben era un paciente que conocí a través de un grupo británico de defensa del cannabis. A los diez años había sufrido una forma de LES. Cuando fue diagnosticado, siguió diligentemente las terapias farmacológicas convencionales durante años, pese a que, por desgracia, le provocaban daño en el riñón, vómitos y náuseas graves, pérdida de peso y una variedad de otros síntomas serios. A la larga descubrió el cannabis gracias a un grupo de apoyo de aquejados de esa enfermedad y empezó a ponerse supositorios de cannabis cada día, así como a tomarlo vaporizado para el dolor y la inflamación, que afectaban a sus articulaciones, además de a diversos órganos. Tras consumir cannabis, era capaz de desempeñarse y comer, y aunque el dolor no desaparecía ni mucho menos, reanudó una vida relativamente normal. Podía ver a sus amigos y, de hecho, salir de casa, que durante los últimos cinco años se había convertido en una prisión.

El cannabis había sido como un milagro para él y su familia, pero los médicos seguían negándose a admitir el cambio producido, razón por la cual Ben se convirtió en defensor del cannabis terapéutico y empezó a compartir su experiencia con otros pacientes y médicos interesados en la medicina del cannabis. Su historia es muy común. En mi propia consulta en Canadá, he recetado cannabis a muchos pacientes con trastornos autoinmunes, incluido el LES, y he obtenido resultados espectaculares, de modo que otros especialistas han quedado asombrados por la evolución de los enfermos y la gran capacidad del cannabis para reducir la cantidad de medicamentos que ocasionaban múltiples efectos secundarios. Las investigaciones publicadas aún no han llegado a la altura de mi experiencia clínica, pero sin duda esto ocurrirá en los próximos años.

* * *

Artritis reumatoide

El consumo ilícito de cannabis del mercado informal para la artritis reumatoide (AR) es generalizado, y, según una encuesta reciente, de entre quienes lo utilizan para automedicarse, todos decían que les iba bien: se encontraban «mucho mejor» el 72 % o «algo mejor» el 28 %.[6] El cannabis puede reducir la inflamación y el dolor articular al actuar en los receptores cannabinoides CB1 y CB2 de las articulaciones;[7] por otro lado, con el CBD se han observado efectos antiinflamatorios sistémicos. En un estudio con Sativex,[8] un fármaco derivado del cannabis con una proporción 1/1 de CBD y THC, se puso de manifiesto que era efectivo en la reducción tanto del dolor como de la actividad y evolución real de la enfermedad, y que en la AR se tolera bien.

Se trata de una magnífica noticia si tenemos en cuenta que los otros fármacos convencionales importantes para tratar la AR y disminuir la actividad de la afección pueden provocar efectos adversos graves, desde reacciones fuertes a los medicamentos a toxicidad en ciertos órganos pasando por la fatiga extrema. En otro estudio fueron analizados los receptores cannabinoides en el líquido sinovial;[9] partiendo de sus hallazgos, se pronosticó que tanto para la AR como para la osteoartritis, estos receptores cannabinoides constituyen una prometedora diana terapéutica para tratar la inflamación y el dolor de las articulaciones.

Se ha demostrado que el CBD es útil en la artritis inflamatoria en ratones, debido a sus efectos antiinflamatorios e inmunosupresores;[10] por otra parte, múltiples estudios con animales ponen de manifiesto claras posibilidades.

* * *

Historia de Rachel

Rachel tenía unos veinticinco años, y en muchos aspectos era como cualquier otra veinteañera: le encantaba la música y salir con los amigos, estudiaba en la universidad, etcétera. No obstante, a diferencia de la mayoría de sus compañeros, había tenido que dejar los estudios dos veces a causa de su grave artritis reumatoide. Experimentaba fatiga y dolor paralizante que seguían progresando pese a la terapia clínica máxima a la que estaba sometida, incluidos esteroides casi a diario durante gran parte de los últimos años y biológicos mediante infusión intravenosa. Rachel estaba gravemente discapacitada a causa de su enfermedad, y a pesar de sus buenas notas y a sus aptitudes académicas naturales, no fue capaz de terminar la carrera. Soñaba con llegar a ser bióloga y llevar una vida simplemente normal: practicar yoga, hacer *footing* o quedar con sus amigos para ir a un concierto. Había fumado cannabis solo una vez, y como no le habían gustado las sensaciones, no había vuelto a probarlo.

Hablamos de tomar cannabis terapéutico, y pese a sus dudas iniciales debido a su experiencia negativa, tuvo una respuesta asombrosa. Al cabo de tres meses dejó los esteroides, y al cabo de seis meses se sentía normal por primera vez desde hacía años. Se reincorporó a las clases de la universidad, donde la mayoría de los días era capaz de desempeñarse casi sin dolor.

Nos decidimos por un régimen de cápsulas y aceite de alto contenido en CBD y bajo en THC; cuando pasaba por unos días malos de fatiga y dolor, Rachel solía inhalar cannabis con un poco más de THC. El mero hecho de haber podido dejar los esteroides influyó muchísimo en su sueño y su estado de ánimo: ya no se sentía agotada por las mañanas, y los síntomas de depresión leve también desaparecieron. Sigue tomando cannabis junto a los biológicos (fármacos que modulan el sistema inmunitario) sin ningún problema hasta la fecha; tiene la impresión de que el cannabis le ha permitido recuperar su condición de veinteañera.

* * *

Cómo utilizar productos de CBD (de cáñamo) para el bienestar en la inflamación

Los productos de CBD de cáñamo para el bienestar no pretenden ser, por sí solos, el tratamiento principal de una enfermedad grave. Dicho esto, me he encontrado con casos de personas que han consumido un producto de CBD de cáñamo sin receta, de alta calidad y en dosis elevadas, y han observado que efectivamente han menguado tanto el dolor como la inflamación. Esto a menudo les ha permitido dejar otros analgésicos con receta y seguir tomando CBD junto con otros medicamentos convencionales, con menos efectos secundarios que antes del cambio.

- Prueba un aceite de CBD de espectro completo o de espectro amplio.
- Busca terpenos antiinflamatorios:
  - Beta-cariofileno: también presente en la pimienta negra; tiene un olor a picante/madera.
  - Mirceno: huele a tierra/picante, como el lúpulo, y al ser sedante, es bueno para el dolor nocturno (quizá demasiado sedante para las horas diurnas); tiene también un efecto antiinflamatorio.

Dosis inicial y ajuste

Procura empezar con 10 mg de CBD a primera hora de la mañana, al mediodía/primera hora de la tarde (12-14 h) y a la hora de cenar, es decir, un total de 30 mg/día. Si estás tomando otros fármacos para alguna enfermedad autoinmune, sobre todo si son biológicos, o algún medicamento para la coagulación sanguínea, consulta siempre primero a tu médico y lee el capítulo 6 para ahondar en las advertencias.

Aumenta la dosis poco a poco cada varios días. Al cabo de una o dos semanas quizá notes que hay menos inflamación y/o dolor. Puedes seguir incrementando la dosis lentamente cada semana hasta que mejoren los síntomas.

Recuerda: no existe una dosis perfecta específica que funcione para todo el mundo exactamente igual. El equilibrio de los sistemas endocannabinoide e inmunitario de cada persona es único, y como hasta la fecha no se han publicado estudios sobre las mejores dosis de CBD para enfermedades autoinmunes, la clave es el autoajuste. Como de costumbre, antes de probar una medicación o un suplemento nuevos, consulta con tu médico, pues esto es solo una guía, no un consejo terapéutico.

Para el mantenimiento: agregación de elementos sin cannabis

Si también hay problemas relacionados con el dolor o el sueño, para ver más detalles y consejos conviene consultar los capítulos pertinentes.

- Hierbas antiinflamatorias: tintura de raíz de cúrcuma, curcumina en dosis elevadas, boswellia y bromelina.
- Te han de medir el nivel de vitamina D. Si se mantienen los niveles de vitamina D en suero (sangre) en torno a un percentil de 60-75 (¡tu médico debería saber qué significa esto y cómo hacerlo contigo!), pueden mejorar las puntuaciones de dolor en personas con artritis inflamatoria y enfermedades autoinmunes. Lograr esto con gotas de vitamina D3 en forma de aceite es la me-

jor manera de garantizar la absorción, pues las pastillas no se asimilan bien.
- Modificación dietética para enfermedades autoinmunes: muchas personas consideran que la dieta de eliminación tiene algún efecto (en muchos casos, un efecto notable) en sus síntomas y brotes. Recomiendo probar un régimen bastante estricto, que es una forma de dieta paleo (nada de cereales ni legumbres ni ningún otro alimento capaz de provocar una respuesta autoinmune), que responde al nombre de «protocolo autoinmune» (AIP, por sus siglas en inglés). Se ha demostrado que, si se sigue durante un periodo de tres meses, esta dieta reduce la inflamación[11] en las enfermedades autoinmunes, entre ellas la enfermedad de Crohn[12] y la tiroiditis autoinmune, aunque soy la primera en reconocer que es muy difícil ceñirse a ella por completo durante mucho tiempo. También es posible que seguirla al ochenta por ciento sea suficiente para que se note su influencia; hay que experimentar para encontrar el mejor punto de equilibrio.
- En pequeños estudios con enfermos de artritis reumatoide, la adición de un aceite con omega 3 de krill de alta potencia (1g/día) tiene algún efecto positivo y es muy seguro, al tiempo que es bueno para el bienestar cerebral general.

Cómo utilizar productos de cannabis terapéutico en enfermedades autoinmunes

Esto es especialmente bueno si ya has probado CBD de cáñamo y no has notado un gran cambio. La adición de un poco de THC es muy beneficioso y parece funcionar en sinergia con el CBD en la respuesta autoinmune, la inflamación y el dolor. Hazlo solo bajo supervisión de un médico y, naturalmente, si el cannabis terapéutico (con THC) es legal en tu lugar de residencia.

- Como base, empieza con un aceite de cannabis de alto contenido en CBD para el dolor diurno. Es el mejor producto inicial; se toma por vía oral.
- Escoge una variedad con mucho CBD y poco THC, en que la proporción entre CBD y THC sea, por ejemplo, 20/1.

- Busca productos ricos en beta-cariofileno para la acción antiinflamatoria, y buenos terpenos para las horas diurnas (véase capítulo 5). Como el CBD también es un inflamatorio potente, si es posible busca también variedades ricas en este cannabinoide.
- Dosis inicial promedio: 5-10 mg 3x/día con las comidas, es decir, en el desayuno, el almuerzo y la cena.

Adición de un aceite de THCA a la base de CBD

El THCA es el precursor del THC (véase capítulo 3 para un repaso), que al principio fue pasado por alto porque no era intoxicante. No obstante, aunque no se han publicado estudios sobre su uso en seres humanos, en el ámbito clínico he descubierto que, en casos difíciles de tratar, la agregación de un aceite de THCA a un aceite de alto contenido en CBD durante el día suele aliviar los síntomas de las enfermedades autoinmunes mejor que el CBD solo. Según diversos estudios de laboratorio, el THCA, aparte de sus conocidos efectos antiinflamatorios y anticonvulsivos, es probablemente un inmunomodulador, es decir, regula la respuesta inmunitaria.

Cuando añado THCA, utilizo el planteamiento «empieza bajo, avanza despacio», comenzando con una cantidad comprendida entre 2 y 4 mg 3x/día tomada junto con el aceite de alto contenido en CBD. El aceite de THCA (o las cápsulas, si están disponibles) suele ser difícil de encontrar, pero están fabricándolo cada vez más proveedores de cannabis terapéutico, sobre todo en Norteamérica, y también el Reino Unido ha empezado a ser incluido en los productos de cannabis terapéutico con receta. Debe almacenarse con cuidado para minimizar la degradación del THCA y su transformación en THC activo.

Dosificación para el dolor nocturno y las alteraciones del sueño

Entre los que padecen enfermedades autoinmunes, es muy habitual sufrir dolor nocturno y alteraciones del sueño, lo cual puede tener un efecto negativo en la inflamación y la función del sistema inmunitario. Por eso siempre abordo el dolor nocturno y el sueño desde el principio, con una dosis de medicamento de cannabis para las horas nocturnas que incluye más THC (a no ser que haya alguna contraindicación: véase capítulo 6).

- Empieza con una variedad equilibrada (es decir, una proporción 1/1 de CBD y THC) o un aceite de cannabis de alto contenido en THC y bajo en CBD.
- Busca terpenos calmantes, como mirceno o linalol. El CBN, que tiene poco cannabis crudo, pero un grado elevado de flor de cannabis vieja y de aceites como producto de descomposición del THC, puede intensificar las cualidades sedantes y analgésicas de los otros cannabinoides.
- Comienza con 2 mg de THC y deja pasar una hora antes de acostarte.
- Mantén esta dosis entre unos días y una semana, o auméntala despacio cada varios días en función de tu respuesta y tus preferencias. Como en estos aceites hay también una pequeña cantidad de THC, ajusta la dosis poco a poco, incrementándola solo unos miligramos cada semana, pues cada persona es ligeramente distinta en cuanto al modo de reaccionar.

Cómo utilizar la vaporización de flores de cannabis para la inflamación y el dolor

Este es el mejor modo de administración para frenar los ataques de dolor inflamatorio agudo que pueden producirse de repente. Debería ser un añadido a una base de aceite de cannabis, no el principal modo de uso, para reducir al mínimo los efectos secundarios y evitar altibajos en los niveles de THC.

- Empieza con flores de alto contenido en CBD y bajo en THC, sobre todo si no tienes experiencia con este último, pues el THC del cannabis vaporizado llega al cerebro antes que los aceites de toma oral.
- Si esto no tiene efecto, puedes probar una variedad con más THC, conocida como variedad equilibrada, con la misma cantidad de CBD y THC (es decir, 1/1).

- Comienza con una cantidad equivalente a una cabeza de fósforo, sobre todo si es una variedad con más THC. Busca variedades con mucho beta-cariofileno, por su efecto antiinflamatorio.
- Para instrucciones detalladas sobre vaporización del cannabis, véase el capítulo 5.

Tópicos para articulaciones

Los productos tópicos pueden ser útiles en áreas concretas de hinchazón, inflamación y dolor articular, sobre todo en pequeñas articulaciones próximas a la superficie, como las de las rodillas, las muñecas y las manos, así como las de los pies y los tobillos. Los bálsamos musculares con CBD y mentol acaso también sean apropiados para los dolores y achaques experimentados por muchas personas con enfermedades autoinmunes. Son muy seguros y se pueden aplicar en zonas musculares dolorosas en cualquier momento, aunque parecen resultar más efectivos después de una ducha caliente, cuando los poros están abiertos, si bien no contamos con estudios que lo confirmen. El uso de un tópico que contenga mentol y linalol tal vez ayude al CBD a penetrar algo mejor en la piel. Cuando se utiliza de forma tópica, el CBD tiene más penetrabilidad que el THC, pero el THC tópico (donde sea legal) también puede reducir la inflamación. Según múltiples estudios con animales, ciertos preparados de CBD tópico disminuyen la hinchazón articular.

17

Enfermedades de la piel y el CBD

La piel es el órgano más grande del cuerpo, y también lo primero que mostramos al mundo. Todo el mundo sabe que una piel en mal estado afecta a la autoconfianza y al concepto que tiene la persona de sí misma. Mi primer artículo de investigación publicado trataba de la piel (concretamente del cáncer de piel y el uso de las camas de bronceado), así que es un ámbito médico que me atrae especialmente. Dada mi profesión, me interesa más la salud de la piel que la belleza, pero, admitámoslo, todos queremos tener una piel mejor (o mantener un aspecto fantástico, si ya has sido dotado de un cutis excelente). Lo interesante de mis observaciones sobre la salud de la piel, y lo que me gustaría considerar bienestar cutáneo, es que nuestra piel suele ser un barómetro de lo que nos está pasando dentro del cuerpo. Si la piel está sana, se ve también más luminosa, con menos manchas y un aspecto más juvenil, por lo que, en realidad, la salud y la belleza van de la mano. Sé que cuando estoy agotada, o estoy atravesando husos horarios haciendo montones de viajes y comiendo bastante mal, lo primero que se desbarata es mi piel y mi digestión. La piel pierde su brillo, empieza a parecer pálida y cansada, y la digestión se vuelve perezosa. ¡Es una señal de que debo mejorar mi comportamiento!

Y, mira por dónde, resulta que tenemos receptores cannabinoides en todas las diferentes y complejas células que constituyen nuestra piel.[1] Estamos solo empezando a conocer la infinidad de factores que controlan la homeostasis cutánea, la cual mantiene la armonía del ecosistema cutáneo. El sistema endocannabinoide de nuestra piel está emergiendo como agente clave en este equilibrio: controlar la normal función de barrera de la piel, el crecimiento y la maduración de diferentes tipos de células cutáneas, así como las inflamaciones del órgano.

Por sus demostrados efectos antiinflamatorios, los productos de cannabis tópico pueden ser útiles para diversas afecciones cutáneas, como la dermatitis y el eccema (piel seca), la psoriasis (posiblemente debida a efectos en el sistema inmunitario de la piel), el acné, el excesivo crecimiento del vello e incluso algunos precánceres cutáneos o cánceres tempranos «no melanoma». Esto se atribuye al hecho de que todos estos trastornos comparten una desregulación en el sistema endocannabinoide de la piel o, como lo llama un grupo de investigadores, «el sistema cannabinoide cutáneo», o, para abreviar, «el sistema cutannabinoide».

Todavía no se conocen la proporción y el perfil cannabinoides exactos que mejor funcionarían en cada una de estas enfermedades, esto es, la dosis óptima. Aún no se ha publicado ningún estudio sobre dosis y productos exactos en seres humanos aquejados de estas enfermedades cutáneas. No obstante, como norma general y como sucede con cualquier aplicación tópica, la elección de un producto de buena calidad con cantidades elevadas de ingredientes activos —en este caso, incluido el CBD (y/o THC dependiendo de si es legal sin receta en tu lugar de residencia—, junto con una fórmula ideada para aumentar la absorción, es susceptible de provocar más efectos. Ciertos productos de dosis baja en que el contenido de CBD y otros cannabinoides es mínimo quizá no resulten muy efectivos. Además del contenido en cannabinoides, algunos productos (con frecuencia, los baratos, aunque no siempre) quizás incluyan irritantes o alérgenos habituales de la piel,[2] que también pueden afectar a la inflamación y a la función de barrera, por lo que, como ocurre con cualquier producto dérmico, la calidad es clave.

En el momento de escribir estas líneas, en mi consulta médica de Canadá el cannabis terapéutico se suele ingerir, absorber sublingualmente o vaporizar. Sin embargo, algunos de mis pacientes fabrican sus propios bálsamos tópicos a partir de la flor de cannabis con buenos resultados en afecciones como psoriasis, eccema o irritación cutánea. Yo también lo he utilizado como tópico (aceite de CBD) para el acné leve, y he advertido resultados positivos y sin efectos adversos. Esto es lo que llamamos «ensayo con un solo paciente»: es decir, una persona prueba algo y comunica que ha funcionado. No parece muy científico, pero al menos es un inicio que invita a realizar más investigaciones y despierta interés en el asunto. En medicina, muchos descubrimientos han empezado como un «ensayo con un solo paciente». En el Reino Unido, sé de muchas personas, y he conocido a muchos defensores de la medicina del cannabis, que de un modo similar utilizan satisfactoriamente sus propios productos de cannabis casero para tratar dolencias de la piel. Además, mucha gente asegura que se está aplicando en la piel productos de CBD de cáñamo para el bienestar, con resultados muy prometedores. La gente suele explicar que estos productos han sido de ayuda cuando diversos fármacos tópicos con receta habían resultado fallidos o habían provocado efectos adversos en la piel. Necesitamos más investigaciones sobre estas aplicaciones para averiguar qué puede funcionar mejor y en qué dosis.

¿CBD tópico o THC tópico? ¿O ambos?

El CBD, el THC y otros cannabinoides menores amén de ciertos terpenos pueden tener efectos beneficiosos en la piel. Se ha demostrado que tanto el CBD tópico como el THC tópico reducen la inflamación cutánea;[3] además, el THC tópico puede ser útil en el picor extremo (que los médicos conocen como «prurito»).

Según un estudio,[4] aparte de sus primos más conocidos, los cannabinoides menores CBG y CBGV (cannabigerivarina) tienen posibilidades en el tratamiento del síndrome de piel seca, mientras el CBC, el CBDV y sobre todo el THCV dan la impresión de que llegarán a ser nuevos agentes antiacné muy eficientes.

En investigaciones preliminares se ha observado que el CBD tiene propiedades antiacné y antiinflamatorias, que pueden ser útiles en todas las afecciones cutáneas referidas más adelante. Por tal razón, es el mejor nuevo ingrediente de los productos para la protección de la piel, tanto de la cara como del cuerpo, lo cual está respaldado por pruebas publicadas (aunque muy preliminares) de su actividad biológica en la piel. En un estudio en el que se usaba un ungüento de CBD en pacientes con psoriasis, eccema o cicatrices[5] se llegó a la conclusión de que mejoraba considerablemente los síntomas y parámetros de la piel, y ello sin toxicidades ni efectos secundarios. Este es un gran paso adelante para las opciones tópicas en el tratamiento de trastornos cutáneos, ya que muchos tópicos fuertes para el acné, la psoriasis o incluso el eccema secan mucho, quizá sean inseguros en el embarazo y pueden provocar adelgazamiento de la piel si se utilizan con frecuencia.

Acné

El acné es una enfermedad inflamatoria,[6] y el CBD es una potente sustancia vegetal antiinflamatoria que se puede ingerir o aplicar como tópico. También en este caso las investigaciones preliminares dan a entender que el CBD puede reducir el acné cuando se aplica tópicamente y que es una opción terapéutica muy segura cuando se emplea junto con otras cremas tópicas a tal fin. Se desconoce la dosis óptima, pero un producto de buena calidad y gran potencia es un buen punto de partida para encontrar lo que más te convenga.

Tras renunciar a métodos hormonales para controlar mi acné leve, utilicé en mi piel un producto de cannabis tópico de alto contenido en CBD, que combiné yo misma (¡me gusta llamarlo «compuesto HTM»! [hazlo tú mismo]) antes de que hubiera nada disponible en el mercado. Cuando se me acababa, o cuando estaba en Bali, donde no lo tenía a mi alcance, el acné volvía y yo tenía que volver a un tópico con receta. A veces, si tenía acceso a ambos, llegaba incluso a combinar el tópico recetado y el HTM de CBD. Una de las cosas que noté con el CBD fue que este no me secaba ni inflamaba la piel como sí hacían algunas de las cremas tópicas con receta. Aparte de creer mucho en sus posibilidades, una gran cantidad de mis pacientes y clientes han tenido experiencias parecidas. En la actualidad, para el acné hay muchos productos cutáneos de CBD de cáñamo y de cannabis comercialmente preparados para uso facial, ¡por lo que no hace falta que lo fabriques por tu cuenta!

Para más información, véanse referencias.[7, 8, 9, 10]

Psoriasis

La psoriasis es una enfermedad inflamatoria en que la piel pierde el control sobre la rapidez con que se renuevan las células de la epidermis, denominadas «queratinocitos». Esto provoca una acumulación en esta capa cutánea superior, lo que se traduce en psoriasis en placas, que son rojas o rosas, y presentan un aspecto escamoso. La enfermedad tiene un componente genético y otro medioambiental. No tiene cura, pero he visto casos de remisión total de los síntomas mediante una estrategia de medicina integrativa (no solo cannabis), de tal modo que muchos pacientes suelen ser capaces de minimizar y reducir muchísimo las cremas esteroides y otros fármacos.

El tratamiento de la psoriasis con tópicos farmacéuticos y medicamentos sistémicos suele conllevar un elevado riesgo de toxicidades y efectos secundarios, por lo que cualquier nuevo tratamiento efectivo natural es bien recibido en el régimen del paciente. Mis pacientes aquejados de psoriasis no solo sufren por las placas escamosas y la piel que se pela (lo cual ya provoca picores y a menudo irritación dolorosa), sino también por los efectos secundarios: tener que aguantar las reacciones de los demás. Si la gente ignora qué es la psoriasis, al ver a alguien con lesiones en la piel suele apartarse, pues teme que aquello sea algo contagioso o infeccioso: no es así, desde luego, pero en torno a esta enfermedad todavía existe mucho estigma social y, como consecuencia de ello, cierto aislamiento. Tengo pacientes que no van a darse un masaje o incluso no llevan camisetas sin mangas en verano porque les avergüenza su piel y la atención negativa que despiertan. Estos efectos sociales secundarios tienen un gran impacto en el bienestar mental y la autoestima, como ocurre con todos los trastornos de la piel, por lo que me tomo muy en serio tratarlos de la mejor manera posible.

Junto con el del cannabis, que puede ser muy práctico, también adopto un enfoque holístico propio de la medicina integrativa/funcional, y abordo factores del estrés, al tiempo que valoro la posibilidad de que el intestino permeable desempeñe un papel debido a su efecto en el microbioma (véase capítulo 15). He aquí una razón por la que, en la psoriasis y otras dolencias crónicas de la piel, aparte de las herramientas habituales de la medicina occidental, sería muy útil ir a ver a un médico integrativo/funcional o un profesional de la salud para conseguir una evaluación y una planificación completas.

Tampoco aquí conocemos todavía la dosis exacta y el producto concreto que mejor funcionan en la psoriasis. No obstante, puedes empezar suavizando las placas y aplicando a continuación un producto pensado para intensificar la absorción cutánea, utilizando una cantidad abundante dos veces al día en las zonas afectadas. Seguramente, esta es la mejor manera de apreciar un cambio significativo. Hasta el momento, los estudios se han centrado sobre todo en el CBD, aunque se ha demostrado que otros cannabinoides, incluido el THCA, son capaces de inhibir una sustancia química involucrada en muchos trastornos inflamatorios, entre ellos la psoriasis.[11] Entre las propiedades antipsoriasis del THCA está la de neutralizar una sustancia química inflamatoria denominada «TNF alfa».

Algunos de mis pacientes de Canadá que toman cannabis terapéutico oral para el dolor crónico también sufren psoriasis. A menudo me enseñaban las fotos anteriores y posteriores a los brotes cutáneos, y era evidente que su piel mejoraba ostensiblemente tras haber empezado a tomar cannabis terapéutico para el dolor crónico, incluidos productos de alto contenido en CBD. Así pues, la combinación diaria de CBD tópico con un aceite de cannabis terapéutico oral o un aceite de CBD de cáñamo daba los mejores resultados, aunque todavía no disponemos de estudios, sino solo de experiencia clínica. Puedes empezar con 15-30 mg/día por vía oral y aumentar la dosis basándote en tu respuesta durante un periodo de semanas/meses, a la espera de algún efecto al cabo de tres meses, y luego seis, de consumo diario.

Para más información, véanse referencias.[12, 13, 14, 15, 16]

Eccema

El eccema es otra afección cutánea inflamatoria en la que la piel se seca mucho, se deshidrata y se inflama, lo que daña la función normal de barrera y, en casos extremos, origina una piel dolorosa, agrietada e incluso sangrante, e infecciones cutáneas recurrentes, así como picor o prurito intensos que suelen requerir fármacos fuertes. Según investigaciones recientes,[17] el sistema endocannabinoide desempeña un papel en el eccema, lo cual da a entender que el consumo de cannabis puede ser beneficioso. Varias investigaciones preliminares han demostrado que tanto el CBD tópico como el THC tópico tienen efectos antieczema en ratones y en células, si bien todavía carecemos de estudios en humanos más allá de los casos clínicos.[18, 19]

Como pasa con la psoriasis, hasta la fecha ninguna investigación publicada ha hablado de dosis exactas y productos idóneos. Puedes empezar con un producto de buena calidad; seguramente, una cantidad abundante dos veces al día en todas las áreas afectadas es la mejor estrategia para lograr un resultado significativo. Tomar por vía oral CBD de cáñamo o un aceite de cannabis terapéutico de alto contenido en CBD puede contribuir a reducir los brotes provocados por el estrés y la ansiedad, los desencadenantes más habituales del eccema (para la dosificación en el estrés y la ansiedad, consulta los capítulos 8 y 9).

Heridas en la piel y otras enfermedades cutáneas

El dolor y la cicatrización lenta de las heridas a causa de diversas afecciones constituyen un problema difícil. De todos modos, ciertas cremas cannabinoides tópicas quizás ayuden a reducir el dolor[20] y a acortar el tiempo de curación[21] en el pioderma gangrenoso (una enfermedad cutánea rara en que aparecen grandes llagas dolorosas) y en diversas enfermedades en que se forman ampollas en la piel (bolsas llenas de líquido que pueden provocar cicatrices), con la ventaja añadida de que así reducimos el consumo de analgésicos opioides.

Cánceres de piel y precánceres

Las investigaciones publicadas sobre la capacidad de los tópicos de cannabis para tratar o incluso curar cánceres de piel son solo muy preliminares, pero es difícil pasar por alto miles de casos clínicos con pruebas anecdóticas fotográficas. En los ratones, se ha observado que ciertos fármacos cannabinoides utilizados de forma tópica tienen actividad antitumores cutáneos.[22] Aunque es demasiado pronto para recomendar productos tópicos de cannabis como tratamiento primario para cánceres cutáneos de cualquier tipo, es posible que el uso de una crema de cannabis tópico durante años ayude a evitar que lesiones cutáneas «no melanoma» precancerosas relacionadas con la radiación ultravioleta y el sol (queratosis actínicas, o QA para abreviar) se transformen en cáncer. Aún no está demostrado en la literatura científica publicada, pero los médicos (incluida yo misma) que tratamos a pacientes con cannabis terapéutico podemos contar montones de historias de personas que han utilizado un producto de cannabis tópico para tratar su QA. Al respecto, informan de que han sido capaces de librarse totalmente de las lesiones con repetidas aplicaciones a lo largo de varias semanas sin necesidad de otros tratamientos. Cabría señalar que estas lesiones de QA difieren mucho de los invasivos, profundos y más graves cánceres de piel, que probablemente no responderían a un tratamiento puramente tópico.

Cómo utilizar cannabis en enfermedades de la piel

- Escoge un producto tópico adecuado para la dolencia que quieres tratar. Por ejemplo, si el problema es el acné, elige un producto probado de gran calidad para piel propensa al acné y busca otros ingredientes sinérgicos, como el ácido salicílico, la niacinamida o los probióticos. Si pretendes tratar áreas extensas del cuerpo aquejadas de eccema, piel seca o psoriasis, elige a ser posible un producto elaborado para el cuerpo y formulado para una mayor absorción.
- Aplícalo generosamente varias veces al día.
- En la psoriasis, se puede probar una loción corporal con CBD en combinación con tópicos recetados, como análogos de la vitamina D, para tal vez aumentar el efecto (aunque sobre esto todavía no hay estudios); en todo caso, siempre hay que consultar primero al médico.
- Para combatir los brotes de eccema, psoriasis y otras enfermedades cutáneas relacionadas con el estrés, estudia la posibilidad de seguir las directrices de los capítulos 8 y 9 para el uso oral de un aceite de CBD de cáñamo o un aceite de cannabis terapéutico de alto contenido en CBD, ambos con receta (si están disponibles).

Ingredientes que debes evitar en tu régimen de cuidado de la piel

¡El mero hecho de que un producto tenga CBD no significa que sea seguro o efectivo! En muchos estantes he visto productos que en principio eran de gran ayuda para las irritaciones de la piel, pero también contenían numerosos irritantes cutáneos y otras sustancias químicas potencialmente nocivas: así que lee la etiqueta del producto con la misma atención que pones en la comida. Los productos de la lista siguiente pueden provocar irritación cutánea en algunos consumidores, por lo que conviene evitarlos, sobre todo si la piel es particularmente sensible.

- Parabenos
- Imidazolidinilurea
- Cuaternio-15
- Formaldehído
- «Mezcla de fragancias»

18

Ayuda en la epilepsia y las convulsiones

Si hay un uso del cannabis y el CBD que ocupa una y otra vez los titulares de prensa es la capacidad de estas sustancias para aliviar las convulsiones en los epilépticos resistentes a los tratamientos. En realidad, la epilepsia engloba un amplio grupo de enfermedades cerebrales que incluyen ataques convulsivos de diferentes clases y causas. Con independencia del motivo y del tipo exactos, el cannabis terapéutico, y sobre todo el cannabis de alto contenido en CBD, puede ayudar a reducir las convulsiones, a menudo de forma espectacular, incluso cuando los actuales cócteles de fármacos se muestran ineficaces. Es algo que he visto una y otra vez de primera mano en mis pacientes de Canadá, y también el Reino Unido, donde he asesorado en casos de epilepsia resistentes a los tratamientos y sobre el uso de cannabis terapéutico en determinadas formas de epilepsia infantil.

En muchos casos de epilepsia infantil, los niños estaban a punto de morir, o entraban y salían cada semana de cuidados intensivos. Tomaban dosis muy elevadas de medicamentos y esteroides, lo que provocaba efectos secundarios que iban desde cambios en el estado de ánimo e incluso episodios psicóticos hasta ciertos impactos en el crecimiento y el desarrollo. Pero han pasado de no tener esperanzas de llegar a vivir una vida normal a controlar las convulsiones por primera vez en muchos años gracias al aceite de cannabis terapéutico de alto contenido en CBD. En numerosos casos, también han sido capaces de dejar los esteroides y bastantes de los otros fármacos mientras mantenían los ataques convulsivos en un nivel mínimo. El cannabis les ha permitido regresar a la escuela y llevar de nuevo una vida normal.

Para estos pacientes y sus familias, es como si se hubiera producido un milagro, y a menudo esto supone el final de una pesadilla para los padres. Sin embargo, muchos miles de niños aún no tienen acceso a un tratamiento que te cambia la vida; de hecho, pese al creciente número de pruebas, este es el escenario para la mayoría.

El SEC y la epilepsia

Así pues, ¿cómo funciona realmente el cannabis en la epilepsia? Todo vuelve a girar en torno al sistema cannabinoide, que contribuye a equilibrar el cerebro y el cuerpo, incluida la comunicación y la función cerebral sanas sin convulsiones. Los ataques convulsivos se producen como consecuencia de un estallido de actividad eléctrica anómala que puede comenzar en una parte del cerebro y luego extenderse. Esta explosión de actividad se debe a la sobreexcitabilidad de ciertas células cerebrales, lo que básicamente es un problema de comunicación excesiva, algo controlado por el sistema cannabinoide. En esencia, da la impresión de que un sistema endocannabinoide sano actúa como interruptor,[1] impidiendo los estallidos anómalos de hiperactividad eléctrica que dan lugar a los ataques.

Los síntomas de las convulsiones pueden variar muchísimo en función de cuál es la parte del cerebro afectada. Entre los síntomas de ataques convulsivos generalizados se incluyen espasmos musculares en todo el cuerpo, rigidez corporal y pérdida del conocimiento. En otras modalidades de ataques más centradas en el cerebro acaso parezca que la persona está simplemente soñando despierta o en las nubes. Según un creciente y cada vez más convincente conjunto de investigaciones, y al margen de la causa y el tipo de ataque, el sistema endocannabinoide desempeña un papel crucial en este proceso.[2] Por ejemplo, en diversos estudios con animales se ha observado que el bloqueo de receptores cannabinoides CB1[3] en el cerebro se traduce en convulsiones graves, lo cual significa que el funcionamiento de los receptores CB1 y de los cannabinoides es fundamental para la actividad cerebral normal libre de ataques.

Hasta la fecha, en varios estudios con seres humanos se ha observado un peor funcionamiento endocannabinoide en el cerebro[4] y en el líquido cefalorraquídeo[5] de personas con ciertos tipos de epilepsia, lo que da entender la probable implicación de cierta deficiencia endocannabinoide.

Las pruebas del CBD en las convulsiones

Con respecto a la eficacia del CBD, en 2017 alcanzamos un importante punto de inflexión, en concreto sobre la disminución de los ataques: se llevaron a cabo tres tipos de estudios de gran calidad y con la «mejor evidencia» (ensayos aleatorios controlados con placebo)[6] en un medicamento farmacológico elaborado a partir de CBD de origen vegetal llamado Epidiolex, un producto empleado en pacientes con trastornos epilépticos específicos denominados «síndrome de Dravet» y «síndrome de Lennox-Gastaut». En estos estudios, se observó que el CBD en dosis elevadas era efectivo en la disminución de convulsiones frente a un grupo placebo (el de la pastilla de azúcar). En la actualidad, esto nos proporciona los inicios de lo que se conoce, incluso en los círculos médicos convencionales más conservadores, como la «prueba de nivel 1» de que el CBD es efectivo en los ataques convulsivos.

En el nivel micro, aún no se conoce del todo cómo los cannabinoides, y el CBD en concreto, interrumpen realmente la activación anómala y el exceso de comunicación entre las células cerebrales. No obstante, las actuales investigaciones[7] señalan muchos y diversos efectos cerebrales de los cannabinoides, entre ellos influencias neuroprotectoras, vías antiinflamatorias o impactos en otras proteínas e incluso en rutas de la serotonina (hormona de la felicidad).

* * *

Historia de Julie

La primera vez que vi a Julie con su madre (que era también su cuidadora), no se comunicaba verbalmente. Casi todo lo dijo la madre. Julie, de veinticinco años, no podía vivir sin ayuda debido a su epilepsia grave, que la obligaba a tomar un fuerte cóctel de fármacos, poco efectivos para reducir la frecuencia de los ataques y con muchos efectos secundarios. Según la madre, los medicamentos, que dejaban a Julie «como una zombi» e incapaz de cuidar de sí misma, no habían interrumpido las convulsiones diarias. La vida era dura para ambas. La madre había tenido que dejar su trabajo para cuidar de Julie, de modo que ahora encima escaseaba el dinero. A Julie le encantaban los perros, y la madre pensó que un perro de asistencia le podría venir bien, pero como su hija estaba tan enferma no reunía los requisitos para el programa, y se le dijo que de cara al futuro había pocas posibilidades. Habían oído hablar del cannabis terapéutico para las convulsiones y querían probar; su neurólogo se había mostrado de acuerdo y las había derivado a la clínica. Decidimos comenzar con un aceite de cannabis con mucho CBD y poco THC, y entre tanto colaboramos con sus otros médicos para garantizar que la medicación anticonvulsiva se mantenía en un nivel seguro.

A lo largo del año siguiente, los ataques de Julie estuvieron mucho mejor controlados hasta reducirse a una convulsión cada tres o cuatro meses, y ya no hizo falta ninguna intervención médica radical para contenerlos. Bajo supervisión médica, Julie redujo lentamente las dosis de muchas de las otras medicaciones mientras aumentaba la de aceite de cannabis, y al cabo de un año de haber iniciado el tratamiento de cannabis terapéutico era una mujer distinta. Capaz de hablar conmigo con normalidad, se había vuelto más independiente y estaba planteándose lo de irse de la casa de su madre con asistencia a tiempo parcial. Ya cumplía los requisitos para tener un perro e incluso estaba buscando un trabajo de media jornada. Se trataba de cosas casi inimaginables hasta hacía poco. Ya no parecía deprimida y era capaz de dar más paseos y tener más interacciones sociales. Tanto a Julie como a su madre, el cambio les parecía un milagro, pues les había permitido a ambas recuperar su vida. La epilepsia no se curaría nunca, pero el cannabis la mantenía a raya y había transformado drásticamente su calidad de vida; además, no experimentaba efectos secundarios, lo que en el caso de un tratamiento para la epilepsia era algo inaudito.

* * *

Historia de Alfie: la lucha por la medicina del cannabis para los niños del Reino Unido

Cuando me mudé al Reino Unido y empecé a implicarme en la formación de médicos en el cannabis terapéutico y en la educación sobre el cannabis, conocí a muchos niños y familias increíbles que vivían con formas de epilepsia resistentes a los fármacos en que el cannabis terapéutico había sido lo único que había servido de algo. Uno de estos niños era Alfie Dingley. Su madre, Hannah Deacon, hizo campaña incansablemente en favor de que los niños con esta enfermedad pudieran acceder al cannabis terapéutico como tratamiento de último recurso. Su lucha, y la de otros padres con niños aquejados de trastornos convulsivos en los que el cannabis había sido muy beneficioso, pero a los que se les había denegado acceder a esta terapia, influyó mucho en que el Gobierno británico modificara la ley para hacer que el cannabis terapéutico fuera legal en el Reino Unido desde noviembre de 2018.

Empecé a trabajar con los médicos de Alfie, ayudándolos a encontrar los mejores productos y dosis de cannabis para controlar y minimizar los ataques del niño. Esto solía ser peliagudo debido a que era posible acceder solo a un número limitado de productos. Alfie respondió de maravilla al cannabis terapéutico, que disminuyó espectacularmente sus convulsiones cuando otros fármacos habían resultado fallidos, y con pocos efectos secundarios. Esto sucedió después de haber sufrido centenares de ataques cada semana y haber estado entrando y saliendo de cuidados intensivos, de no haber podido ir a la escuela y de haber padecido graves efectos adversos físicos y mentales causados por esteroides y fármacos que simplemente no eran efectivos en esta clase de epilepsia.

Haber podido ayudar a Alfie y a muchos otros niños como él de todo el Reino Unido que necesitan mejor acceso al cannabis terapéutico ha sido un privilegio. La educación pública y médica, en colaboración con representantes del Gobierno e investigaciones de apoyo, están ayudando, pero aún queda mucho por hacer hasta que estos niños tengan la medicina que necesitan.

Otra familia que conocí fue capaz de conseguir una receta de cannabis terapéutico para su hijo muy enfermo, pero el tratamiento era tan elevado (unas dos mil libras mensuales de promedio) que para pagarlo tuvieron que volver a hipotecar la casa. El problema sigue siendo que la mayoría de los médicos que tratan la epilepsia tienen miedo del cannabis terapéutico, especialmente todo cuanto se usa en niños, pues no saben muy bien cómo funciona el cannabis, sobre el que en la facultad de medicina no les enseñaron nada. Para complicar más las cosas, en el momento de escribir este libro, las actuales directrices clínicas y las asociaciones de neurología pediátrica son bastante reacias al uso del cannabis terapéutico, lo que coloca a los médicos en una posición difícil. Los profesionales de la salud se basan en estas pautas clínicas y en las asociaciones médicas para orientar sus decisiones de tratamiento, y suelen pasar años antes de que la base empírica de la ciencia investigadora influya en un cambio de directrices. La falta de médicos dispuestos a recetar cannabis es otro factor que eleva el coste, pues, si no hay oferta y demanda a gran escala, el gasto por paciente es altísimo. Los médicos suelen aludir a preocupaciones por posibles efectos secundarios desconocidos, sobre todo en los niños, pese al hecho de que dichos efectos suelen ser raros y leves, mientras que de los esteroides y los fármacos anticonvulsivos se sabe que tienen efectos adversos graves y, aun así, se utilizan sin la misma preocupación. Como sucede con todo lo que rodea al cannabis, la investigación, la educación y la eliminación de estigmas constituyen el camino para superar estos miedos.

Gracias a mis charlas y a mi labor de promoción en el Reino Unido, también conocí a un valiente adolescente con epilepsia que tomaba tantos medicamentos para sus convulsiones que no podía asistir a clase y tenía una calidad de vida pésima. Su desesperación por ser normal lo empujó a probar el aceite de cannabis del mercado irregular tras encontrar en Internet un grupo de información sobre cannabis terapéutico, pues ningún médico estaba dispuesto a extenderle una receta ni siquiera después del cambio legal de noviembre de 2018. Esto originó unos resultados increíbles, de modo que las convulsiones se redujeron casi a cero, y le permitió disminuir los otros medicamentos de manera drástica y dejar algunos por completo. Fue capaz de volver a la escuela y de sentirse de nuevo un adolescente normal. No obstante, sus médicos seguían negándose a reconocer que el cambio casi milagroso en su epilepsia se había debido al aceite de cannabis que estaba tomando, y no le facilitarían acceso a una receta legal hasta que hubiera «más pruebas», pese a la buena base científica sobre el CBD y la epilepsia derivada de los estudios con Epidiolex, así como al caso probado que tenían delante.

* * *

Cannabis terapéutico y dosificación del CBD

Aconsejar sobre dosificación específica y cómo emplear el CBD y el cannabis terapéutico en la epilepsia va más allá del objetivo de este libro, pues es una enfermedad muy grave que ha de ser supervisada de cerca por un médico conocedor del cannabis y la epilepsia, y que trabaje con el neurólogo principal (especialista en epilepsia) y con el médico de cabecera implicados en el tratamiento del paciente. Con fines educativos, sin embargo, analizaré brevemente algunos de los diferentes productos de cannabis que se han utilizado clínicamente, así como varios ejemplos de dosificación y de tipos de cannabinoides que se han revelado eficaces. Ten presente que en las dosis suele haber grandes diferencias en función de la clase de epilepsia, la edad del paciente, otras medicaciones y otros muchos factores.

CBD de espectro completo vs. purificado

En muchos casos individuales, una de las cosas que he visto es que, para reducir los ataques convulsivos, un aceite de espectro completo, de alto contenido en CBD y bajo en THC, parece funcionar mejor que el CBD purificado por sí solo. Esta observación está respaldada por un estudio reciente que comparaba los datos de unos epilépticos tratados con CBD purificado y otros a los que se les trató con aceite de cannabis terapéutico de alto contenido en CBD, si bien este estudio presentaba algunos fallos metodológicos, por lo que era difícil extraer una conclusión clara. Creo que, probablemente, este fenómeno (lo creen también otros expertos) se debe a la sinergia herbal o al efecto séquito, cuando muchos cannabinoides y sustancias químicas vegetales diferentes en un aceite de un extracto completo trabajan juntos para producir un efecto mayor en el trastorno.[8] (Para un examen detallado del CBD aislado *vs.* el CBD de espectro completo, véase capítulo 5.)

Dicho esto, la mayoría de los estudios a gran escala publicados sobre los cannabinoides y la epilepsia han empleado CBD purificado de grado farmacéutico. Las investigaciones sobre aceites de cannabis de espectro completo para la epilepsia todavía derivan principalmente de la experiencia clínica y de conjuntos de datos retrospectivos observacionales y estudios de caso. No obstante, aunque no son pruebas RCT de nivel 1 (ensayos aleatorios controlados), son demasiado numerosas y espectaculares para pasarlas por alto. Los efectos del cannabis deberían considerarse probados, sobre todo en los niños cuya enfermedad ha mejorado tanto delante de nuestros ojos desde el inicio de la toma de estos productos cuando todo lo demás se revelaba inoperante. Al fin y al cabo, es medicina botánica, y resulta complicada encajarla en la limitada categoría de los RCT, pues, aparte del CBD, engloba múltiples cannabinoides que pueden tener actividad anticonvulsiva.

Aceite de cannabis de espectro completo

Por lo general, una cápsula o un aceite de cannabis de alto contenido en CBD y bajo en THC de toma oral es la principal forma de tratamiento de cannabis probada por los pacientes, pues su efecto dura más que el cannabis vaporizado inhalado (y, como es lógico, la vaporización no es aconsejable en los niños). La estrategia «empieza bajo, avanza despacio» sigue siendo aplicable a la dosificación en la epilepsia, especialmente en el caso de los niños, si bien en promedio la dosis óptima será muy superior a las de otras indicaciones para el uso de cannabis terapéutico, como el dolor crónico; por otro lado, suelen hacer falta cientos de miligramos al día, incluso tratándose de niños.

En algunos pacientes que quizá dejen de responder bien tras haber estado mucho tiempo tomando el mismo aceite de alto contenido en CBD, a veces se añade al aceite una cantidad muy pequeña de un cannabinoide llamado THCA. Aunque hasta la fecha el THCA tiene muchas menos pruebas publicadas de su actividad anticonvulsiva, según cuatro casos clínicos[9] publicados, en dosis muy pequeñas de entre 0,1 y 1mg/kg/día ha sido útil para el control de los ataques en combinación con fármacos anticonvulsivos. He observado que esto es cierto en el ámbito clínico, así como en aquellos en quienes la respuesta al CBD comienza a menguar con el tiempo. Generalmente, el THCA no provoca intoxicación y parece bastante seguro. El principal problema es la dificultad para conseguirlo. En el frasco, un poco de calor o de exposición a la luz lo degrada fácilmente y lo convierte en THC activo. En Canadá se lo he comprado a unos cuantos proveedores de cannabis terapéutico que elaboran específicamente aceite de THCA. Hasta el momento, en el Reino Unido apenas está disponible si no es un producto personalizado, fabricado por encargo para un paciente concreto, pero espero que esto cambie. Pese al mito popular de lo contrario, una vez que el THCA ha sido ingerido oralmente como aceite o cápsula, en el cuerpo no se convierte en THC ni provoca intoxicación.

En algunos casos, se añade una dosis pequeña a la mezcla de CBD y THCA, manteniendo todavía muy alta la proporción entre CBD y THC. Esto se hace en casos en que la respuesta al CBD empieza a menguar con el paso del tiempo, sobre todo si no se puede obtener THCA. Según diversos casos clínicos e investigaciones preliminares publicadas,[10] generalmente las dosis se mantienen bastante bajas y pueden generar un beneficio adicional.

Diversidad de dosificaciones de aceite de cannabis en la epilepsia

La dosis de cannabis terapéutico de alto contenido en CBD que es efectiva en la epilepsia varía mucho. La mayoría de las dosificaciones utilizadas en pacientes se basan en observaciones clínicas no publicadas resultantes de la estrategia «empieza bajo, avanza despacio», así como en un pequeño número de investigaciones publicadas como guía o punto de partida. Por ejemplo, las dosis de CBD pueden oscilar entre 1 mg/kg/día y 7 mg/kg/día; asimismo, dependen de si el cannabis se toma junto con otros fármacos antiepilépticos para un efecto combinado. Las dosis publicadas para CBD purificado solo indicaban que una dosis de 20 mg/kg/día era efectiva en ciento veinte niños con un tipo concreto de epilepsia denominado «síndrome de Dravet» *vs.* un placebo.[11]

* * *

Historia de Charlotte

Charlotte Figi es una niña con síndrome de Dravet. Después de que muchos fármacos resultaran fallidos para tratar sus convulsiones (sufría más de cincuenta al día), su madre hizo una prueba con un aceite de cannabis de alto contenido en CBD. Cuando encontró la dosis adecuada, los ataques se redujeron a dos o tres al mes, y las conductas autistas autolesionantes de Charlotte también mejoraron de forma notable. Su dosis óptima parecía ser 4 mg/kg/día; cuando bajó a 2 mg/kg/día y más, los resultados del cannabis empezaron a desvanecerse y volvieron las convulsiones. Esto no significa que la misma dosis funcione con todos los niños, pues cada persona es algo diferente, incluso con el mismo tipo de epilepsia. Este fue uno de los primeros casos de la medicina moderna en que se utilizó aceite de cannabis en un niño con ataques convulsivos, y la variedad que se utilizó acabó denominándose Charlotte's Web.[12]

* * *

Interacciones fármaco/hierba

Entre los fármacos para la epilepsia, el clobazam tiene las interacciones más conocidas con el cannabis. Aunque bajo supervisión médica se pueden tomar juntos, el CBD en dosis elevadas puede elevar el nivel del clobazam en el torrente sanguíneo. Al menos en teoría, también se pueden producir otras interacciones farmacológicas, y algunos casos clínicos las han indicado con un fármaco denominado «valproato». Asimismo, diversos medicamentos que afectan a la coagulación de la sangre pueden interaccionar con el CBD y el cannabis (para detalles sobre las interacciones fármaco/hierba véase capítulo 6). Por eso es tan importante la supervisión atenta de un médico cuando se toma cannabis terapéutico en el tratamiento de la epilepsia. No es una situación adecuada para la autoexperimentación.[13, 14]

Menor respuesta a la terapia con el tiempo

A veces, después de que alguien haya respondido bien inicialmente a un aceite con mucho CBD y muy poco THC, puede pasar que vuelva a mostrarse menos sensible. No se sabe exactamente por qué ocurre esto, pero acaso tengan algo que ver varios factores potenciales, por ejemplo:

- Variaciones de un lote a otro en los cannabinoides menores del aceite, que pueden influir en el efecto anticonvulsivo.
- Cambios en los endocannabinoides y otros receptores. Esta teoría procede de varios casos (en uno de los cuales he estado involucrada personalmente) en los que, bajo supervisión médica, hubo un periodo de «lavado» de cannabis y CBD, lo cual quizá «reinició» el nivel de respuesta. Cuando se reanudó la toma de cannabis y CBD a una dosis inferior, la respuesta volvió a mejorar. El riesgo es que en el periodo de lavado se produzcan más convulsiones, razón por la cual se aconseja hacer esto bajo estrecha supervisión médica en un entorno controlado.

Para información adicional, véanse referencias.[15, 16, 17]

Conclusión

*E*spero que estas páginas hayan servido para esclarecer muchos mitos que hay en torno a la planta de cannabis y acabar con la confusión sobre el CBD y el cannabis terapéutico. Lejos de ser la droga peligrosa que nos decían que era, el cannabis tiene mucho que ofrecernos. Exhibe un potencial enorme en medicina, al tiempo que, simplemente, nos ayuda a afrontar mejor las tensiones y presiones de la vida moderna. Aún tenemos mucho que aprender sobre cómo actúan el cannabis y el CBD en el cuerpo y el cerebro, pero, como ponen de manifiesto los centenares de estudios de investigación citados en este libro, cada vez falta menos.

Si estás leyendo esto con lo que yo llamaría «canna-curiosidad», pero, aun así, decides no tomar cannabis, espero que ahora hayas adquirido los conocimientos necesarios para hablar sin miedo sobre el cannabis y el CBD con tu médico, tu vecino, tus hijos o tu abuela. Las últimas investigaciones han descargado al cannabis de cualquier estigma que tuviera en otro tiempo, nos procuran pruebas sólidas de su efectividad y nos permiten reivindicarlo como herramienta que está ahí por si tú o tus seres queridos la necesitáis en el futuro.

Si piensas tomar CBD o cannabis, confío en que ahora sepas por dónde empezar, cómo escoger un buen producto de CBD y si el cannabis terapéutico es algo que merece la pena que explores con tu médico.

Las plantas fueron la primera medicina que los seres humanos aprendieron a utilizar. Pese a todos los increíbles avances de alta tecnología de que disfrutamos por cortesía de la ciencia farmacológica actual, los medicamentos vegetales no se han vuelto obsoletos. Más bien al contrario. Están experimentando una especie de renacimiento gracias a un anhelo colectivo por enfoques más naturales de las cuestiones habituales de la salud y el bienestar.

Se ha acabado la época dorada de creer que estábamos cerca de disponer de fármacos individuales capaces de curar cualquier enfermedad. Muchos medicamentos actuales no han logrado ofrecer la esperanza y el alivio que la gente preveía. Es especialmente cierto en las dolencias complicadas como el dolor crónico, la salud mental o los problemas relacionados con el estrés, que están alcanzando proporciones epidémicas. Nuestro cuerpo no es una máquina que se pueda descomponer sin más en partes que se puedan reparar fácilmente con un fármaco concreto. En realidad, somos seres complejos, dinámicos, razón por la cual los medicamentos de planta entera parecen encajar tan bien con nuestra bioquímica. Centenares de distintos ingredientes activos de un medicamento de planta concreta interaccionan y trabajan en sinergia con el cerebro y el cuerpo en muchas y diversas vías bioquímicas, proeza que para un fármaco individual resultaría imposible.

Observo que el interés en el cannabis forma parte de un cambio más amplio en la medicina que conduce a una mentalidad más abierta y holística, que incluya más modalidades de curación mediante sustancias no farmacológicas y esté más dispuesta a estudiar remedios alternativos que incrementen la base empírica y el conocimiento sobre su funcionamiento. Esto es una medicina que conlleva cooperación entre médicos y pacientes; nos fortalece y nos ayuda a sintonizar de nuevo con nuestro cuerpo, en vez de desconectarnos; se basa en pruebas, pero encuentra dichas pruebas en un contexto más amplio que lo que se puede analizar fácilmente en una investigación limitada de tipo embudo sobre el desarrollo de fármacos. No es medicina oriental u occidental, convencional o alternativa, antigua o moderna, sino, simplemente, buena medicina.

Agradecimientos

*E*ste trabajo no habría sido posible sin mis pacientes y clientes, que han sido mis mejores maestros a lo largo de los años, compartiendo valientemente sus historias y colaborando conmigo en este viaje conjunto. Infinitas gracias a dos fabulosos colegas, el doctor Ron Reznick y el doctor Ron Puhkey, por su amistad y sus orientaciones en materia de medicina de familia e integrativa a lo largo de años y por concederme el privilegio de formar parte de su consultorio; y a Jean Southgate por su apoyo, amistad y paciencia permanentes con mis interminables correos electrónicos.

También tengo una deuda de gratitud con los muchos y brillantes científicos y colegas médicos de diversos continentes que han liderado el uso del cannabis como medicamento y han contribuido enormemente a mis conocimientos sobre la planta con sus investigaciones a lo largo de los años y con sus consejos sobre cómo utilizarla clínicamente: sobre todo el doctor Ethan Russo, el doctor Roger Pertwee, el doctor Arno Hazekamp y el doctor Scott Shannon. También quiero expresar agradecimiento a mis colegas del cannabis de todo el mundo, en especial la doctora Sandra Carrillo por su respaldo y camaradería a través de los continentes, así como a unos fantásticos colegas, al final amigos entrañables, que están trabajando con el cannabis en el Reino Unido: la doctora Lili Galindo, la doctora Chloe Sakal, el doctor Leon Barron, la doctora Callie Seaman, el profesor Mike Barnes y, por último, pero no por ello menos importante, el profesor David Nutt, que ha sido inspiración y figura destacada en la investigación farmacológica y en las reformas políticas.

Gran parte del éxito de este libro y de mi trabajo con el cannabis terapéutico se lo debo a mi esposo, Nick. Su decidido respaldo y estímulo a lo largo de los años me ha dado el coraje para dedicarme a la medicina integrativa y a la medicina del cannabis para ayudar a mis pacientes, sobre todo al principio, antes de que obtuviera el apoyo y la comprensión de la medicina convencional.

Gracias a mi familia por su colaboración a lo largo de este viaje lleno de incertidumbres, y especialmente a mis padres por animar y alentar siempre mi carrera médica ligeramente atípica, y a mi suegra, Chris, que siempre me ha ayudado de manera indecible.

Quiero dar las gracias a los muchos «defensores de pacientes» con los que he tenido el placer de trabajar y a los que he conocido personalmente, entre ellos los inspiradores Hannah Deacon, Carly Barton, Talin Sellian, Callie Blackwell, Lucy Stafford, Charlotte Caldwell, Peter Carroll y muchos más que luchan de manera incansable por los derechos y la salud de los enfermos.

Gracias a mi extraordinaria y asombrosa agente, Rachel Mills, y a mi agente internacional, Alexandra Cliff, por formar el mejor equipo que cualquier autor podría llegar a desear.

Quiero darle las gracias de corazón a mi editora en el Reino Unido, Pippa Wright (apodo en mi marcación rápida: Editing Guru), por su paciencia, humor y brillante labor con el manuscrito, y a mi increíble equipo de Orion Spring, que ha ido más allá y ha sido el sueño de cualquier autor. En Estados Unidos, quiero dar las gracias a mis editoras Haley Weaver y Beth de Guzmán, y al equipo de Gran Central Hachette USA, por creer en este libro y ayudarme a sacarlo a la luz y distribuirlo en mi cuna de medicina integrativa. En el lado canadiense, un profundo agradecimiento a mi editor, Brad Wilson, y a su equipo de HarperCollins Canada, por confiar en mí y en este libro para reunir más información y educar mejor sobre el cannabis y el CBD, que ahora están en boca de todos, aunque todavía a veces no se entienden bien; asimismo, debo darles las gracias por ayudarme a contactar con mis compañeros canadienses en el país donde había comenzado mi viaje con el cannabis terapéutico. En España, gracias al equipo editorial de Roca Editorial, Carlos Ramos y Blanca Rosa Roca, y en Polonia, a mis editores polacos, Malgorzata Święcicka y Piotr Wawzeńczyk, de Booklab Agency (¡mi abuelo polaco de noventa y seis años y yo estamos muy orgullosos de que el libro se haya traducido al polaco!).

Referencias

Capítulo 2: Historia del consumo del cannabis

1. OMS, «Management of Substance abuse», https://www.who.int/substance_abuse/facts/cannabis/en/
2. Li, H. (1974), «An Archaelogical and Historical Account of Cannabis in China», *Economic Botany*, 28(4), 437-48.
3. Ren, M. *et al.* (2019), «The origins of cannabis smoking: Chemical residue evidence from the first millennium BCE in the Pamirs», *Science Advances*, 5(6).
4. Lu, X. & Clarke, R., «The cultivation and use of hemp (*Cannabis sativa* L) in ancient China», http://www.druglibrary.org/olsen/hemp/oha02111.html
5. Russo, E. (2007), «History of Cannabis and its Preparations in Saga, Science, and Sobriquet», *Chemistry and Biodiversity*, 4, 1614-18.
6. Chaturvedi, G.N. *et al.* (1991), «Clinical Survey of Cannabis Users in Varanasi», *Ancient Science of Life*, 10(3), 194-8.
7. Godlaski, T. (2012), «Shiva, Lord of Bhang», *Substance Use & Misuse*, 47(10), 1057-72.
8. Acharya, S.L. *et al.* (2015), «Cannabis, Lord Shiva and Holy Men: Cannabis use among Sadhus in Nepal», *J Psychiatric Association of Nepal*, 3(2).
9. Acharya, R., Dhiman, K., Ranade, A., Naik, R., Prajapati, S & Llale, S. (2015), «Vijayā (*Cannabis sativa* L.) and its Therapeutic Importance in Ayurveda: a Review», *Journal of Drug Research in Ayurvedic Sciences*, 1(1), 1-12.
10. Roger G. Pertwee, *Handbook of Cannabis*, (OUP, Oxford, 2014).
11. McPartland, J, & Russo, E. (2001), «Cannabis and Cannabis Extracts: Greater than the sum of their parts?», *Journal of Cannabis Therapeutics*, 1(3-4).
12. Russo, E. (2002), «Cannabis treatments in Obstetrics and Gynecology: A Historical Review», *Journal of Cannabis Therapeutics*, 2(3-4), 5-35.
13. Osler & Mccrae, 1915.
14. Russo, E. (2014), «The Pharmacological History of Cannabis», doi: 10.1093/acprof o-so/9780199662685.003.0002.
15. Martin A. Lee, *Smoke Signals: A Social History of Marijuana* (Scribner Book Company, 2012).
16. Bewley-Taylor, D., Jelsma, M. & Blickman, T. (2014). «The Rise and Decline of Cannabis Prohibition, https://www.tni.org/en/publication/the-rise-and-decline-of-cannabis-prohibition
17. Reefer Madness (1936), https://www.youtube.com/watch?v=zhQlcMHf3w
18. ONU (1961), Convención Única sobre Estupefacientes, https://www.unodc.org/pdf/convention_1961_en.pdf
19. Mills, J. (2016), «The IHO as Actor: The case of cannabis and the Single Convention on Narcotic Drugs 1961», *Hygiea Int.*, 13(1), 95-116.
20. Bewley-Taylor, D. & Jelsma, M. (2011), «Regime change: Re-visiting the 1961

Single Convention on Narcotic Drugs», *International Journal of Drug Policy*, 239(1), 72-81.
21. Clarke, R. & Merlin, M. (2013), «Cannabis Evolution and Ethnobotany», *Univ of California Press*, 1, 452.
22. Boutain. J. (2014), *On the Origin of Hops (Humulus, Cannabaceae)*, University of Hawai'i at Mānoa.
23. https://wwwmedicalmarijuana.procon.org/legal-medical-marijuana-states-and-dc/

Capítulo 3: Conocimiento de la planta

1. ElSohly, M. & Slade, D. (2009), «Chemical Constituents of Marijuana: The complex mixture of natural cannabinoids», *Life Sci.* 78(5), 539-48.
2. Morales P., Hurst, D. & Reggio, P. (2017), «Molecular Targets of the Phytocannabinoids: a complex picture», *Prog Chem Org Nat Prod.*, 103, 103-131.
3. Chicca, A. et al. (2018), «Uncovering the Psychoactivity of a Cannabinoid from Liverworts Associated with a Legal High», *Science Advances*, 4(10).
4. Asakawa, Y. (2008), «Liverworts -Potential Source of Medicinal Compounds», *Current pharmaceutical design*, 14, 3067-88.
5. Raduner, S. et al. (2006), «Alkilamides from Echinacea Are a New Class of Cannabinomimetics», *Journal of Biological Chemistry*, 281, 14192-206.
6. Toyota, M. et al. (2002), «New Bibenzyl Cannabinoid from New Zealand Liverwort *Radula marginata*, *Chemical and Pharmaceutical Bulletin*, 50(10), 1390-2.
7. Hanus, L.O. (2008), «Pharmacological and therapeutic secrets of plant and brain (endo) cannabinoids», *Medicinal Research Reviews*, 29(2), 213-271.
8. Cullman, F. (2014), «Prenylated Bibenzyls from the Liverwort *Radula laxiramea*», *A Journal of Biosciences*, 54(3-4).
9. Hohman, J. et al. (2011), «Alkamides and a neolignan from Echinacea purpurea roots and the interaction of alkamides with G-protein-coupled cannabinoid receptors», *Phytochemistry*, 72(14-15), 1848-53.
10. Gertsch, J. et al. (2006), «New Natural Noncannabinoid Ligands for Cannabinoid Type-2 (CB2) Receptors», *J. Recept Signal Transduct Res.*, 26(5-6), 709-30.
11. Palomares, B. et al. (2020), «Tetrahydrocannabinolic Acid a (THCA-A) Reduces Adiposity and Prevents Metabolic Disease Caused by Diet-Induced Obesity», *Pharmacology*, 171, 113693.
12. Pagano, E. et al. (2019), «The non-euphoric phytocannabinoid cannabidivarin counteracts intestinal inflammation in mice and cytokine expression in biopsies from UC pediatric patients», *Pharmacol Res.*, 149, 104464.
13. Gonçalves, J. et al. (2019), «Cannabis and its Secondary Metabolites: Their Use as Therapeutic Drugs, Toxicological Aspects, and Analytical Determination», *Medicines* (Basilea), 6(1), 31.
14. Degenhardt, F, Stehle, F. & Kayser, O. (2017), capítulo 2, «The Biosynthesis of Cannabinoids», *Handbook of Cannabis and Related Pathologies*, 13-23.
15. Russo, E. & Marcu, J. (2017), «Cannabis Pharmacology: The Usual Suspects and a Few Promising Leads», *Pharmacol*, 80, 67-134.
16. Russo, E. (2017), «Cannabidiol Claims and Misconceptions», *Trends in Pharmacological Sciences*, 38(3).
17. Russo, E. (2011). «Taming THC: potential cannabis synergy and phytocannabinoid-terpenoid entourage effects», *Br J Pharmacol.*, 163(7), 1344-1364.

18. Adams, T. & Taylor, S., «Safety Evaluation of Essential Oils: a constituent-based approach», *Handbook of Essential Oils: Science, Technology, and Applications*, 185-208 (Boca-Ratón, 2010).
19. Buchbauer, G. et al. (1993), «Fragrance compounds and essential oils with sedative effects upon inhalation», *J. Pharm. Sci.*, 82(6), 660-4.
20. Brugnatelli, V. «Anti-inflammatory & anti-nociceptive properties of ß-myrcene», https://www.fundacion-canna.es/en/anti-inflammatory-anti-nociceptive-properties-v-myrcene
21. Lewis, M., Russo, E. & Smith K. (2018), «Pharmacological Foundations of Cannabis Chemovars», *Planta Med.*, 84(4), 225-233.
22. Rossi, R. et al. (2009), «Liquid chromatography/atmospheric pressure chemical ionization ion trap mass spectrometry of bilobalide in plasma and brain of rats after oral administration of its phospholipidic complex», *J. Pharm. Biomed. Analysis*, 50(2), 224-7.
23. Bonamin, F., Moraes, T.M., Dos Santos, R.C. et al. (2014), «The effect of a minor constituent o essential oil from Citrus aurantium: the role of ß-mircene in preventing peptic ulcer disease», *Chem. Biol. Interact.*, 212, 11-19.
24. Ryz, N., Remillard, D. & Russo, E. (2017), «Cannabis Roots: a traditional therapy with future potential for treating inflammation and pain», *Cannabis and Cannabinoid Research*, 2(1).
25. Tipparat, P., Kunkaew, W., Julsrigival, S., Pinmanee, S. & Natakankitkul, S. (2014), «Classification of cannabis plants grown in Northern Thailand using physicochemical properties», *J. Nat. Sci. Res.*, 4, 46-54.
26. Thichak, S. et al. (2011), «Identification of Drug-Type and Fiber-Type of Hemp (*Cannabis sativa* L.) by Multiplex PCR», *Chiang Mai J. Sci.*, 38(4), 608-18.
27. https://www.sciencedirect.com/topics/immunology-and-microbiology/chemotype
28. Latta, R.P. & Eaton, B. (1975), «Seasonal fluctuations in cannabinoid content of Kansas Marijuana», *Economic Botany*, 29, 153-63.
29. Henry, P. (2017), «Cannabis chemovar classification: terpenes hyper-classes and targeted genetic markers for accurate discrimination of flavours and effects», *PeerJ Preprints*, 5.
30. Sawler, J., Stout, J.M., Gardner, K.M. et al. (2015), «The Genetic Structure of Marijuana and Hemp», *PLos One*, 10(8), e0133292.

Capítulo 4: El cannabis y tu cuerpo

1. Gurib-Fakim, A. (2006), «Medicinal Plants: traditions of yesterday and drugs of tomorrow», *Mol. Aspects Med.*, 27(1), 1-3.
2. Basavarajappa, B.S. (2007), «Neuropharmacology of the Endocannabinoid Signaling System-Molecular Mechanisms, Biological Actions and Synaptic Plasticity», *Curr. Neuropharmacol.*, 5(2), 81-97, doi:10.2174/157015907780866910
3. Lu, H.C. & Mackie, K. (2015), «An Introduction to the Endogenous Cannabinoid System», *Biol. Psychiatry*, 79(7), 516-25.
4. https://www.sciencedirect.com/topics/neuroscience/anandamide
5. Laprairie, R.B., Bagher, A.M., Kelly, M.E. & Denovan-Wright, E.M. (2015), «Cannabidiol is a negative allosteric modulator of the cannabinoid CB1 receptor», *Br. J, Pharmacol.*, 172(20), 4790-4805, doi: 10.1111/bph.13250
6. Morales, P., Goya, P., Jagerovic, N. & Hernandez-Folgado, L. (2016), «Allosteric Modulators of the CB1 Cannabinoid Receptor: A Structural Update Re-

view», *Cannabis and Cannabinoid Research*, 2016, http://doi.org/10.1089/can.2015.0005
7. Russo, E. (2011), «Taming THC: potential cannabis synergy and phytocannabinoid-terpenoid entourage effects», *Br. J. Pharmacol.*, 163(7), 1344-1364.
8. Fadda, P., Robinson, L., Fratta, W., Pertwee, R.G. & Riedel, G. (2004), «Differential effects of THC-or CBD-rich cannabis extracts on working memory in rats», *Neuropharmacology*, 47(8), 1170-9.
9. Panikashvili, D., Mechoulam, R., Beni, S.M., Alexandrovich, A. & Shohami, E. (2005), «CB1 cannabinoid receptors are involved in neuroprotection via NF-kB inhibition», *Journal of Cerebral Blood Flow & Metabolism*, 25(4), 477-484, https://doi.org/10.1038/sj.jcb-fm.9600047
10. Cabral, G.A. & Griffin-Thomas, L. (2009), «Emerging role of the cannabinoid receptor CB2 in immune regulation: therapeutic prospects for neuroinflammation», *Expert Reviews in Molecular Medicine*, 11(e3).
11. Onaivi, E. S. et al. (2008), «Functional expression of brain neuronal CB2 cannabinoid receptors are involved in the effects of drugs of abuse and in depression», *Ann. NY Acad. Sci.*, 1139, 434-9.
12. Viscomi, M.T., Oddi, S., Latini, L. et al. (2009), «Selective CB2 receptor Agonism Protects Central Neurons from Remote Axotomy-Induced Apoptosis through the PI3K/Akt Pathway», *Journal of Neuroscience*, 29(14), 4564-70.
13. Ehrhart, J., Obergon, D., Mori, T. et al. «Stimulation of CB2 suppresses microglial activation», *J. Neuroinflammation*, 2(29).
14. Sofia, R. D., Nalepa, S.D., Vassar, H.B., Knobloch, L. C. (1974), «Comparative anti-phlogistic activity of delta 9-tetrahydrocannabinol, hydrocortisone and aspirin in various rat paw edema models», *Life Sci.*, 15, 251-260.
15. Ibeas, B.C., Chen, T., Nunn, A.V.W. et al, (2015), «Molecular Targets of Cannabidiol in Neurological Disorders», *Neurotherapeutics*, 12(4), 699-730, doi:10.1007/s13311-015-0377-3.
16. Gonçalves, J. et al. (2019), «Cannabis and its Secondary Metabolites: Their Use as Therapeutic Drugs, Toxicological Aspects, and Analytical Determination», *Medicines* (Basilea), 6(1), 31.
17. Szabo, B. & Schlicker, E. (2005), «Effects of cannabinoids on neurotransmission», *Handb. Exp. Pharmacol.*, 168, 327-65.
18. Pertwee, R.G., Howlett, A.C., Abood, M. E. et al. (2010), Unión Internacional de Farmacología, LXXIX, «Cannabinoid receptors and their ligands: beyond CB1 and CB2», *Pharmacol. Rev.*, 62(4), 588-631.
19. Grundy, R.I. (2002), «The therapeutic potential of the cannabinoids in neuroprotection», *Expert Opinion on Investigational Drugs*, 11, 1365-74.
20. Silvestri, C. & Marzo, V. (2013), «The endocannabinoid system in energy homeostasis and the etiopathology of metabolic disorders», *Cell Metabolism*, 17(4), 475-90.
21. Pertwee, R.G. (2005), «The therapeutic potential of drugs that target cannabinoid receptors or modulate the tissue levels or actions of endocannabinoids», *AAPS Journal*, 7(3), e625-54.
22. Maccarrone, M., Dainese, E. & Oddi, S. (2010), «Intracellular trafficking of anandamide new concepts for signaling», *Trends in Biochemical Sciences*, 35(11), 601-8.
23. Ligresti, A., Petrosino, S. & Di Marzo, V. (2009), «From endocannabinoid profiling to endocannabinoid therapeutics», *Curr. Opin. Chem. Biol.*, 13(3), 321-31.

24. Geurts, L. et al. (2011), «Altered gut microbiota and endocannabinoid system tone in obese and diabetic leptin-resistant mice: impact on apelin regulation in adipose tissue», *Front Microbiol.*, 2, 149.
25. Di Marzo, V. (2008), «Targeting the endocannabinoid system: to enhance o reduce?», *NatRev Drug Discov.*, 7(6), 438-55.
26. Silvestri, C. & Di Marzo, V. (2013), «The Endocannabinoid System in Energy Homeostasis and the Etiopathology of Metabolic Disorders», *Cell Metabolism*, 17(4).
27. Di Marzo, V. (2008), «The endocannabinoid system in obesity and type 2 diabetes», *Diabetologia*, 51, 1356.
28. Huyen, V. U. (2012), «Fatty Acid Amide Hydrolase (FAAH) Inhibitors: Discovery in Lepidium Meyeni (Maca) Extracs», *NCUR* [S.I.].
29. Simopoulos, A. P. (2003), «The importance of the ratio of omega-6/omega 3 essential fatty acids», *Biomed Pharmacother.*, 56(8), 365-79.

Capítulo 5: Métodos de administración del CBD y el cannabis

1. OMS, «Cannabidiol (CBD), https://www.who.int/medicines/access/controlled-substances/5.2_CBD.pdf
2. Gallily, R., Yekhtin, Z., Hanuš, L.O. (2015), «Overcoming the Bell-Shaped Dose-Response of Cannabidiol by Using Cannabis Extract Enriched in Cannabidiol», *Pharmacology & Farmacy*, 6, 75-85.
3. Zgair, A., Wong, J.C., Lee, J.B. et al. (2016), «Dietary fats and pharmaceutical lipid excipients increase systemic exposure to orally administered cannabis and cannabis based medicines», *Am J Transl Res.*, 8(8), 3448-59.
4. Welty, T, Lueebke, A & Gidal, B. (2014), «Cannabidiol: promise and pitfalls», *Epilepsy Curr.*, 14(5), 250-2.
5. Russo, E. (2002), «Cannabis Treatments in Obstetrics and Gynecology: A Historical Review», *Journal of Cannabis Therapeutics*, 2(3-4), 5-35.
6. ElSohly, M.A., Gul, W, & Walker, L.A. (2018), «Pharmacokinetics and Tolerability of Δ9-THC-Hemisuccinate in a Suppository Formulation as an Alternative to Capsules for the Systemic Delivery of Δ9-THC», *Med Cannabis Cannabinoids*, 1(1), 44-53.
7. Welty, Luebke, A. & Gidal, B. (2014), «Cannabidiol: promise and pitfals», *Epilepsy Curr.*, 14(5), 250-2.
8. Feinstein, V. Erez, O., Ben-Zvi, et al. (2013), «Cannabidiol enhances xenobiotic permeability through the human placental barrier by direct inhibition of breast cancer resistance protein: an ex vivo study», *Am J Obstet Gynecol*, 209, 573. e1-15.
9. Huestis, M. A. (2007), «Human cannabinoid pharmacokinetics», *Chem Biodivers*, 4(8), 1770-1804.
10. McPartland, J. (2008), «Adulteration of cannabis with tobacco, calamus, and other cholinergic compounds», *Cannabinoids*, 3(4), 16-20.
11. Russo, E. (2011), «Taming THC: potential cannabis synergy and phytocannabinoid-terpenoid entourage effects», *Br J Pharmacol*, 163(7), 1344-64.
12. Bonn-Miller, M. O., Loflin, M. J. E., Thomas, B. F., Marcu, J. P., Hyke, T. & Vandrey, R. (2017), «Labeling Accuracy of Cannabidiol Extracts Sold Online», *JAMA*, 318(17), 1708.
13. Brian Thomas & Mahmoud ElSohly, *The Analytical Chemistry of Cannabis* (Elsevier, 2015).

14. Lydon, J & Teramura, A. H. (1987), «Photochemical decomposition of cannabidiol in its resin base», *Phytochemistry*, 26(4), 1216-17.
15. Citti, C., Ciccarella, G., Braghitoli, D., Parenti, C., Vandelli, M.A. & Cannaza, G. (2016), «Medicinal cannabis: Principal cannabinoids concentration and their stability evaluated by a high performance liquid chromatography coupled to diode array and quadrupole time of flight mass spectrometry method», *J. Pharm. Biomed. Anal.*, 128, 201-209.
16. Gobierno del Reino Unido, MHRA statement on products containing Cannabidiol (CBD), https://www.gov.uk/government/news/mhra.statement-on-products-containing-cannabidiol-cbd.
17. Giese, W. *et al.* (2015), «Development and Validation of a Reliable and Robust Method for the Analysis of Cannabinoids and Terpenes», *Journal of AOAC International*, 98(6).
18. https://www.labcompare.com/Cannabis-Testing-and-Analysis/
19. https://www.aocs.org/stay-informed/inform-magazine/featured-articles/the-highs-and-lows-of-cannabis-testing-october-2016
20. Wan, B. A. *et al.* (2017), «Efficacy of different varieties of medical cannabis in relieving symptoms», *J Pain Manage*, 10(4), 375-83,
21. Karler, R., Cely, W. & Turkanis, S.A. (1974), «Anticonvulsant properties of Δ9-tetrahydrocannabinol and other cannabinoids», *Life Sciences*, 15(5), 931-47.

Capítulo 6: Entonces, ¿es seguro?

1. Ewing, L., Skinner, C., Quick, C. *et al.* (2019), «Hepatotoxicity of a Cannabidiol-Rich Cannabis Extract in the Mouse Model, *Molecules*, 24(9), 1694.
2. Iffland, K. & Grotenhermen, F. (2017), «An Update on Safety and Side Effects of Cannabidiol», *Cannabis and Cannabinoid Research*, 2(1).
3. Taylor, L., Gidal, B., Blakey, G., Tayo, B. & Morrison, G. (2018), «A phase I, randomized, double-blind, placebo-controlled, single ascending dose, multiple dose, and food effect trial of the safety, tolerability and pharmacokinetics of highly purified cannabidiol in healthy subjects», *CNS Drugs*, 32, 1053-67.
4. Leino, A. D., Emoto, C., Fukuda, T. *et al.* (2019), «Evidence of a clinically significant drug-drug interaction between cannabidiol and tacrolimus», *Am J Transplant*, 19(10), 1944-48.
5. Grayson, L., Vines, B., Nichol, K. & Szaflarski, J. P. (2017), «An interaction between warfarin and cannabidiol, a case report», *Epilepsy Behav Case Rep.*, 9, 10-11.
6. Ishida, J. H., Peters, M. G., Jin, C. *et al.* (2008), «Influence of cannabis use on severity of hepatitis C disease», *Clin Gastroenterol Hepatol.*, 6(1), 69-75.
7. Hézode, C., Roudot-Thoraval, F., Nguyen, S. *et al.* (2005), «Daily cannabis smoking as a risk factor for progression of fibrosis in chronic hepatitis C», *Hepatology*, 42(1), 63-71.
8. Andrade, C. (2016), «Cannabis and neuropsychiatry, 1; benefits and risks», *J Clin Psychiatry*, 77(5), e551-4.
9. Şengül, S. T. *et al.* (2018), «Cannabis-Induced Ventricular Tachycardia Leading to Death in an Old Man», *American J of Cardiology*, 121(8).
10. Drummer, O. H., Gerostamoulos, D. & Woodford, N.W. (2019), «Cannabis as a cause of death: A review», *Forensic Sci. Int.*, 298, 298-306.
11. Karianna, P. T., Wengrofsky, P., Jayarangaiah, A., Haseeb, S., Salciccioli, L. *et al.* (2019), «Marijuana and Cardiac Arrhytmias: A Scoping Study», *Int J Clin Res Trials*, 4(132).

12. Kalla, A. et al. (2018), «Cannabis use predicts risks of heart failure and cerebrovascular accidents», *J Cardiovasc Med*, 19(9), 480-4.
13. Richards, J. R., Bing, M. L., Moulin, A. K. et al. (2019), «Cannabis use and acute coronary syndrome», *Clinical Toxicology*, 57(10), 831-41.
14. Yamaori, S., Koeda, K., Kushihara, M., Hada, Y., Yamamoto, I. & Watanaba, K. (2012), «Comparison in the in vitro inhibitory effects of major phytocannabinoids and polycyclicaromatic hydrocarbons containes in marijuana smoke on cytochrome P450 2C9 activity», *Drug Metab Pharmacokinet.*, 27(3), 294-300.
15. Hartman, R. L., Brown, T. L., Milavetz, G. et al. (2015), «Controlled Cannabis Vaporizer Administration: Blood and Plasma Cannabinoids with and without Alcohol», *Clin Chem.*, 61(6), 850-69.
16. Hartman, R. L., Brown, T. L., Milavetz, G. et al. (2015), «Cannabis effects on driving lateral control with and without alcohol», *Drug Alcohol Depend.*, 154, 25-37.
17. Stout, S. M. & Cimino, N. M. (2014), «Exogenous cannabinoids as substrates, inhibitors, and inducers of human drug metabolizing enzymes: a systematic review», *Drug Metab Rev.*, 46(1), 86-95.
18. Geffrey, A. L., Pollack, S. F., Bruno, P. L. & Thiele, E. A. (2015), «Drug-drug interaction between clobazam and cannabidiol in children with refractory epilepsy», *Epilepsia*, 56(8), 1246-51.
19. Taha, T., Talhamy, S., Wollner, M. Peer, A. & Bar-Sala, G. (2017), «The effect of cannabis use on tumor response to nivolumab in patients with advanced malignancies», *Annals of Oncology*, 28(5).

Capítulo 7: Mejora del bienestar cerebral, el envejecimiento cerebral y los trastornos neurológicos

1. Gruber, S. A., Sagar, K. A., Dahlgren, M. K. et al. (2018), «The Grass Might Be Greener: Medical Marijuana Patients Exhibit Altered Brain Activity and Improved Executive Function after 3 Months of Treatment», *Front Pharmacol.*, 8, 983.
2. Universidad de Bonn (2017), «Cannabis reverses aging processes in the brain, study suggests», www.sciencedaily.com/releases/2017/05/170508112400.htm
3. Sarne, Y. (2018), «THC for age-related cognitive decline?», *Aging* (Albany, NY), 10(12), 3628-9.
4. Hodges, E. L. & Ashpole, N. M. (2019), «Aging circadian rhythms and cannabinoids», *NeurobiolAging*, 79, 110-18.
5. Prenderville, J. et al. (2015), «The role of cannabinoids in adult neurogenesis», *Br J Pharmacol*, 172(16), 3950-63.
6. https://www.fundacion-canna.es/en/terpenes
7. Perry, E. & Howes, M. J. (2011), «Medicinal Plants and Dementia Therapy: herbal hopes for brain aging?» *CNS Neurosci Ther.*, 17(6), 683-98.
8. Scholey, A. B., Tildesley, N. T., Ballard, C. G. et al. (2008), «An extract of Salvia (sage) with anticholinesterase properties improves memory and attention in healthy older volunteers», *Psychopharmacology (Berl.)*, 198(1), 127-39.
9. Perry, N. S. et al. (2003), «Salvia for dementia therapy: review of pharmacological activity and pilot tolerability clinical trial», *Pharmacol Biochem and Behav.*, 75(3), 651-9.
10. Porres-Martínez, M., González-Burgos, E., Carretero, M. E. & Gómez-Serranillos, M. P. (2015), «Major selected monoterpenes ∞-pinene and 1,8-cineole found

in Salvia lavandulifolia (Spanish sage) essential oil as regulators of celular redox balance», *Pharm Biol.*, 53(6), 921-9.
11. De Ternaym J., Naassila, M., Nourredine, M. *et al.* (2019), «Therapeutic Prospects of Cannabidiol for Alcohol Use Disorder and Alcohol-Related Damages on the Liver and the Brain», *Front. Pharmacol.*, 10, 627.
12. Shiniyo, N. & Di Marzo, V. (2013), «The effect of cannabichromene on adult Neuralstem/progenitor cells», *Neurochem Int.*, 63(5), 432-7.
13. Kumar, G. P. & Khanum, F. (2012), «Neuroprotective potential of phytochemicals», *Pharmacogn Rev.*, 6(12), 81-90.
14. Yang, G., Wang, Y., Tian, J. & Liu, J. P. (2013), «Huperzine A for Alzheimer disease: a systematic review and meta-analysis of randomized clinical trials», *PLos One*, 8(9), e74916.
15. Tabira, T. & Kawamura, N. (2018), «A Study of a Supplement Containing Huperzine A and Curcumin in Dementia Patients and Individuals with Mild Cognitive impairment», *J Alzheimers Dis.*, 63(1), 75-78.
16. Damar, U., Gersner, R., Johnstone, J. Y. *et al.* (2017), «Hupersine A: A promising anticonvulsant, disease modifying, and memory enhancing treatment option in Alzheimer's disease», *Med Hypotheses*, 99, 57-62.
17. https://www.eufic.org/en/healthy-living/article/the-mediterranean-diet?gclid=CjwK-CAjwkqPrBRA3EiwAKdtwk5AdhjudWWd_d-oYI9Dm34dL-VJtVRrBjLZXOPa8k01uP_gqtNlJ-dlhoCjF4QAvD_BwE
18. https://www.health.harvard.edu/healthbeat/8-principles-of-low-glycemic-eating
19. Youdim, K. A., Dobbia, M. S., Kuhnle, G. *et al.* (2003), «Interaction between flavonoids and the blood-brain barrier: in vitro studies», *J Neurochem*, 85(1), 180-92.
20. Jadoon, K. A., Ratcliffe, S. H., Barrett, D. A. *et al.* (2016), «Efficacy and Safety of Cannabidiol and Tetrahydrocannabivarin on Glycemic and Lipid Parameters in Patients With Type 2 Diabetes», *Diabetes Care*, 39(10), 1777-86.
21. Scotter, E. L., Abood, M. E., Glass, M. (2010), «The endocannabinoid system as a target for the treatment of neurodegenerative disease», *Br J Pharmacol*, 160(3), 480-98.
22. Orgado, J.M., Fernández-Ruiz, J. & Romero, J. (2009), «The endocannabinoid system in neuropathological states», *International Review of Psychiatry*, 21(2), 172-80.
23. Galve-Roperh, I., Aguado, T., Palazuelos, J. & Guzmán, M. (2007), «The endocannabinoid system and neurogenesis in health and disease», *Neuroscientist*, 12(2), 109-14.
24. Croxford, J. L., Pryce, G., Jackson, S. J. *et al.* (2008), «Cannabinoid-mediated neuroprotection, not immunosuppression, may be more relevant to multiple sclerosis», *J Neuroimmunol*, 193(1-2), 120-9.
25. Sánchez, A. J., García-Merino, A. (2012), «Neuroprotective agents: cannabinoids», *Clin Immunol*, 142(1), 57-67.
26. Centonze, D., Bari, M., Rossi, S. *et al.* (2007), «The endocannabinnoid system in dysregulated in multiple sclerosis and in experimental autoinmune encephalomyelitis», *Brain*, 130(10), 2543-53.
27. De Lago, E., Moreno-Martet, M., Cabranes, A., Ramos, J. A. & Fernández-Ruiz, J. (2012), «Cannabinoides ameliorate disease progression in a model of multiple sclerosis in mice, acting preferentially through CB1 receptor-mediated anti-inflammatory effects», *Neuropharmacol*, 62(7), 2299-308.

28. Baker, D., Pryce, G., Jackson, S. J., Bolton, C. & Giovannoni, G. (2012), «The biology that underpins the therapeutic potential of cannabis-based medicines for the control of spasticity in multiple sclerosis», *Mult Scler Relat Disord.*, 1(2), 64-75.
29. Kozela, R., Pietr, M., Juknat, A., Rimmerman, N., Levy, R., Vogel, Z. (2010), «Cannabinoids Delta(9)-tetrahydrocannabinol and cannabidiol differently inhibit the lipopoly-saccharide-activated NF-kappaB and interferon-beta/STAT proinflammatory pathways in BV2 microglial cells», *J Biol Chem*, 285(3), 1616-26.
30. Baker, D. Jackson, S.J. Pryce, G. (2007), «Cannabinoid control of neuroinflammation related to multiple sclerosis», *Br J Pharmacol.*, 152(5), 649-654.
31. Baker, D., Jackson, S.J., Pryce, G. (2007), «Cannabinoid control of neuroinflammation related to multiple sclerosis», *Br J Pharmacol.*, 152(5), 649-654.
32. Patel, R. S., Kamil, S., Shah, M. R., Bhimanadham, N. N. & Imran, S. (2019), «Pros and Cons of Marijuana in Treatment of Parkinson's Disease», *Cureus*, 11(6), e4813.
33. Mainka, T., Stork, J. Hidding, U. & Buhmann, C. (2018), «Cannabis in Parkinson's Disease: Hype or help?», *Fortschritte der Neurologie-psychiatrie.*, 86(2), 106-16.
34. Mohanty, D. & Lippmann, S. (2019), «Marijuana for Parkinson's Disease?», *Innov Clin Neurosci*, 16(1-2), 33-34.
35. Crippa, J. A., Hallak, J. E. C., Zuardi, A. W., Guimarães, F. S., Tumas, V. & Dos Santos, R. G. (2019), «Is cannabidiol the ideal drug to treat non-motor Parkinson's disease symptoms?», *EurArch Psychiatry Clin Neurosci*, 269(1), 121-33.
36. https://www.alzheimer.org.uk/about-us/policy-and-influencing/dementia-uk-report
37. https://www.alz.org/media/documents/alzheimers-facts-and-figures-2019-r.pdf
38. Baron, E. P. (2015), «Comprehensive Review of Medicinal Marijuana, Cannabinoids and Therapeutic Implications in Medicine and Headache: what a long strange trip it's been», *Headache*, 55(6), 885-916.
39. Schubert, D., Kepchia, D., Liang, Z., Dargusch, R., Goldberg, J. & Maher, P. (2019), «Efficacy of Cannabinoids in a Pre-Clinical Drug-Screening Platform for Alzheimer's Disease», *Mol Neurobiol*, 56(11), 7719-30.
40. Eggers, C., Fujitani, M., Kato, R. & Smid, S. (2019), «Novel cannabis flavonoid, cannaflavin A displays both a hermetic and neuroprotective profile against amyloid ß-mediated neurotoxicity in PC12 cells: Comparison with geranylated flavonoids, mimulone and diplacone», *Biochem Pharmacol*, 169, 113609.
41. Hughes, B. & Herron, C.E. (2019), «Cannabidiol Reverses Deficits in Hippocampal LTP in a Model of Alzheimer's Disease», *Neurochem Res.*, 44(3), 703-13.
42. Tampi, R. R., Young, J. J. & Tampi, D. J. (2018), «Cannabinoid for the treatment of behavioral and psychological symptoms of dementia», *Neurodegener Dis Manag.*, 8(4), 211-213.
43. Broers, B. Patà, Z., Mina, A., Wampfler, J. de Saussure, C. & Pautex, S. (2019), «Prescription of a THC/CBD-Based Medication to Patients with Dementia: A Pilot Study in Geneva», *Medical Cannabis and Cannabinoids*. 1-4.
44. Palace, Z. J, & Reingold, D. A. (2018), «Medical Cannabis in the Skilled Nursing Facility: A Novel Approach to Improving Symptom Management and Quality of Life», *J Am Med Dir Assoc.*, 20(1), 94-98.
45. Hillen, J. B., Soulsby, N., Alderman, C. & Caughey, G. E. (2019), «Safety and effectiveness of cannabinoids for the treatment of neuropsychiatric symptoms in dementia: a systematic review», *Ther Adv Drug Saf.*, 10.

Capítulo 8: Superación del estrés, el desgaste y la fatiga

1. Robert M. Sapolsky, *Why Zebras Don't Get Ulcers* (St Martin's Press, ed. revisada 2004) (hay trad. cast., ¿Por qué las cebras no tienen úlcera? *La guía del estrés*, Madrid, Alianza Editorial, 2019).
2. Lohr, J.B., Chang, H., Sexton, M. & Palmer, B.W. (2019), «Allostatic load and the cannabinoid system: implications for the treatment of physiological abnormalities in post-traumatic stress disorder (PTSD)», *CNS Spectr.*, 15, 1-7.
3. Campos, A. C., Ortega, Z., Palazuelos, J. et al. (2013). «The anxiolytic effect of cannabidiol on chronically stressed mice depends on hippocampal neurogenesis: involvement of the endocannabinoid system», *Int J Neuropsychopharmacol*, 16(6), 1407-19.
4. Fogaça, M. V., Campos, A. C., Coelho, L. D., Duman, R. S. & Guimarães, F. S. (2018): «The anxiolytic effects of cannabidiol in chronically stressed mice are mediated by the endocannabinoid system: Role of neurogenesis and dendritic remodeling», *Neuropharmacology*, 135, 22-23.
5. Akirav, I. (2013), «Cannabinoids and glucocorticoids modulate emotional memory after stress», *Neurosci Biobehav Rev.*, 37(10 Pt2), 255-463.
6. Maes, M., Coucke, F & Leunis, J. C. (200/), «Normalization of the increased translocation of endotoxin from gram negative enterobacteria (leaky gut) is accompanied by a remission of chronic fatigue syndrome», *Neuro Endocrinol Lett.*, 28(6), 739-44.
7. De Laurentia, A., Fernández-Solari, J., Mohn, C., Burdet, B., Zorrilla Zubileta, M. A. & Retton, V. (2010), «The hypothalamic endocannabinoid system participates in the secretion of oxytocin and tumor necrosis factor-alpha induced by lipopolysaccharide», *J Neuroimmunol*, 221(1-2), 32-41.
8. Corroon, J, & Felice, J. F. (2019), «The Endocannabinoid System and its Modulation by Cannabidiol (CBD)», *Altern Ther Health Med.*, 25(S2), 6-14.
9. Bilkei-Gorzo, A. (2012), «The endocannabinoid system in normal and pathological brain ageing», *Philos Trans R Soc Lond B Biol Sci.*, 367(1607), 3326-41.

Capítulo 9: Cómo afrontar de la ansiedad y el TEPT

1. https://digital.nhs.uk/data-and-information/publications/statistical/adult-psychiatric-morbidity-survey/adult-psychiatric-morbidity-survey-survey-of-mental-health-and-well-being-england-2014
2. Papagianni, E. P. & Stevenson, C. W. (2019), «Cannabinoid Regulation of Fear and Anxiety: an Update», *Curr Psychiatric Rep*, 21(6), 38.
3. Achermann, P. & Borbély, A. A. (1987), «Dynamics of EEG slow wave activity during physiological sleep and after administration of benzodiazepine hypnotics». *Hum Neurobiol*, 6(3), 203-10.
4. Gevins, A. S., Stone, R. K. & Ragsdale, S. D. (1988), «Differentiating the effects of three benzodiazepines on non-REM sleep EEG spectra: A neural-network pattern classification analysis», *Neupsychobiology*, 19(2), 108-15.
5. Schneider-Helmert, D. (1988), «Why low-dose benzodiazepine-dependent insomniacs can't escape their sleeping pills», *Acta Psychiatr Scand.*, 78(6), 706-11.
6. Campos, A. C., Moreira, F. A., Gomes, F. V., Del Bel, E. A. & Guimarães, F.S. (2012), «Multiple mechanisms involved in the large-spectrum therapeutic potential of cannabidiol in psychiatric disorders», *Philos Trans R Soc Lond B Biol Sci.*, 367(1607), 3364-78.

7. Zuardi, A., Cosme, R. A., Graeff, F. & Guimarães, F. (1993), «Effects of ipsapirone and cannabidiol on human experimental anxiety», *Journal of Psychopharmacology*, 7, 82-8.
8. Soares, V. P. & Campos, A. C. (2017), «Evidences for the Anti-panic Actions of Cannabidiol», *Curr Neuropharmacol.*, 15(2), 291-0.
9. Turna, J., Patterson, B. & Van Ameringen, M. (2017), «Is cannabis treatment for anxiety, mood, and related disorders ready for prime time?», *Depress Anxiety*, 34 (11), 1006-17.
10. Madras, B. (2018), «Tinkering with THC-to-CBD ratios in Marijuana», *Neuropsychopharmacology*, 44, 215-6.
11. Shannon, S., Lewis, N., Lee, H. & Hughes, S. (2019), «Cannabidiol in Anxiety and Sleep: A Large Case Series», *Perm J.*, 23, 18-041.
12. Galea, S., Nandi, A. & Vlahov, D. (2005), «The epidemiology of post-traumatic stress disorder after disasters», *Epidemiol Rev.*, 27, 78-91.
13. Elms, L., Shannon, S., Hughes, S. & Lewis, N. (2019), «Cannabidiol in the Treatment of Post-traumatic Stress Disorder: A Case Series», *J Altern Complement Med.*, 25(4), 392-7.
14. Rabinak, C. A., Angstadr, M., Lyons, M., Mori, S., Milad, M. R., Liberson, I. & Phan, K. L. (2014), «Cannabinoid modulation of prefrontal-limbic activation during fear extinction learning and recall in humans», *Neurobiol Learn Mem.*, 113. 125-34.
15. Ney, L. J., Matthews, A., Bruno, R. & Felmingham, K. L. (2018), «Modulation of the endocannabinoid system by sex hormones: Implications for posttraumatic stress disorder», *Neurosci Biobehav Rev.*, 94, 302-20.
16. Berardi, A., Schelling, G, & Campolongo, P. (2016), «The endocannabinoid system and Post Traumatic Disorder (PTSD): From preclinical findings to innovative therapeutic approaches in clinical settings», *Pharmacol Res.*, 111, 668-78.
17. Trezza, V. & Campolongo, P. (2013), «The endocannabinoid system as a possible target to treat both the cognitive and emotional features of post-traumatic stress disorder (PTSD)», *Front Behavi Neurosci.*, 7, 100.
18. Ney, L. J., Matthews, A., Bruno, R. & Felmingham, K. L. (2019), «Cannabinoid interventions for PTSD: Where to next?», *Prog Neuropsychopharmacol Biol Psychiatry*, 93, 124-140.
19. Loflin, M. J., Babson, K. A. & Bonn-Miller, M. O. (2017), «Cannabinoids as therapeutic for PTSD», *Curr Opin Psychol*, 14, 78-83.
20. Rabinak, C. A., Peters, C., Marusak, H. A., Ghosh, S. & Phan, K. L. (2018), «Effects of acute Δ9-tetrahydrocannabinol on next-day extinction recall is mediated by post-extinction resting-state brain dynamics», *Neuropharmacology*, 143, 289-98.
21. Schier, A.R., Ribeiro, N. P., Silva, A. C., et al. (2012), «Cannabidiol, a Cannabis sativa constituent, as an anxiolytic drug», *Braz JPsychiatry*, 34(S1), S104-10.
22. Blessing, E. M., Steenkamp, M. M., Manzanares, J. & Marmar, C.R. (2015), «Cannabidiol as a potential Treatment for Anxiety Disorders», *Neurotherapeutics*, 12(4), 825-36.
23. Phan, K. L., Angstadt, M., Golden, J., Onyewuenyi, I., Popovska, A. & de Wit, H. (2008), «Cannabinoid modulation of amygdala reactivity to social signals of threat in humans», *JNeurosci*, 28(10), 2313-9.
24. Rabinak, C.A., Angstadt, M., Lyons, M., Mori, S., Milad, M.R., Liberzon, I. & Phan K. L. (2014), «Cannabinoid modulation of prefrontal-limbic activation du-

ring fear extinction learning and recall in humans», *Neurobiol Learn Mem.*, 113, 125-34.
25. Crippa, J. A., Guimarães, F. S., Campos, A. C. & Zuardi, A. W. (2016), «Translational investigation of the Therapeutic Potential of Cannabidiol (CBD): Toward a New Age», *Front Immunol.*, 9, 2009.
26. Andrade, A. K., Renda, B., Murray, J.E. (2019). «Cannabinoids, interception, and anxiety», *Pharmacol Biochem Behav.*, 180, 60-73.

Capítulo 10: Tratamiento del desánimo y la depresión

1. David Rakel, *Integrative Medicine*, 3.ª edición, p. 26, (Saunders, 2012) (hay trad. cast., *Medicina integrativa*, Barcelona, Elsevier Masson, 2008).
2. García, O., Rueda-Orozco, P., Amancio-Belmont, O., Ruiz-Contreras, A. & Méndez-Díaz, M. (2017), «An integrative overview of the cannabinergic system and mental health», *Salud Mental*, 40, 119-28.
3. Mori, M. A., Meyer, E., Soares, L. M., Milani, H., Guimarães, F. S. & De Oliveira, R.M.W. (2017), «Cannabidiol reduces neuroinflammation and promotes neuroplasticity and functional recovery after brain ischemia», *Prog Neuropsychopharmacol Biol Psychiatry*, 75, 94-105.
4. Linge, R., Jiménez-Sánchez, L., Campa, L., Pilar-Cuéllar, F., Vidal, R., Pazos, A., Adell, A. & Díaz, Á. (2016), «Cannabidiol induces rapid-acting antidepressant-like effects and enhances cortical 5-HT/glutamate neurotransmission: role of 5-HT1A receptors», *Neuropharmacology*, 103, 16-26.
5. Schiavon, A. P., Bonato, J. M., Milani, H., Guimarães, F. S. & Weffort de Oliveira, R. M. (2016), «Influence of single and repeated cannabidiol administration on emotional behavior and markers of cell proliferation and neurogenesis in non-stressed mice», *Prog Neuropsychopharmacol Biol Psychiatry*, 64, 27-34.
6. Shbiro, L., Hen-Shoval, D., Hazut, N. *et al.* (2019), «Effects of cannabidiol in males and females in two different rat models of depression», *Physiol Behav.*, 201, 59-63.
7. Hen-Shoval, D., Amar, S., Shbiro, L. *et al.* (2018), «Acute oral cannabidiolic acid methyl ester reduces depression-like behavior in two genetic animal models of depression», *Behav Brain Res.*, 351, 1-3.
8. Hartmann, A., Lisboa, S. F., Sonego, A. B., Coutinho, D., Gomes, F. V. & Guimarães, F. S. (2019), «Cannabidiol attenuates aggressive behavior induced by social isolation in mice: involvement of 5-HT1A and CB1 receptors», *Prog Neuropsychopharmacol Biol Psychiatry*, 94, 109637.
9. Ibarra-Lecue, I., Pilar-Cuéllar, F., Muguruza, C. *et al.* (2018). «The endocannabinoid system in mental disorders: Evidence from human brain studies», *Biochem Pharmacol.*, 157, 97-107.
10. Degenhardt, L., Hall, W. & Lynskey, M. (2003), «Testing hypotheses about the relationship between cannabis use and psychosis», *Drug Alcohol Depend.*, 71(1), 37-48.
11. Arseneault, L., Cannon, M., Poulton, R., Murray, R., Caspi, A. & Moffitt, T. E. (2002), «Cannabis use in adolescence and risk for adult psychosis: longitudinal prospective study», *BMJ*, 325(7374), 1212-13.
12. Van Os, J., Bak, M., Hanssen, M., Bijl, R.V., de Graaf, R. & Verdoux, H. (2002), «Cannabis use and psychosis: A longitudinal population-based study», *Am J Epidemiol*, 156(4), 319-27.

13. Henquet, C., Krabbendam, L., Spauwen, J., Kaplan, C., Lieb, R., Wittchen, H. U. & van Os, J. (2005), «Prospective cohort study of cannabis use, predisposition for psychosis, and psychotic symptoms in young people», *BMJ*, 2005 330(7481), 11.
14. Abush, H., Ghose, S., Van Enkevort, E. A. *et al.* (2018), «Association between adolescent cannabis use and brain structure in psychosis», *Psychiatry Res Neuroimaging*, 276, 53-64.
15. Hanna, R. C., Shalvoy, A., Cullum, C. M. *et al.* (2016), «Cognitive Function in Individulas With Psychosis: Moderation by Adolescent Cannabis Use», *Schizophr Bull.*, 42(6), 1496-1503.
16. Galindo, L., Moreno, E., López-Armenta, F. *et al.* (2018), «Cannabis Users Show Enhanced Expression of CB(1)-5HT(2A) Receptor Heteromers in Olfactory Neuroeepithelium Cells», *Mol Neurobiol.*, 55(8), 6347-61.
17. Lewekw, F. M., Piomelli, D., Pahlisch, F., Muhl, D., Gerth, C. W., Hoyer, C., Klostekotter, J., Hellmich, M. & Koethe, D. (2012), «Cannabidiol enhances anandamide signaling and alleviates psychotic symptoms of schizophrenia», *Transl Psychiatry*, 2, e94.
18. Iseger, T. A. & Bosson, M. G. (2015), «A systematic review of the antipsychotic properties of cannabidiol in humans», *Schizophr Res.*, 162(1-3), 153-61.
19. Ferreira, C., Alves, S., Oliveira, C. & Avelino, M. J. (2017), «Is borderline personality disorder a neuroendocrine disease?», *European Psychiatry*, 41, S631-2.

Capítulo 11: Mejora del sueño

1. https://www.aviva.com/newsroom/news-releases/2017/10/Sleepless-cities-revealed-as-one-in-three-adults-suffer-from-insomnia/
2. Barclay, N. L. & Ellis, J. G. (2013), «Sleep-related attentional bias in poor versus good sleepers in independent of affective valence», *J Sleep Res.*, 22(4), 414-21.
3. Yang, H. C., Suh, S., Kim, H., Cho, E. R., Lee, S. K. & Shin, C. (2013), «Testing bidirectional relationships between marital quality and sleep disturbances: a 4-year follow-up study in a Korean cohort», *J Psychosom Res.*, 74(5), 401-6.
4. Lyytikäinen, P., Lallukka, T. Lahelma, R., & Rahkonen, O. (2011), «Sleep problems and major weight gain: a follow-up study», *Int J Obes*, 35(1), 109-14.
5. Vgontzas, A. N., Lin, H. M., Papaliaga, M., Calhoun, S., Vela-Bueno, A., Chrousos, G. P. & Bixler, E. O. (2008), «Short sleep duration and obesity: the role of emotional stress and sleep disturbances», *Int J Obes*, 32(5), 801-9.
6. Kuman, M., Badrick, E., Ferrie, J., Perski, A., Marmot, M. & Chandola, T. (2009), «Self-reported sleep duration and sleep disturbance are independently associated with cortisol secretion in the Whitehall II study», *J Clin Endocrinol Metab.*, 94(12), 4801-9.
7. Chen, Y. & Lyga, J. (2014), «Brain-skin connection: stress, inflammation and skin aging», *Inflamm Allergy Drug Targets*, 13(3), 177-90.
8. Kripke, D. F., Klauber, M. R., Wingard, D. L., Fell, R. L., Assmus, J. D. & Garfinkel, L. (1998), «Mortality hazard associated with prescription hypnotics», *Biol Psychiatry*, 43(9), 687-93.
9. Mallon, L., Broman, J. E. & Hetta, J. (2008). «Is usage of hypnotics associated with mortality?», *Sleep Med.*, 10(3), 279-86.
10. Weich, S., Pearce, H. L., Croft, P., Singh, S., Crome, I., Bashford, J. & Frisher, M. (2014), «Effect of anxiolytic and hypnotic drug prescriptions on mortality hazard: retrospective cohort study», *BMJ*, 248, g1996.
11. Belleville, G. (2010), «Mortality hazard associated with anxiolytic and hypnotic

drug use in the National Population Health Survey», *Can J Psychiatry*, 55(9), 558-67.
12. Choi, J. W., Lee, J., Jung, S. J., Shin, A, & Lee, Y.J. (2018), «Use of Sedative-Hypnotics and Mortality: A Population-Based Retrospective Cohort Study», *J Clin Sleep Med.*, 14(10), 1669-77.
13. Lovato, N. & Lack, L. (2018), «Insomnia and mortality: A meta-analysis», *Sleep Med Rev.*, 43, 71-83.
14. Du, Y., Wolf, I. K., Busch, M. A. & Knopf, H. (2019), «Associations between the use of specific psychotropic drugs and all-cause mortality among older adults in Germany: Results of the mortality follow-up of the German National Health Interview and Examination Survey 1998», *PLos One*, 14(1), 0210695.
15. Pava, M. J., Makriyannis, A. & Lovinger, D. M. (2016), «Endocannabinoid Signaling Regulates Sleep Stability», *PLos One*, 11(3), e0152473.
16. Murillo-Rodríguez, E., Pastrana-Trejo, J. C., Salas-Crisóstomo, M. & de-la-Cruz, M., «The Endocannabinoid System Modulating Levels of Consciousness, Emotions and Likely Dream Contents», *CNS Neurol Disord Drug Targets*, 16(4), 370-9.
17. Murillo-Rodríguez, E., Poot-Ake, A., Arias-Carrion, O., et al. (2011), «The emerging role of the endocannabinoid system in the sleep-wake cycle modulation», *Cent Nerv Syst Agents Med Chem.*, 11(3), 189-96.
18. Gorelick, D. A., Goodwin, R. S., Schwilke, E. *et al.* (2013), «Around-the-clock oral THC effects on sleep in male chronic daily cannabis smokers», *Am J Addict.*, 22(5), 510-14.
19. Kuhathasan, N., Dufort, A., MacKillop, J., Gottschalk, R., Minuzzi, L. & Frey, B.N. (2019), «The use of cannabinoids for sleep: A critical review on clinical trials», *Exp Clin Psychopharmacol.*, 27(4), 383-401.
20. Murillo-Rodríguez, E., Palomero-Rivero, M., Millán-Aldaco, D., Mechoulam, R. & Drucker-Colin, R. (2011), «Effects on sleep and dopamine levels of microdialysis perfusión of cannabidiol into the lateral hypothalamus of rats», *Life Sci.*, 88(11-12), 504-11.
21. Murillo-Rodríguez, E., Millán-Aldaco, D., Palomero-Rivero, M., Mechoulam, R. & Drucker-Colin, R. (2006), «Cannabidiol, a constituent of Cannabis sativa, modulates sleep in rats», *FEBS Lett*, 580(18), 4337-45.
22. Hsiao, Y. T., Yi, P.L., Li, C. L. & Chang, F. C. (2012), «Effect of cannabidiol on sleep disruption induced by the repeated combination tests consisting of open field and elevated plus-maze in rats», *Neuropharmacology*, 62(1), 373-84.
23. Chagas, M. H., Eckeli, A. L., Zuardi, A. W. *et al.* (2014), «Cannabidiol can improve complex sleep-related behaviours associated with rapid eye movement sleep behavior disorder in Parkinson's disease patients: a case series», *J Clin Pharm Ther.*, 39(5), 564-6.
24. Shannon, S., Lewis, N., Lee, H. & Hughes, S. (2019), «Cannabidiol in Anxiety and Sleep: A Large Case Series», *Perm J.*, 23, 18-41.
25. Russo, E., Guy, G. W. & Robson, P. J. (2007), «Cannabis, pain, and sleep: lessons from therapeutic clinical trials of Sativex, a cannabis-based medicine», *ChemBiodivers*, 4(8), 1729-43.
26. Nicholson, A. N., Turner, C., Stone, B. M. & Robson, P. J. (2004), «Effect of Delta-9-tetrahydrocannabinol and cannabidol on nocturnal sleep and early-morning behavior in young adults», *J Clin Psychopharmacol.*, 24(3), 305-13.
27. Cousens, K., DiMascio, A. (1973), «(-)Delta 9 THC as an hypnotic: An Experimental study of three dose levels», *Psychopharmacologia*, 33(4), 355-64.

28. Babson, K. A., Sottile, J. & Morabito, D. (2017), «Cannabis, Cannabinoids and Sleep: a Review of the Literature», *Curr Psychiatry Rep.*, 19(4), 23.
29. Bowles, N., Herzig, M., Bhide, M. & Shea, S. (2019), «0130 Cannabis Use, Sleep, and Sleapiness: An Online Survey», 42(1), A53-4.
30. Kuhathasan, N., Dufort, A., MacKillop, J., Gottschalk, R., Minuzzi, L. & Frey, B.N. (2019), «The use of cannabinoids for sleep: A critical review on clinical trials», *Exp Clin Psychopharmacol*, 27(4), 383-401.
31. Wong, H. & Cairns, B. E. (2019), «Cannabidiol, cannabinol and their combinations act as peripherical analgesics in a rat model of myofascial pain», *Arch Oral Biol.*, 104, 33-9.
32. Whoop Sleep App: https://www.whoop.com/the-locker/feature-update-whoop-app-sleep-coach/

Capítulo 12: Gestión del dolor

1. Fayaz, A., Croft, P, Langford, R.M. *et al.* (2016), «Prevalence of chronic pain in the UK: a systemic review and meta-analysis of population studies», *BMU Open*, 6, e010364.
2. https://nccih.nih.gov/about/strategic-plans/2016/symptoms-matter-leading-causes-of-disability
3. Woodhams, S. G., Sagar, D. R., Burston, J. J. & Chapman, V. (2015), «The role of the endocannabinoid system in pain», *Handb Exp Pharmacol*, 227, 119-43.
4. Fine, P. G. & Rosenfeld, M. J. (2013), «The endocannabinoid system, cannabinoids, and pain», *Rambam Maimonides Med J.*, 4(4), e0022.
5. Palazzo, E., de Novellis, V., Petrosino, S. *et al.* (2006), «Neuropathic pain and the endocannabinoid system in the dorsal raphe: pharmacological treatment and interactions with the serotonergic system», *Eur J Neurosci*, 24(7), 2011-20.
6. Burston, J. J. & Woodhams, S. G. (2014), «Endocannabinoid system and pain: an introduction», *Proc Nutr Soc.*, 73(1), 106-17.
7. Barrie, N. & Manolios, N. (2017), «The endocannabinoid system in pain and inflammation: its relevance to rheumatic disease», *Eur J Rheumatol.*, 4(3), 210-18.
8. Sparling, P. B., Giuffrida, A., Piomelli, D., Rosskopf, L. & Dietrich, A. (2003), «Exercise activates the endocannabinoid system», *Neuroreport*, 14(17), 2209-11.
9. Costa, B., Trovato, A.E., Comelli, F., Giagnoni, G. & Colleoni, M. (2007), «The non-psychoactive cannabis constituent cannabidiol is an orally effective therapeutic agent in rat chronic inflammatory and neuropathic pain», *Eur J Pharmacol.*, 556(1-3), 75-83.
10. Ward, S. J., McAllister, S. D., Kawamura, R., Murase, R., Neelakantan, H. & Wañker, E. A. (2014), «Cannabidiol inhibits paclitaxel-induced neuropathic pain through 5-HT(1A) receptors without diminishing nervous system function or chemotherapy efficacy», *BR J Pharmacol.*, 171(3), 636-45.
11. Russo, E. & Guy, G. W. (2006), «A tale of two cannabinoids: the therapeutic rationale for combining tetrahydrocannabinol and cannabidiol», *Med Hypotheses*, 66(2), 234-46.
12. Pisanti, S., Malfitano, A. M., Ciaglia, E. *et al.* (2017), «Cannabidiol: State of the art and new challenges for therapeutic applications», *Pharmacol Ther.*, 175, 133-150.
13. http://www.cannabissciencetech.com/medical-cannabis/beyond-delta-9-thc-and-cbd-current-evidence-medical-benefit-terpenes-and-less-studied-cannabinoids

14. Wong, H. & Cairns, B. E. (2019), «Cannabidiol, cannabinol and their combinations act as peripheral analgesics in a rat model of myofascial pain», *Arch Oral Biol.*, 104, 33-9.
15. Ward, S. J., McAllister, S. D., Kawamura, R., Murase, R., Neelekantan, H. & Walker, E. A. (2014), «Cannabinoid inhibits paclitaxel-induced neuropathic pain through 5-HT(1A) receptors without diminishing nervous system function or chemotherapy efficacy», *Br J Pharmacol.*, 17(3), 636-45.

Capítulo 13: Optimización de la salud de las mujeres

1. Russo, E. (2002), «Cannabis Treatments in Obstetrics and Gynecology: A Historical Review», *Journal of Cannabis Therapeutics*, 2(3-4), 5-35.
2. https://core.ac.uk/download/pdf/43950.pdf.
3. El-Talatini, M. R., Taylor, A. H., Elson, J. C., Brown, L., Davidson, A. C., Konje, J. C. (2009), «Localisation and function of the endocannabinoid system in the human ovary», *PLoS One*, 4(2), e4579.
4. Walker, O. S., Holloway, A. C. & Raha, S. (2019), «The role of the endocannabinoid system in female reproductive tissues», *J Ovarian Res.*, 12(3).
5. Krishnan, S., Agrawal, K., Tryon, R. R., Welch, L. C., Horn, W. F., Newman, J. W. & Keim, N. L. (2018), «Structural equation modeling of food craving across the menstrual cycle using behavioral, neuroendocrine, and metabolic factors», *Physiol Behav.*, 195, 28-36.
6. Luschnig, P. & Schicho, R. (2019), «Cannabinoids in Gynecological Diseases», *Med Cannabis Cannabinoids*, 2, 14-21.
7. Coco, A. S. (1999), «Primary dysmenorrhea», *Am Farm Physician*, 60(2), 489-96.
8. Burstein, S., Levin, E. & Varanelli, C. (1973), «Prostaglandins and cannabis. II. Inhibition of biosynthesis by the naturally occurring cannabinoids», *Biochem Pharmacol*, 22(22), 2905-10.
9. Shen, X., Duan, H., Wang, S., Gan, L., Xu, Q., & Li, J. J. (2019), «Decreased Expression of Cannabinoid Receptors in the Eutopic and Ectopic Endometrium of patients with Adenomyosis», *Biomed Res Int.*, 5468954.
10. Sánchez, A. M., Cioffi, R., Viganó, P. et al. (2016), «Elevated Systemic Levels of Endocannabionoids and Related Mediators Across the Menstrual Cycle in Women With Endometriosis», *Reprod Sci.*, 23(8), 1071-9.
11. Bouaziz, J., Bar On A., Seidman, D. S. & Soriano, D. (2017), «The Clinical Significance of Endocannabinoids in Endometriosis Pain Management», *Cannabis Cannabinoid Res.*, 2(1), 72-80.
12. McHugh, D., Page, J., Dunn, E. & Bradshaw, H. B. (2012), «Δ(9)-Tetrahydrocannabinol and N-arachidonyl glycine are full agonists at GPR18 receptors and induce migration in human endometrial HEC-1B cells», *Br J Pharmacol*, 165(8), 2414-24.
13. Sánchez, A. M., Quattrone, F., Pannese, M., Ulisse, A., Candiani, M., Díaz-Alonso, J., Velasco, G., Panina-Bordigon, P. (2017), «The cannabinoid receptor CB1 contributes to the development of ectopic lesions in a mouse model of endometriosis», *Hum, Reprod.*, 32(1), 175-184.
14. Dreher, M. C., Nugent, K. & Hudkind, R. (1994), «Prenatal marijuana exposure and neonatal outcomes in Jamaica: an ethnographic study», *Pediatrics* (2), 254-60.
15. Smith, C. G. & Asch, R. H. (1984), «Acute, short-term, and chronic effects of marijuana on the female primate reproductive function», *NIDA Res Monogr*, 44, 82-96.

16. Lammert, S., Harrison, K., Tosun, N. & Allen, S. (2018), «Menstrual Cycle in Women Who Co-use Marijuana and Tobacco», *J Addict Med.*, 12(3), 207-11.
17. Brents, L. K. (2016), «Marijuana, the Endocannabinoid System and the Female Reproductive System», *Yale J Biol Med.*, 89(2), 175-91.
18. Smith, S. K., Lenton, E. A., Landgren, B-M. & Cookie, I. D. (1984), «The short luteal phase and infertility», *Br J Obstet Gynaecol.*, 91(11), 1120-2.
19. Walker, O. S., Holloway, A. C., & Raha, S. (2019), «The role of the endocannabinoid system in female reproductive tissues», *J Ovarian Res.*, 12(1), 3.
20. Kasman, A. M., Thoma, M. E., McLain, A. C. & Eisenberg, M. L. (2018), «Association between use of marijuana and time to pregnancy in men and women: findings from the National Survey of Family Growth», *Fertil Steril.*, 109(5), 866-71.
21. Palomba, S., Daolio, J., Romeo, S., Battaglia, F. A., Marci, R. & La Sala, G.B. (2018), «Lifestyle and fertility: the influence of stress and quality of life on female fertility», *Reprod Biol Endocrinol.*, 16(1), 113.
22. Luschnig, P. & Schicho, R. (2019), «Cannabinoids in Gynecological Diseases», *Med Cannabis Cannabinoids*, 2. 14-21.
23. Neradugomma, N. K., Drafton, K., Mor, G. G. & Mao, Q. (2019), «Marijuana-derived cannabinoids inhibit uterine endometrial stromal cell decidualization and compromise trophoblast-endometrium cross-talk», *Reprod Toxicol.*, 87, 100-7.
24. Lojpur, T. Easton, Z., Raez-Villanueva, S., Laviolette, S., Holloway, A. C. & Hardy, D. B. (2019), «Δ9-Tetrahydrocannabinol leads to endoplasmic reticulum stress and mitochondrial dysfunction in human BeWo trophoblasts», *Reprod Toxicol.*, 87, 21-31.
25. Fraser, H. M., Nestor, J. J. Jr., Vickery, B. H. et al. (1987), «Suppression of luteal function by a luteinizing hormone-releasing hormone antagonist during the early luteal phase in the stumptailed macaque monkey and the effects of subsequent administration of human chorionic gonadotropin», *Endocrinology*, 121(2), 612-8.
26. Smith, C. G. & Asch, R. H. (1984), «Acute, short-term, and chronic effects of marijuana on the female primate reproductive function», *NIDA Res Monogr.*, 44, 82-96.
27. Dreher, M. C., Nugent, K. & Hudgins, R. (1994), «Prenatal marijuana exposure and neonatal outcomes in Jamaica: an ethnographic study», *Pediatrics*, 93(2), 254-60.
28. Coons, K. & Poole, N. (2018), Documento temático sobre CanFASD: «Cannabis Use During Pregnancy».
29. Koren, G. (2017), «Safety considerations surrounding use of treatment options for nausea and vomiting in pregnancy», *Expert Opin Drug Saf.*, 16(11), 1227-34.
30. Curry, W. N. L. (2002), «Hyperemesis Gravidarum and Clinical Cannabis: To Eat or Not to Eat?», *Journal of Cannabis Therapeutics*, 2(3-4), 63-83.
31. Slavin, M. N., Farmer, S. & Earleywine, M. (2016), «Expectancy mediated effects of marijuana on menopause symptoms», *Addiction Research & Theory*, 24(4), 322-9.
32. Ayakanu, T., Taylor, A. H., Marczylo, T. H. & Konje, J. C. (2019), «New Insights of Uterine Leiomyoma Pathogenesis: Endocannabinoid System», *Med Sci, Monit Basic Res.*, 25, 76-87.
33. Quin, H., Lin, Z., Vásquez, E. & Xu, L. (2019), «The association between chronic psychological stress and uterine fibroids risk: A meta-analysis of observational studies», *Stress Health*.

34. Pavone, D., Clemenza, S., Sorbi, F., Fambrini, M. & Petraglia, F. (2018), «Epidemiology and Risk Factors of Uterine fibroids», *Best Pract Res Clin Obstet Gynaecol*, 46, 3-11.
35. Walker, O. S., Holloway, A. C. & Raha, S. (2019), «The role of the endocannabinoid system in female reproductive tissues», *J Ovarian Res.*, 12(1), 3.
36. Weiss, L., Zeira, M., Reich, S., Slavin, S., Raz, I., Mechoulam, R. & Gallily, R. (2008), «Cannabidiol arrests onset of autoimmune diabetes in NOD mice», *Neuropharmacology*, 54(1), 244-9.
37. Zorzenon, M. R. T., Santiago, A. N., Mori, M. A. *et al.* (2019), «Cannabidiol improves metabolic dysfunction in middle-aged diabetic rats submitted to a chronic cerebral hypoperfusion», *Chem Biol Interact*, 312, 108819.
38. Ignatowska-Jankowska, B., Jankowski, M. M. & Swiergiel, A. H. (2011), «Cannabidiol decreases bodyweight gain in rats: involvement of CB2 receptors», *Neurosci Lett.*, 490(1), 82-4.
39. Jaddon, K. A., Ratcliffe, S. H., Barrett, D. A., Thomas, E. L., Stott, C., Bell, J. D., O'Sullivan, S. E. & Tan, G. D. (2016), «Efficacy and Safety of Cannabidiol and Tetrahydrocannabivarin on Glycemic and Lipid Parameters in Patients With Type 2 Diabetes: A Randomized Double-Blind, Placebo Controlled, Parallel Group Pilot Study», *Diabetes Care*, 39(10), 1777-86.
40. Russo, E. (2002), «Cannabis Treatments in Obstetrics and Gynecology: A Historical Review», *Journal of Cannabis Therapeutics*, 2(3-4), 5-35.

Capítulo 14: Fortalecimiento del sexo y la libido

1. Sun, A. J. & Eisenberg, M. L. (2017), «Association Between Marijuana Use and Sexual Frequency in the United States: A Population-Based Study», *J Sex Med.*, 14(11), 1342-7.
2. Boo, B., Kamath, R., Arriaga-Gómez, E. *et al.* (2019), «Tetrahydrocannabinol Reduces Hapten-Driven Mast Cell Accumulation and Persistent Tactile Sensitivity in Mouse Model of Allergen-Provoked Localized Vulvodynia», *Int J Mol Sci.*, 20(9), 2163.
3. Fuss, J., Bindila, L., Wiedermann, K., Auer, M. K., Briken, P. & Bierdemann, S. V. (2017), «Masturbation to Orgasm Stimulates the Release of the Endocannabonoid-2-Arachidonoyl-glicerol in Humans», *J Sex Med.*, 14(11), 1372-9.
4. Smith, A. M., Ferris, J. A., Simpson, J. M., Shelley, J. Pitts, M. K. & Richters, J. (2010), «Cannabis use and sexual health», *J Sex Med.*, 7(2 Pt1), 787-93.
5. Payne, K. S., Mazur, D. J., Hotaling, J. M. & Pastuszak, A. W. (2019), «Cannabis and Male Fertility: A Systematic Review», *J Urol.*, 202(4), 674-81.
6. Hsiao, P. & Clavijo, R. I. (2018), «Adverse Effects of Cannabis on Male Reproduction», *EurUrol Focus*, 4(3), 324-8.
7. Brown, J. M., Hess, K. L., Brown, S., Murphy, C., Waldman, A. L. & Hezareh, M. (2013), «Intravaginal practices and risk of bacterial vaginosis and candidiasis infection among a cohort of women in the United States», *Obstet Gynecol.*, 121(4), 773-80.
8. Anderson, L., Lewis, S. E. & McClure, N. (1998), «The effects of coital lubricants on sperm motility in vitro», *Hum Reprod.*, 13(12), 3351-6.
9. Nickel, J. C. (2018), «Medical marijuana for urologic chronic pelvic pain», *Can Urol Assoc J.*, 12(653), S181-3.
10. Romano, M. R. & Lograno, M.D. (2006), «Cannabinoid agonists induce relaxation in the bovine ophthalmic artery: evidences for CB1 receptors, nitric oxide and potassium channels», *Br J Pharmacol.*, 147(8), 917-25.

11. https://patents.google.com/patent/US20180221333A1/en
12. https://patents.google.com/patent/US20170367875A1/en
13. Wiebe, E., Just, A., «How Cannabis Alters Sexual Experience: A Survey of Men and Women», *J Sex Med.*, nov. 2019, 16(11), 1758.1762.
14. G. Scimeca *et al.*, capítulo 19, «Cannabis snd Sexual Behavior, Handbook of Cannabis and Related Pathologies, Biology, Pharmacology, Diagnosis, and Treatment», 2017, páginas 180-187.
15. Rajanahally, S., Raheem, O., Rogers, M., Brisbane, W., Ostrowski, K., Lenvay, T & Walsh, T. (2019), «The relationship between cannabis and male infertility, sexual health, and neoplasm: a systematic review», *Andrology*, 7(2), 129-47.
16. Balon, R. (2017), «Cannabis and Sexuality», *Curr Sex Health Rep.*, 9, 99.
17. https://mountainscholar.org/handle/10217/180253?show=full
18. Lynn, B. K., López, J. D., Miller, C., Thompson, J. & Campian, E.C. (2019), «The Relationship between Marijuana Use Prior to Sex and Sexual Function in Women», *Sex Med.*, 7(2), 192-7.
19. Androvicova, R., Horacek, J., Stark, T., Drago, F., Micale, V. (2017), «Endocannabinoid system in sexual motivational processes: Is it a novel therapeutic horizon?», *Pharmacol Res.*, 115, 200-8.
20. Brown, J. M., Hess, K. L., Brown, S., Murphy, C., Waldman, A. & Jezareh, M. (2013), «Intravaginal practices and risk of bacterial vaginosis and candidiasis infection among a cohort of women in the United States», *Obstet Gynecol.*, 121(4), 773-80.
21. Romano, M. R. & Lograno, M.D. (2006), «Cannabinoid agonists induce relaxation in the bovine ophthalmic artery: evidences for CB1 receptors, nitric oxide and potassium channels», *Br J Pharmacol.*, 147(8), 917-25.
22. Klein, C., Hill, M. N., Chang, S. C., Hillard, C. J. & Gorzalka, B. B. (2012), «Circulating endocannabinoid concentrations and sexual arousal in women», *J Sex Med.*, 9(6), 1588-1601.
23. Hsiao, P. & Clavijo, R.I. (2018), «Adverse Effects of Cannabis on Male Reproduction», *EurUrol Focus*, 4(3), 324-8.

Capítulo 15: Mejor salud intestinal

1. Clapp, M. Aurora, N., Herrera, L., Bhatia, M., Wilen, E. & Wakefield, S. (2017), «Gut microbiota's effect on mental health: The gut-brain axis», *Clin Pract.*, 7(4), 987.
2. Alhamoruni, A., Wright, K. L., Larvin, M. & O'Sullivan, S. E. (2012), «Cannabinoids mediate opposing effects on inflammation-induced intestinal permeability», *Br J Pharmacol.*, 165(8), 2598-610.
3. Uranga, J. A., Vera, G. & Abalo, R. (2018), «Cannabinoid pharmacology and therapy in gut disorders», *Biochem Pharmacol.*, 157, 134-47.
4. Sharkey, K. A. & Wiley, J.W. (2016), «The Role of the Endocannabinoid System in the Brain-Gut Axis», *Gastroenterology*, 151(2), 252-66.
5. Goyal, H., Singla, U., Güpta, U, & May, E. (2017), «Role of cannabis in digestive disorders», *Eur J Gastroenterol Hepatol.*, 29(2), 135-43.
6. Madara, J. L. & Pappenheimer, J. R. (1987), «Structural basis for physiological regulation of paracellular pathways epithelia», *J Membr Biol.*, 100(2), 149-64.
7. Liu, Z., Li, N. & Neu, J. (2005), «Tight junctions, leaky intestines, and pediatric diseases», *Acta Paediatr.*, 94(4), 386-93.

8. Hecht, G., Koutsouris, A., Pothoulakis, C., LaMont, J. T. & Madara, J. L. (1992), «Clostridium difficile toxin B disrupts the barrier function of T84 monolayers», *Gastroenterology*, 102, 416-423.
9. Ma, T. Y., Iwamoto, G. K, Hoa, N. T., Akotia, V., Pedram, A., Bolvin, M. A. *et al.* (2004), «TNF-alpha-induced increase in intestinal epithelial tight junction permeability requires NF-kappa B activation», *Am J Physiol.*, 286, G367-76.
10. Poritz, L. S., Garver, K. I., Tilberg, A. F. & Koltun, W.A. (2004), «Tumor necrosis factor alpha disrupts tight junction assembly», *J Sur Res.*, 116, 14-18,
11. Morehouse, J. L., Specian, R. D., Stewart, J. J. & Berg, R. D. (1986), «Translocation of indigenous bacteria from the gastrointestinal tract of mice after oral ricinoleic acid treatment», *Gastroenterology*, 91, 673-82.
12. Unno, N. & Fink, M. P. (1998), «Intestinal epithelial hyperpermeability. Mechanisms and relevance to disease», *Gastroenterol Clin North Am.*, 27, 289-307.
13. Maes, M. & Leunis, J. C. (2008), «Normalization of leaky gut in chronic fatigue syndrome (CFS) is accompanied by a clinical improvement: effects of age, duration of illness and the translocation of LPS from gram-negative bacteria», *NeuroEndocrinol Lett.*, 29(6), 902-10.
14. Maes, M., Kubera, M & Leunis, J. C. (2008), «The gut-brain barrier in major depression: intestinal mucosal dysfunction with an increased translocation of LPS from gramnegative enterobacteria (leaky gut) plays a role in the inflammatory pathophysiology of depression», *Neuro Endocrinol Lett.*, 29(1), 117-24.
15. Alhamoruni, A., Wright, K. L., Larvin, M. & O'Sullivan, S. E. (2012), «Cannabinoids mediate opposing effects on inflammatory-induced intestinal permeability», *Br J Pharmacol.*, 165(8), 2598-610.
16. Schicho, R. & Stort, M. (2014), «IBD: Patients with symptom relief in the Cannabis field», *Nat Rev Gastroenterol Hepatol.*, 11(3), 142-3.
17. Naftali, T., Bar-Lev Schleider, L., Dotan, I., Lansky, E.P., Sklerovsky Benjaminov, F. & Konikoff, R. M. (2013), «Cannabis induces a clinical response in patients with Crohn's disease: a prospective placebo-controlled study», *Clin Gastroenterol Hepatol*, 11(10), 1276-80.
18. Storr, M., Devin, S., Kaplan, G. G., Panccione, R. & Andrews, C. N. (2014), «Cannabis use provides symptom relief in patients with inflammatory bowel disease but is associated with worse disease prognosis in patients with Crohn's disease», *Inflamm Bowel Dis.*, 20(3), 472-80.
19. Capasso, R., Borrelli, F., Aviello, G. *et al.* (2008), «Cannabidiol, extracted from Cannabis sativa, selectively inhibits inflammatory hypermotility in mice», *Br J Pharmacol.*, 154(5), 1001-1008.
20. Jamontt, J. M., Molleman, A., Pertwee, R. G. & Parsons, M. E. (2010), «The effects of Delta-tetrahydrocannabinol and cannabidiol alone and in combination on damage, inflammation and in vitro motility disturbances in rat colitis», *Br J Pharmacol.*, 160(3), 712-23.
21. Swaminath, A., Berlin, E. P., Cheifez, A. *et al.* (2019), «The Role of Cannabis in the Management of Inflammatory Bowel Disease: A Review of Clinical, Scientific, and Regulatory Information», *Inflamm Bowel Dis.*, 25(3), 427-31.
22. Russo, E. (2016), «Clinical Endocannabinoid Deficiency Reconsidered: Current Research Supports the Theory in Migraine, Fibromyalgia, Irritable Bowel, and Other Treatment-Resistant Syndromes», *Cannabis, Cannabinoid Res.*, 1(1), 154-65.
23. Russo, E. (2008), «Clinical endocannabinoid deficiency (CECD): can this concept

explain therapeutic benefits of cannabis in migraine, fibromyalgia, irritable bowel syndrome and other treatment-resistant conditions?», *Neuro Endocrinol Lett.,* 29(2), 192-200.
24. Smith, S. C. & Wagner, M. S. (2014), «Clinical endocannabinoid deficiency (CECD) revisited: can this concept explain the therapeutic benefits of cannabis in migraine, fibromyalgia, irritable bowel syndrome and other treatment-resistant conditions?», *Neuro Endocrinol Lett.,* 35(3), 198-201.
25. Adejumo, A. et al. (2018), «Concomitant Cannabis Use Decreases the Risk of Alcoholic Gastritis Among Alcohol Abusers», *American Journal of Gastroenterology,* 113.
26. Adejumo, A., Li, J., Akanbi, O., Adejumo, K. L. & Bukong, T. N. (2018), «Reduced Prevalence of Alcoholic Gastritis in Hospitalized Individuals Who Consume Cannabis», *AlcoholClin Exp Res.,* 32(2), 270-6.
27. Odes, H. S. et al. (1990), «Human duodenal mucosal bicarbonate secretion», *Gastroenterology,* 98(4), 867-72.
28. Sexton, M., Cuttler, C., Finnell, J. S. & Mischley, L. K. (2016), «A Cross-Sectional Survey of Medical Cannabis Users: Patterns of Use and Perceived Efficacy», *Cannabis Cannabinoid Res.,* 1(1), 131-8.
29. McCallum, R. W. & Bashashati, M. (2019), «Cannabis for Gastroparesis: Hype or Hope?», *Am J Gastroenterol.,* 114(6), 865-6.
30. Jehangi, A. & Parkman, H. P. (2019), «Cannabinoid Use in Patients With Gastroparesis and Related Disorders: Prevalence and Benefit», *Am J Gastroenterol.,* 114(6), 945-53.
31. Tech, D., Smith, T. J., Song, M. & Spirtos, N. M. (2018), «Care After Chemotherapy Peripheral Neuropathy, Cannabis for Symptom Control, and Mindfulness», *Am Soc Clin Oncol EducBook,* 38, 469-79.
32. Hazekamp, A. (2016), «Evaluating the Effects of Gamma-Irradiation for Decontamination of Medicinal Cannabis», *Front Pharmacol.,* 7, 108.
33. Richards, J. R. (2018), «Cannabinoid Hyperemesis Syndrome: Pathophysiology and Treatment in the Emergency Department», *J Emerg Med.,* 54(3), 354-63.
34. Lapoint, J., Meyerm S., Yu, C. K. et al. (2018), «Cannabinoid Hyperemesis Syndrome: Public Health Implications and a Novel Model Treatment Guideline», *West J Emerg Med.,* 19(2), 380-6.

Capítulo 16: Trabajo con afecciones autoinmunes

1. Felten, R., Sagez, F., Gavand, P. et al. (2019), «10 most important contemporary challenges in the management of SLE», *Lupus Science & Medicine,* 6, e000303.
2. Greco, C., Nakajima, C. & Manzi, S. (2013), «Updated Review of Complementary and Alternative Medicine Treatments for Systemic Lupus Erythematosus», *Curr Rheumatol. Rep.,* 11.378.
3. Cabral, G. A. & Griffin-Thomas, L. (2009), «Emerging role of the cannabinoid receptor CB2 in immune regulation: therapeutic prospects for neuroinflammation», *Expert Rev Mol Med.,* 11, e3.
4. Kaplan, B. L., Springs, A. E. & Kaminski, N. E. (2008), «The profile of immune modulation by cannabidiol (CBD) involves deregulation of nuclear factor of activated T cells (NFAT)», *Biochem Pharmacol.,* 76(6), 726-37.
5. Sarzi-Puttini, P., Batticciotto, A., Atzeni, F. et al. (2019), «Medical cannabis and cannabinoids in rheumatology: where are we now?», *Expert Rev Clin Immunol.,* 15(10), 1019-32.

6. Wright, S., Ware, M. & Guy, G. (2006), «The use of a cannabis-based medicine (Sativex) in the treatment of pain caused by rheumatoid arthritis», *Rheumatology*, 45(6), 781.
7. Lowin, T., Schneider, M. & Pongratz, G. (2019), «Joints for joints: cannabinoids in the treatment of rheumatoid arthritis», *Curr Opin Rheumatol.*, 31(3), 271-8.
8. Blake, D. R., Robson, P., Ho, M., Jubb, R. W. & McCabe, C. S. (2006), «Preliminary assessment of the efficacy, tolerability, and safety of a cannabis-based medicine (Sativex) in the treatment of pain caused by rheumatoid arthritis», *Rheumatology*, 45(1), 50-2.
9. Richardson, D., Pearson, R. G., Kurian, N. *et al.* (2008), «Characterisation of the cannabinoid receptor system in synovial tissue in patients with osteoarthritis and rheumatoid arthritis», *Arthritis Res Ther.*, 10(2), R43.
10. Malfait, A. M., Gallily, R., Sumariwalla, P. F., Malik, A. S., Andreakos, E., Mechoulam, R. & Feldman, M. (2000), «The nonpsychoactive cannabis constituent cannabidiol is an oral anti-arthritic therapeutic in murine collagen-induced arthritis», *Proc Natl AcadSci USA*, 97(17), 9561-6.
11. Abbott, R. D., Sadowski, A. & Aly, A.G. (2019), «Efficacy of the Autoimmune Protocol Diet as Part of a Multi-disciplinary, Supported Lifestyle Intervention for Hashimoto's Thyroiditis», *Cureus*, 11(4), e4556.
12. Konijeti, G. G., Kim, N., Lewis, J. D. *et al.* (2017), «Efficacy of the Autoimmune Protocol Diet for Inflammatory Bowel Disease», *Inflamm Bowel Dis.*, 23(11), 2054-60.

Capítulo 17: Enfermedades de la piel y CBD

1. Tóth, K. F., Ádam, D., Biró, T & Oláh, A. (2019), «Cannabinoid Signaling in the Skin: Therapeutic Potential of the 'C(ut)annabinoid' System», *Molecules*, 24(5), 918.
2. Adlerm B. L. & DeLeo, V. A. (2019), «Allergenic ingredients in commercial topical cannabinoid preparations», *J Am Acad Dermatol.*, 81(3), 847-8.
3. Río, C. D., Millán, E., García, V., Appendino, G., DeMesa, J. & Muñoz, E. (2018), «The endocannabinoid system of the skin. A potential approach for the treatment of skin disorders», *Biochem Pharmacol.*, 157, 122-123.
4. Oláh, A., Markovics, A., Szabó, P. T., Stott, C., Zouboulis, C. C. & Buró, T. (2016), «Differential effectiveness of selected non-psychotropic phytocannabinoids on human sebocyte functions implicates their introduction in dry/seborrheic skin and acne treatment», *Exp Dermatol.*, 25(9), 701-7.
5. Palmieri, B., Laurino, C. & Vadalá, M. (2019), «A therapeutic effect of cbd-enriched ointment in inflammatory skin diseases and cutaneous scars», *Clin Ter.*, 179(2), e93-e99.
6. Zouboulis, C. C., Jourdan, E. & Picardo, M. (2014), «Acne is an inflammatory disease and alterations of sebum composition initiate acne lesions», *J Eur Acad Dermatol Venereol.*, 28(5), 527-532.
7. Abels, C. & Soeberdt, M. (2019), «Can we teach old drugs new tricks? Repurposing of neuropharmacological drugs for inflammatory skin diseases», *Exp Dermatol.*, 28(9), 1002-9.
8. Oláh, A., Tóth, B. I., Borbiro, I. et al (2014), «Cannabidiol exerts sebostatic and anti-inflammatory effects on human sebocytes», *J Clin Invest.*, 124(9), 3713-24.
9. Kircik, L. H. (2019), «What's new in the management of acne vulgaris», *Cutis*, 104(1), 48-52.

10. Russo, E. B. (2011), «Taming THC: potential cannabis synergy and phytocannabinoid-terpenoid entourage effects», *Br J Pharmacol.*, 163(7), 1344-64.
11. Verhooeckx, K. C., Kortout, H. A., Van Meeteren-Kreikamp, A. P. *et al.* (2006), «Unheated Cannabis sativa extracts and its major compound THC-acid have the potential immune-modulating properties not mediated by CB1 and CB2 receptor coupled pathways», *Int Immuno Pharmacol.*, 6(4), 656-65.
12. Casares, L. García, V., Garrido-Rodríguez, M. *et al.* (2019), «Cannabinoid induces antioxidant pathways in keratinocytes by targeting BACH1», *Redox Biol.*, 28, 101321.
13. Derakhshan, N. & Kazemi, M. (2016), «Cannabis for Refractory Psoriasis-High Hopes for a Novel Treatment and a Literature Review», *Curr Clin Pharmacol.*, 11(2), 146-7.
14. Wilkinson, J. D. & Williamson, E. M. (2007), «Cannabinoids inhibit human keratinocyte proliferation through a non-CB1/CB2 mechanism and have a potential therapeutic value in the treatment of psoriasis», *J Dermatol Sci.*, 45(2), 87-92.
15. Norooznezhad, A. H. & Norooznezhad, F. (2017), «Cannabinoids: Possible agents for treatment of psoriasis via suppression of angiogenesis and inflammation», *Med Hypotheses*, 99, 15-18.
16. https://patents.google.com/patent/US906691082/en
17. Trusler, A. R., Clark, A. K., Sivamani, R. K. & Shi, V. Y. (2017), «The Endocannabinoid System and Its Role in Eczematous Dermatoses, *Dermatitis*, 28(1), 22-32.
18. http://real.mtak.hu/83626/
19. Gaffal, E., Cron, M., Glodde, N. & Tüting, T. (2013), «Anti-inflammatory activity of topical THC in DNFB-mediated mouse allergic contact dermatitis independent of CB1 and CB2 receptors», *Allergy*, 68(8), 994-1000.
20. Maida, V. & Corban, J. (2017), «Topical Medical Cannabis: A New Treatment for Wound Pain-Three Cases of Pyoderma Gangrenosum», *J Pain Symptom Manage*, 54(5), 732-6.
21. Jiménez-Rodríguez, S., Santana-del-Pino, A., Jiménez-Díaz, J. F., Hernández-Martínez, F., Rodríguez-de-Vera, B-C. (2019), «Cutaneous ulceration scattering induced topically by cannabidiol oil in the laboratory animal», *European Journal of Public Health*, 29(1).
22. sCasanova, M. L., Blázquez, C., Martínez-Palacio, J., Villanueva, C., Fernández-Aceñero, M. J., Huffman, J. W., Jorcano, J. L. & Guzmán, M. (2003), «Inhibition of skin tumor growth and angiogenesis in vivo by activation of cannabinoid receptors», *J Clin Invest*, 111(1), 43-50.

Capítulo 18: Ayuda en la epilepsia y las convulsiones

1. Katona, I. & Freund, T. F. (2008), «Endocannabinoid signaling as a synaptic circuit breaker in neurological disease», *Nat Med.*, 14(9), 923-30.
2. Sugaya, Y. & Kano, M. (2018), «Control of excessive neural circuit excitability and prevention of epileptic seizures by endocannabinoid signaling», *Cell Mol Life Sci.*, 75(15), 2793-811.
3. Deshpande, L. S., Sombati, S., Blair, R. E., Carter, D. S., Martin, B. R. & DeLorenzo, R. J. (2007), «Cannabinoid CB1 receptor antagonists cause status epilepticus-like activity in the hippocampal neuronal culture model of acquired epilepsy», *Neurosci Lett.*, 411(1), 11-16.
4. Ludányi, A., Eross, L., Czirják, S. *et al.* (2008), «Downregulation of the CB1 can-

nabinoid receptor and related molecular elements of the endocannabinoid system in epileptic human hippocampus», *J Neurosci.*, 28(12), 2976-90.
5. Romigi, A., Bari, M., Placidi, F. *et al.* (2010), «Cerebrospinal fluid levels of the endocannabinoid anandamide are reduced in patients with untreated newly diagnosed temporal lobe epilepsy», *Epilepsia*, 51(5), 768-72.
6. Perucca, E. (2017), «Cannabinoids in the Treatment of Epilepsy: Hard Evidence at Last?», *J Epilepsy Res.*, (2), 61-76.
7. Devinsky, O., Cilio, M. R., Cross, H. *et al.* (2014), «Cannabidiol pharmacology and potential therapeutic role in epilepsy and other neuropsychiatric disorders», *Epilepsia*, 55(6), 791-802.
8. Pamplona, F. A., da Silva, L. R. & Coan, A. C. (2018), «Potential Clinical Benefits of CBD-Rich Cannabis Extracts Over Purified CBD in Treatment-Resistant Epilepsy: Observational Data Meta-analysis», *Front Neurol.*, 9, 759.
9. Sulak, D., Saneto, R. & Goldstein, B. (2017), «The current status of artisanal cannabis for the treatment of epilepsy in the United States», *Epilepsy Behav.*, 70(PtB), 328-33.
10. Hausman-Kedem, M. & Kramer, U. (2017), «Efficacy of medical cannabis for treatment of refractory epilepsy in children and adolescents with emphasis on the Israeli experience», *Isr Med Assoc.*, 19, 76-8.
11. Devinsky, O., Cross, J. H., Laux, L. *et al.* (2017), «Cannabidiol in Dravet Syndrome Study Group. Trial of Cannabidiol for Drug-Resistant Seizures in the Dravet Syndrome», *N Engl J Med.*, 376(21), 2011-20.
12. Mas, E. & Figi, P. (2014), «The case for medical marijuana in epilepsy», *Epilepsia*, 55(6), 783-6.
13. Geffrey, A. L., Pollack, S. F., Bruno, P. L. & Thiele, E. A. (2015), «Drug-drug interaction between clobazam and cannabidiol in children with refractory epilepsy», *Epilepsia*, 56(8), 1246-51.
14. Hausman-Kedem, M., Menascu, S. & Kramer, U. (2018), «Efficacy of CBD-enriched medical cannabis for treatment of refractory epilepsy in children and adolescents – An observational, longitudinal study», *Brain Dev.*, 40(7), 544-51.
15. Ružič Zećević, D., Folić, M., Tantoush, Z., Radovanović, M., Babić, G. & Janković, S. M. (2018), «Investigational cannabinoids in seizure disorders, what have we learned thus far?», *Expert Opin Investing Drugs*, 27(6), 535-41.
16. Gaston, T. E. & Friedman, D. (2017), «Pharmacology of cannabinoids in the treatment of epilepsy», *Epilepsy Behav.*, 70(Pt B), 313-18.
17. Rosenberg, E. C., Patra, P. H. & Whalley, B. J. (2017), «Therapeutic effects of cannabinoids in animal models of seizures, epilepsy, epileptogenesis, and epilepsy-related neuroprotection», *Epilepsy Behav.*, 70(Pt B), 319-27.

Índice onomástico

abedul, 48
Academia Americana de Medicina Integrativa, 239
Academias Nacionales de los Estados Unidos, 232
acadios, 27
aceite:
 de semillas de borrajas, 73
 de semillas de grosella negra, 73
aceites esenciales, 44
acetato de vitamina E, 96
acidez (ardor de estómago), *véase* gastritis/GERD/acidez
ácido fólico, 212
ácidos grasos omega 3, 73, 322
acné, 18, 88, 329
Administración de Medicamentos y Alimentos de Estados Unidos (FDA), 101
Administración para el Control de Drogas de Estados Unidos (DEA), 31-32
agnocasto, 260, 278
agrimonia, 36
agujas de pino, 49
AINE (antiinflamatorios no esteroideos), 254, 261
ajo, 147
albahaca, 47
 té tulsi (albahaca santa), 193, 278
alcohol:
 interacción con el cannabis, 126, 132
 menor consumo, 143-144
 y sexo, 286
 y sueño, 217-219
alfa-pineno, 44, 48, 55, 79-81, 144-145, 148, 155, 158, 162, 175, 210

Alzheimer, enfermedad de, 43, 48, 60, 139-140, 142, 146, 152, 158-162, 299
amapola/adormidera, 18
Ambien, 221
América, introducción del cannabis, 27-28
amisulprida, 205
análisis microbiológico, 110-111
angina, 114
ansiedad, 179-10
 cerebro y, 182
 por separación, 60, 134
 terapias sin cannabis, 193
 y cannabis terapéutico, 194-195
 y productos de CBD, 192-193
 y vaporización de flores de cannabis, 195
 véase también ansiedad por separación; trastorno de estrés postraumático (TEPT)
Anslinger, Harry J., 30
anticoagulantes (diluyentes de la sangre), 114, 118
antihistamínicos, 219
apetito:
 aumento, 38, 49, 65, 121, 160, 303
 supresión, 9, 43, 49, 148, 160, 200
apnea del sueño, 227
apoplejía, 114, 117, 129
áreas cerebrales:
 amígdala, 37, 65, 172, 173, 287
 cerebelo, 65
 corteza cingulada, 141
 corteza prefrontal ventromedial, 173
 ganglios basales, 65
 hipocampo, 37, 65, 67, 121, 143, 169, 172, 173

hipotalámico-hipofisario-suprarrenal, 172, 174
hipotálamo, 172, 226, 257, 265, 287
lóbulos frontales,141, 200, 211
sistema límbico, 65, 182
arritmias cardiacas, 114, 118, 129-130
artritis, 47, 134, 231, 235, 239-240, 247-248, 253, 318, 321
véase también artritis reumatoide
artritis reumatoide,70, 315, 318-319, 322
Asociación Médica de Estados Unidos, 31
ataques cardíacos, 117, 118, 120, 124, 129, 304
autismo, 70, 344
aztecas, 27

babilonios, 45
bálsamos musculares, 247, 325
baño de bosque, 44
barrera hematoencefálica, 45, 48, 143, 147
benzodiacepinas, 135, 141, 178, 184-186, 196, 221, 236-237, 276, 280
beta-cariofileno, 47, 55, 79, 145, 148, 155, 158, 162, 210, 243, 245, 249-250, 261, 276, 310-311, 320, 323, 325
bhang, 27
boswellia, 245, 321
brahmi (*Bacopa monnieri*), 146
Bredesen, Dale, 299
bromelina, 245, 321
bronquitis, 128
bufera, 146, 174, 260

cacao, 72
café, *véase* cafeína
cafeína (café), 18, 166, 177, 188, 193, 216, 217-219, 278-279
campaña «Simplemente Di No»,25
cáñamo industrial, usos no médicos, 55
cáncer:
  de piel, 326-327, 332-333
  de pulmón,92
  dolor, 250-251
  tratamientos de cannabis para, 308-309
canela, 48
cannabinoides, sintéticos, 21, 51, 74, 95, 110, 225, 227, 266
cannabis (*Cannabis sativa*):

adicción y problemas con el consumo, 38, 126-127
almacenamiento seguro, 133-134
aroma, 44
clasificación quimiovar, 53-55
clasificación sativa *vs.* índica, 51-53, 176
despenalización, 31
efectos secundarios positivos, 134-136
fitocannabinoides, 35-43
historia, 24-32
interacciones fármaco/hierba, 131-133
métodos de administración, 20, 83-98
plantas macho *vs.* plantas hembra, 34-35
prejuicios contra, 21-22
raíces, 51-52
riesgo para los pulmones, 92-93, 127-128
taxonomía, 33
terpenos, 44-49
variedad rusa de cannabis (ruderalis), 53
variedades de cáñamo industrial, 55-57
cannabis callejero, 37, 95, 105, 187, 203, 224
véase también «spice»
cannaflavin A, 50
CBC (cannabicromeno), 42-43, 79, 110, 128, 328
CBD, 38-40
  biodisponibilidad, 86-87
  dosificación, 98-102
  efectos secundarios, 115-116, 134-136
  efectos secundarios positivos, 134-136
  espectro amplio, 79
  espectro completo, 78-79
  factores de coste, 76-77
  formas de, 75-82
  informe de contenidos, 109
  ingestión oral, 84-85
  inserciones vaginales, 89, 90
  interacciones, 114
  parches transdérmicos, 88-89
  período de semidesintegración, 102-103
  productos de alto contenido en THC, 80-82

productos para el bienestar, 113-116
propiedades neuroprotectoras, 16
supositorios rectales, 90-91
tinturas sublinguales, espráis y pastillas, 83-84
tipos de productos, 77-80
tópicos, 87-88
toxicidad baja, 15, 75
vaporización, 91-98
CBD aislado, 46, 76, 78, 82, 85, 110, 342
CBDA (ácido cannabidiólico), 36, 41, 79, 110
CBDV (cannabidivarina), 43, 79, 110, 328
CBG (cannabigerol), 40, 79, 110, 328
CBGA (ácido cannabigerólico), 36
CBGV (cannabigerivarina), 328
CBN (cannabinol), 42, 79, 95, 110, 229
células T, 316
cerebro:
    bienestar, 144-149
    cerebro permeable, 299
    confusión mental, 162, 164, 168, 171, 175, 226, 274, 299
    eje intestino-cerebro, 296-297
    envejecimiento, 141-144
    véase también áreas cerebrales; barrera hematoencefálica
certificado de autenticidad (COA), 108-109, 111
chamanes, 19
charas, 27
Charlotte's Web, 344
Chernóbil, limpieza de, 57
China, 27-28
cilantro, 49
cítricos, 47-49, 66, 88
citronela, 47
clavo, 47
clobazam, 114, 118, 132, 344
clorhexidina, 290
coca, 18-19
cocaína, 18, 30-31, 95
colitis ulcerosa, 298, 300-301
contaminantes, 57, 92, 96, 110, 116, 187, 204, 301
contracultura, 206-208
convulsiones, *véase* epilepsia
cortisol, 116, 167, 172-173, 211, 217, 270, 277

Crohn, enfermedad de, 70, 298, 300-302, 322
cromatografía, 108-109
cuaternio 15, 334
cúrcuma, 85, 107, 146, 245, 321
curcumina, 146, 245, 302, 321

D-limoneno, 49, 55, 66, 79, 88, 155, 158, 162, 175, 178, 192, 209, 213, 230, 276
demencia, 43, 48, 139, 146-147, 150, 158-162
    véase también enfermedad de Alzheimer
dengue, 171
depresión y estado anímico bajo, 197-202, 209-214
    gestión del estado de ánimo, 209-212
    terapias sin cannabis, 211-212
    y cannabis terapéutico, 213-214
    y vaporización de flores de cannabis, 213-214
    véase también esquizofenia; trastorno bipolar
dermatitis, 327
desgaste y estrés, 165-178
    cerebro y, 172-174
    estrés bueno *vs.* estrés malo, 167-168
    y cannabis terapéutico, 176
    y productos de CBD, 174-175
    y vaporización de flores de cannabis, 177-178
diabetes (y pre-diabetes), 71, 136, 148, 231, 234, 237, 282, 316
disforia, 65, 93, 120
disfunción:
    del suelo pélvico, 255
    mitocondrial, 71, 167, 173
dolor, 231-232
    cerebro y, 232-233
    de espalda, 130, 231, 233, 248, 284
    muscular, 19, 235, 253-254
    neuropático, 36
    pélvico crónico, 254
    terapias sin cannabis, 244-245
    y cannabis terapéutico, 245-246
    y productos de CBD, 242-244
    y tópicos, 247
    y trastornos menstruales, 25, 67, 70, 90, 254, 255-264

y vaporización de flores de cannabis, 246-247
véase también dolor de espalda; dolor menstrual; dolor muscular; dolor pélvico crónico; dolor por cáncer; ; dolor neuropático
dopamina, 62-63, 81
Dravet, síndrome de, 337, 344
dronabidol, 51, 74, 227

eccema, 327-328, 331-333
efecto de primer paso, 84-85
efecto placebo, 258
véase también ensayos aleatorios controlados por placebo
efecto séquito, 50-51
Egipto (antiguo), 27-28, 89, 108
eje intestino-cerebro, 296-297
EM, *véase* fatiga crónica
embarazo, 118, 259, 267, 269, 270-273, 287, 329
endometriosis, 265-266
enebro, 49
enfermedad inflamatoria intestinal (EII), 300-304
enfermedad pulmonar obstructiva crónica (EPOC), 128-129, 132
enfermedades autoinmunes, 60, 64, 70, 139, 152, 168, 300, 315-325
modificación dietética, 322
terapias sin cannabis, 321-322
y cannabis terapéutico, 322-324
y productos de CBD, 318-319
y vaporización de flores de cannabis, 324
ensayos aleatorios controlados por placebo (RCT), 16, 161, 342
ensayos con un solo paciente, 328
enzimas, 62
Epidiolex, 39, 50, 112, 337, 341
epilepsia, 10, 17, 19, 39, 50, 60, 64, 69, 75, 112, 132, 142, 335-345
época de la prohibición, 25, 29-31
época victoriana, 29
equinácea (equinácea púrpura), 36
esclerosis múltiple, 60, 70, 139, 152-155
escutelaria, 193, 221
espermatozoides, número de, 123, 287
esquizofrenia, 70, 117, 202-205, 214

esteroides, 300-301
estrés, *véase* desgaste y estrés
estrógenos, 64, 257, 269, 278, 280, 282, 289
Estrovera, 278
eucalipto, 47
euforia, 125-126
excitotoxicidad, 64
extracción de CO^2, 46, 56, 57

factor neurotrófico derivado del cerebro (FNDC), 146, 173, 201
fármacos:
contra el rechazo, 114, 132
de inmunoterapia, 114, 115, 118, 132, 308
fatiga crónica y EM, 71, 81, 145, 162-165, 167, 169-173, 176-178, 200, 220, 224, 238, 270, 299
fentanilo, 119, 233
fertilidad, 123, 257-258, 267-270
fibromas, 279-280
fibromialgia, 60, 63, 70, 178, 252-253, 274-275, 304
fibrosis, 128
flavonoides, 50, 80, 143, 147-148
formaldehído, 334
Fronmueller, doctor, 29

GABA (ácido gamma-aminobutírico), 59, 182, 274-275
Galindo, Lili, 127, 204-205
gastritis/GERD/acidez, 304-306
gelatina de petróleo, 290
ginkgo, 45, 146
glaucoma, 38
glicerina, 290
glicirricina, 269
Gran Depresión, 30
Grecia, antigua, 27
guerra contra las drogas, 10, 25, 30

heterómero CB1-5HT2A, 204
hidrocarburos, 128
hidroxietilcelulosa, 290
hierba de San Juan, 133, 212
hinchazón de las articulaciones, 218, 325
hiperhémesis gravídica, 273
hojas de laurel, 47

hongos reishi, 278
hormona luteinizante, 268, 271
hormonas sexuales, 257
humuleno, 49
Huntington, enfermedad de, 70
huperzina A, 146

imidazolidinilurea, 334
Imperio otomano, 28
India, la, 27-28
infecciones del tracto urinario (UTI), 289
infecciones por hongos, 290
inhibidores de la colinesterasa, 142, 146
inositol, 194
intestino permeable, 298-299, 330

Japón, 27

kancha, 207
kief, 98
krill, 73, 322

L-teanina, 194
lactancia, 118, 270-273
laurel, 47
lavanda, 44, 48, 88, 192, 276
Lennox-Gastaut, síndrome de, 337
Ley de Tasación de la Marihuana (1937), 31
licopodio chino, 146
linalol, 48, 88, 192, 229, 230, 246, 276, 292, 324, 325
linfoma, 307
Linneo, Carlos, 28
LSD, 206
lúpulo, 24, 47, 48, 192-193, 221, 243, 276, 320
lupus eritematoso sistémico (LES), 315, 318

maca, 72, 278
magnesio, 260, 278
mal de altura, 18
mango, 47
manía, 117, 125, 198, 214
manzanilla, 193
mareo por movimiento, 70
mareos, 104, 106, 115, 120, 153, 156, 158, 162
Maslach, Christina, 165
Mechoulam, Raphael, 61
medicamentos botánicos (herbales), análisis de, 16-17
medicina:
   ayurvédica, 27-28, 108, 146, 295
   tradicional china (MTC), 50, 146, 295
meditación, mayor asimilación, 134-135
melatonina, 218, 225
memoria:
   deterioro de, 48, 66, 82, 122-123, 142, 223
   y sueño, 222-223
menta, 49
mentol, 88, 247, 325
Mesopotamia, 27
metales pesados, 57, 110, 116
«mezcla de fragancias», 334
microglía, 153
migrañas, 70, 160, 248-250, 253, 262, 304
mindfulness (conciencia plena), 134, 197-198, 225, 245, 275, 277, 280
mirceno, 243, 246, 249, 276, 279, 280, 291, 292, 313, 320, 324
modulador alostérico negativo (NAM), 66
morfina, 18, 119, 126, 233, 238

nabilona, 51, 74, 225, 227, 309
Naciones Unidas, 31
nativos americanos, 18
náusea crónica, 70, 298, 306
náuseas y vómitos provocados por la quimioterapia, 307-310
nicotina, 18, 35, 89, 92
Nutt, David, 17

Oficina Federal de Narcóticos de Estados Unidos (FBN), 30
ojos secos, 106
opioides, 22, 29, 30, 116, 119, 126, 130, 135, 141, 161, 232-233, 236, 237, 238, 249, 254, 261, 298, 302, 332
orégano, 48
Organización Mundial de la Salud (OMS), 15, 31, 75, 165

Osler, William, 29
óxido nitroso, 294

palisandro, 48
palpitaciones, 104, 118, 120, 131, 166
parabenos, 290, 334
paranoia, 81, 93, 120, 204, 292
parches:
    anticonceptivos, 90
    transdérmicos, 83, 88-89, 244, 248, 263
Parkinson, enfermedad de, 70, 139, 147, 150, 152, 155-158, 159, 226
pasiflora, 221, 278
pastillas anticonceptivas, 255-256, 265
pérdida de peso, 43, 135-136, 273, 300
Perlmutter, David, 299
persas, 27
Pharmacopoeia británica, 31
piel, 326-334
pimienta, 48, 107, 146, 243, 276, 311, 320
pioderma gangrenoso, 332
placas beta-amiloides, 140, 146-147, 160
«plantas de energía», 18-19
PMS y PMDD, *véase* dolor y trastornos menstruales
policuaternio, 290
presión sanguínea, baja, 115, 156-158, 162
problemas hepáticos, 112, 118
productos irradiados con rayos gamma, 251, 310
productos «puros» para el bienestar, 46
progesterona, 257, 270, 282
Prozac, 184, 200
pruebas de laboratorio, 108-111
psicobióticos, 297
psicosis, 25, 117, 199, 202, 204, 205, 211, 214
psilocibina, 125, 191
psoriasis, 41, 300, 327, 329, 330-331, 332, 333

queratinocitos, 330
queratosis actínicas, 333

receptor TRPV1, 311
receptores CB1 y CB2, 37, 61-62, 65-69, 72, 121, 152, 204, 222, 234, 266, 281-282, 287, 297, 306, 316, 318, 336
receptores de vaniloides, 38, 68
Reefer Madness, 30
regaliz, 218, 269
resfriados, 36
«respiración de caja de pañuelos», 123
«Revolución Verde», 20
ritmo cardiaco, aumento, 81, 93, 94, 104, 120, 148
    véase también arritmias cardíacas
ritmos circadianos, 142
romanos, 27
Romm, Aviva, 265
Russo, Ethan, 70, 253, 304

sadhus, 27
salud intestinal, 295-314
    y cannabis terapéutico, 312-313
    y productos de CBD, 311-312
    y vaporización de flores de cannabis, 313-314
salvia, 49
señalización retrógrada, 64
sequedad de boca, 106, 121
serotonina, 38, 62, 64, 64, 65, 68, 173, 184, 189, 204, 209, 211, 243, 274, 297, 337
sexo, 283-294
    y productos de CBD, 287-290
    y productos de THC, 290-294
Shannon, Scott, 239
síndrome:
    de hiperhémesis cannabinoide (SHC), 310-311
    de interrupción del cannabis, 121-122
    de ovario poliquístico (SOPQ), 265, 281
    de posconmoción grave, 150
    de *shock* tóxico (TSS), 90
    del intestino irritable (SII), 60, 70, 167, 170, 181, 253, 295, 298-299, 303-304, 311
sinsemilla, 34
síntomas menopáusicos y perimenopáusicos, 273-280, 289
    terapias sin cannabis, 277-278
    y cannabis terapéutico, 278-279

y productos de CBD, 277
y vaporización de flores de cannabis, 279-280
sistema citocromo P450, 131
sistema endocannabinoide (SEC), 58-63, 140, 199, 310
   AEA, 256, 263
   anandamida y 2-AG, 63-64, 68
   desregulación, 69-71, 153, 202, 221, 257, 327
   endometriosis, 265
   formas de potenciarlo, 71-73
   síndrome de deficiencia endocannabinoide (CEDS), 304-305
   y ciclos hormonales, 256-257
   y embarazo,270
   y enfermedades neurodegenerativas, 151-152
   y epilepsia, 336, 345
   y estado de ánimo, 201
   y estrés, 169, 173-174
   y fibromas, 280
   y orgasmos, 286
   y piel, 326-328
   y salud intestinal, 297
somníferos,9, 22, 162, 184, 185, 186, 215, 218-222, 236, 241, 274
somnolencia, 115, 125
«spice», 74, 95, 110
sueño, 215-230
   y cannabis terapéutico, 229
   y productos de CBD, 228
   y vaporización de flores de cannabis, 230
sumerios, 27

tacrolimus, 132
taichí, 245, 277
tamoxifeno,133
tampones, 90, 257, 259
TDAH, 80, 199
té verde, 147, 208
teofilina, 132
terapia de sustitución hormonal (TSH), 274
terpenoides, 51
terpenos,44-49
   véase también alfa-pineno; beta-cariofileno; D-limoneno; humuleno; linalol; mirceno; terpinoleno
terpinoleno,55, 192, 276
THC, 37-38
   cannabis terapéutico con THC, 116-125
   dosificación, 102-105
   efectos en el cerebro adolescente, 122-123, 142
   efectos secundarios, 107, 120-123
   en el kief, 98
   informe de contenidos, 109
   interacciones, 117-119
   período de semidesintegración, 106
   prohibido en deportes y lugares de trabajo, 88
   propiedades medicinales, 38, 67
   síndrome de interrupción del cannabis, 121-122
   sobremedicación accidental, 123-125
   y antídotos herbales, 107-108
   y conducción, 125
   y fertilidad, 123
THCA, 36, 41, 51, 110, 141, 323, 331, 343
THCV, 43, 128, 148, 282, 328
tintura de raíz de cálamo, 108
TNF alfa, 316, 331
tomillo,47
tópicos, 87-88, 247-248, 262, 289-290, 293-294, 325
   véase también piel
trastorno bipolar, 118, 125, 197, 202-205, 211, 214
trastorno de estrés postraumático (TEPT),190-191
trastorno límite de la personalidad, 208-209
trastornos neurológicos,150-163
tricomas, 33-34, 44, 98
tuberculosis pulmonar,36

úlceras de estómago, 25

valeriana,193
vaporización, 177, 187, 195, 213, 230, 246, 247, 279, 288, 289, 293, 314, 324, 342
   guía general, 91-98, 127-128, 149

vasodilatación, 293
Vedas, 27
Viagra, 286
VIH/sida, 32, 114, 310
vitamina B, 212, 260, 278
vitamina D, 212, 260, 278, 281, 321, 333

warfarina, 118, 132

Yerkes-Dodson, ley de, 168
yoga, 180, 181, 184, 194, 206, 239, 245, 264, 266, 277, 280, 319

zanahorias, 72
zinc, 212
Zopiclona, 221
zumo de limón, 66, 197
zumos, 140-141

Este libro utiliza el tipo Aldus, que toma su nombre
del vanguardista impresor del Renacimiento
italiano, Aldus Manutius. Hermann Zapf
diseñó el tipo Aldus para la imprenta
Stempel en 1954, como una réplica
más ligera y elegante del
popular tipo
Palatino

La biblia del CBD
se acabó de imprimir
un día de primavera de 2021,
en los talleres gráficos de Liberdúplex, s. l. u.
Crta. BV-2249, km 7,4. Pol. Ind. Torrentfondo
Sant Llorenç d'Hortons (Barcelona)